Mosaik



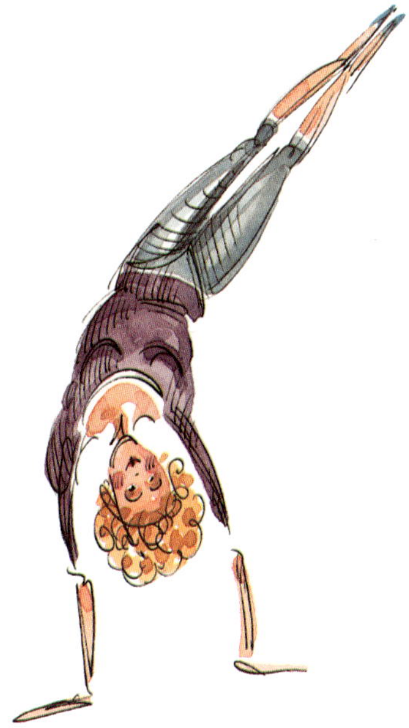

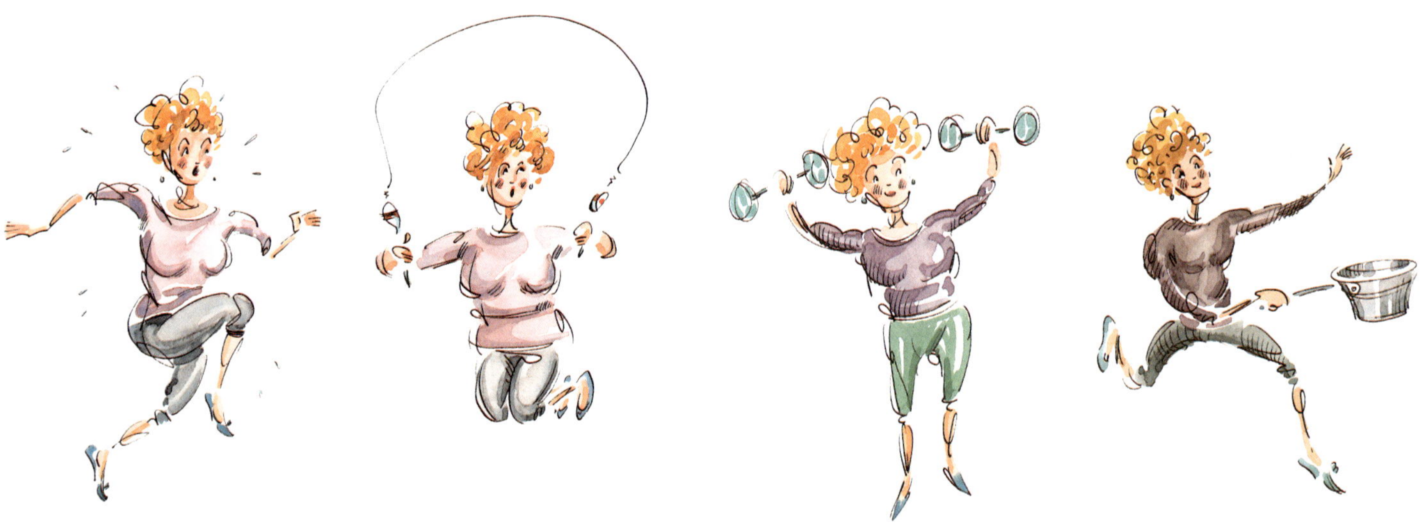

Judith Wills

# 10 JAHRE *jünger!* IN 10 WOCHEN

Mosaik Verlag

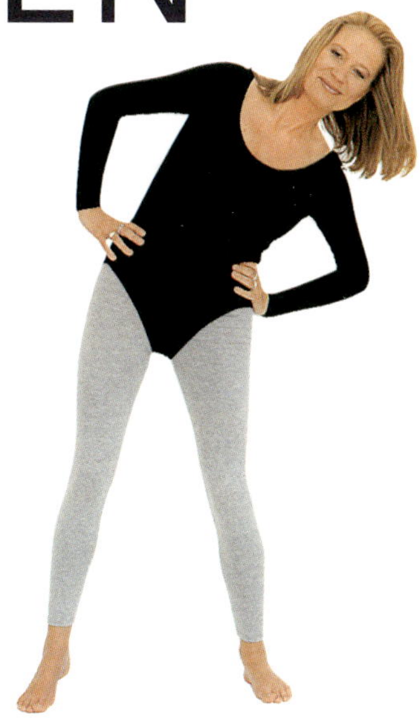

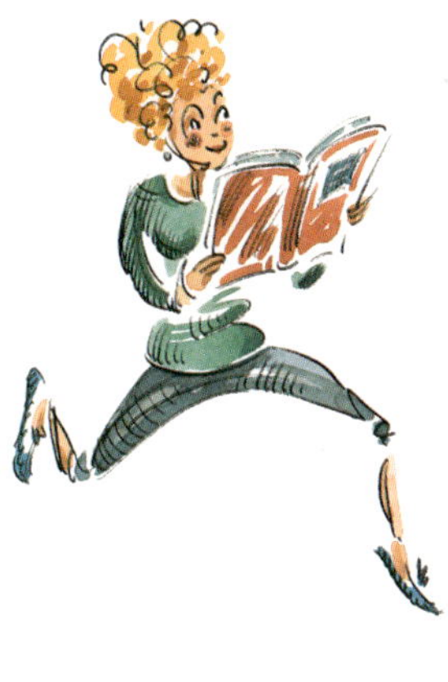

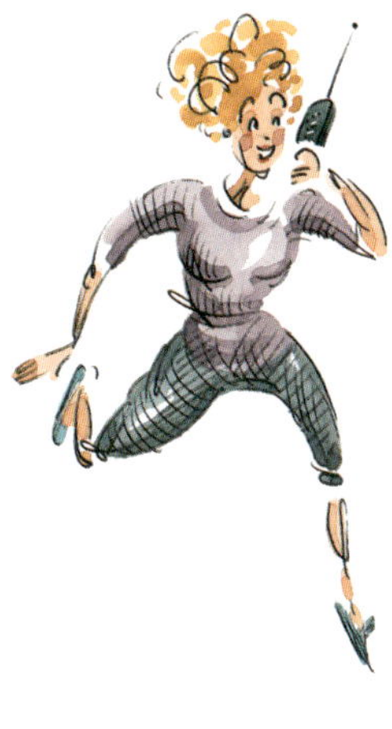

*Autorin und Verlag weisen darauf hin, daß dieses Buch die wohlfundierte Meinung und langjährige Erfahrung der Autorin wiedergibt. Obgleich Autorin und Verlag davon überzeugt sind, daß praktisch jeder Nutzen aus diesem Buch ziehen wird, können dennoch keinerlei Ergebnisse und Wirkungen garantiert werden. Es ist ratsam, vor Beginn des Programms ärztlichen Rat einzuholen und sich gründlich untersuchen zu lassen.*

*Die Rezepte in diesem Buch sind, wenn nicht anders angegeben, für vier Personen ausgelegt.*

*Berater*

STILBERATERIN: Ceril Campbell
MAKE-UP-STILISTIN: Celia Hunter
HAARSPEZIALIST: Paul Edmonds
SPORTTRAINERIN: Louise Taylor

Originaltitel: Take off 10 Years in 10 Weeks
Originalverlag: Quadrille Publishing Ltd. London


Der Mosaik Verlag ist ein Unternehmen der Verlagsgruppe Bertelsmann



Übersetzung aus dem Englischen: Suzanne Fischer, München
Textbearbeitung: Karin Prager, Planegg
Satz: Böhm & Hanekamp GmbH, München
Producing der deutschen Ausgabe: MediaCompactService Schabert, München
Einbandgestaltung: Martina Eisele
Druck und Bindung: Cayfosa, Spanien
Printed in Spain

ISBN 3-576-11156-5

# Inhaltsverzeichnis

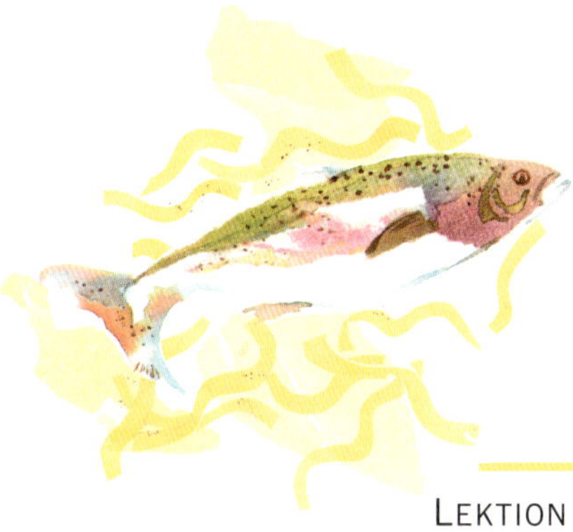
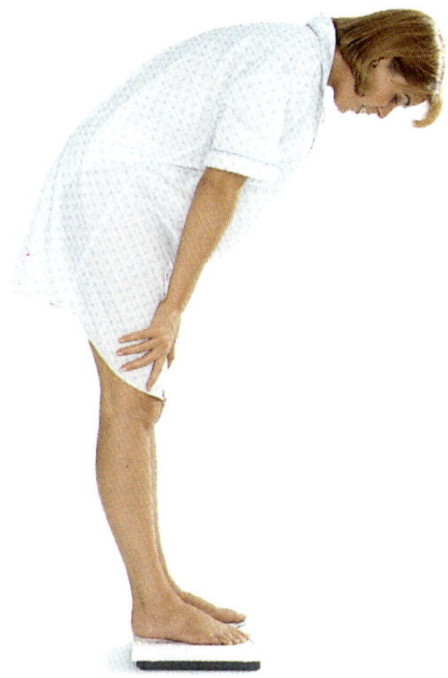

Einführung 6

**Lernen Sie die Teilnehmerinnen kennen** 7

**Ihr 10-Wochen-Plan** 8

## 1. Spiegelbild: Ihr Äusseres 19

| | | |
|---|---|---|
| Lektion 1 | Wo stehen Sie? | 20 |
| Lektion 2 | Ihr persönlicher Speiseplan | 24 |
| Lektion 3 | Gymnastik 1 – Muskelaufbau | 36 |
| Lektion 4 | Gymnastik 2 – Körperhaltung | 48 |
| Lektion 5 | Das Allernötigste | 52 |
| Lektion 6 | Make-up-Zauber | 58 |
| Lektion 7 | Frisuren 1 – Haarschnitte | 66 |
| Lektion 8 | Frisuren 2 – Farbe und Pflege | 70 |
| Lektion 9 | Stilberatung 1 – Finden Sie Ihren eigenen Stil | 76 |
| Lektion 10 | Stilberatung 2 – Figurgerecht kleiden | 86 |

## 2. Energiequellen: Ihre Vitalität 93

| | | |
|---|---|---|
| Lektion 11 | Gesundheits-Check | 94 |
| Lektion 12 | Zeitplanung | 96 |
| Lektion 13 | Essen als Energieträger | 100 |
| Lektion 14 | Ausdauertraining | 105 |
| Lektion 15 | Entspannen lernen | 108 |
| Lektion 16 | Tief schlafen | 112 |
| Lektion 17 | Negatives ausblenden | 115 |

## 3. Wichtige Entscheidungen: Ihr Inneres 118

| | | |
|---|---|---|
| Lektion 18 | Berufsleben | 119 |
| Lektion 19 | Weiterbildung | 122 |
| Lektion 20 | Neuland erforschen | 124 |
| Lektion 21 | Privatleben | 126 |
| Lektion 22 | Partnerschaft 1 – Langjährige Liebe | 130 |
| Lektion 23 | Partnerschaft 2 – Neubeginn | 132 |
| Lektion 24 | Reines Vergnügen | 136 |

**Unsere Teilnehmerinnen – neu gestylt** 138

Register 142

Danksagungen 144

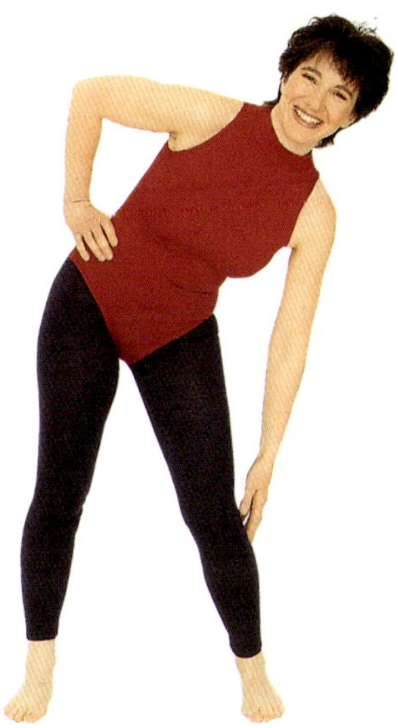
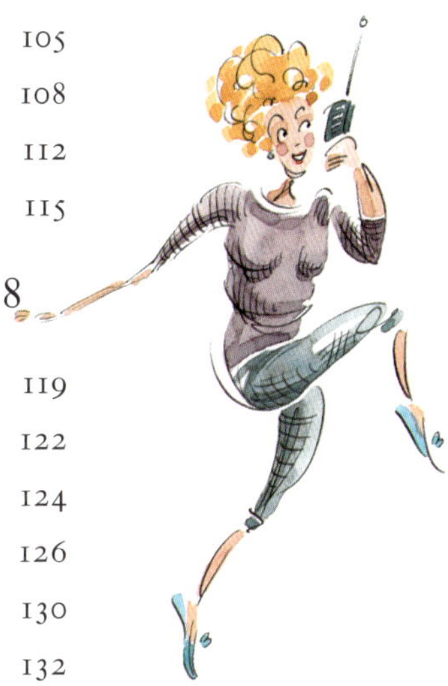
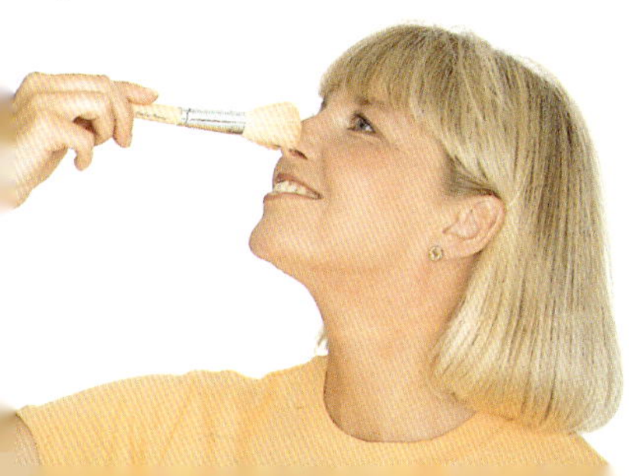

*„Ich bin stolz auf mein Alter", erklärte mir eine 45jährige Kollegin, als sie von diesem Buch erfuhr. „Warum willst du Frauen dazu ermutigen, wie 25jährige zu handeln und auszusehen?" fragte sie ganz zu Recht.*

Nun, das ist nicht meine Absicht. Dieses Buch handelt nicht davon, wie man Jugend vortäuscht. Ich möchte Ihnen sicher nicht dabei helfen, wieder so auszusehen oder sich so zu geben wie damals, geschweige denn, aus Ihnen das Abziehbild Ihrer heranwachsenden Tochter zu machen. Sie wollen das nicht, ich auch nicht. Unser Ziel wird sein, die Vitalität, den Optimismus, den durchtrainierten Körper und die gesunde Haut der Jugend *wiederzugewinnen*. Auf den Rest dürfen wir gerne verzichten. Ich bin stolz auf meine 46 Jahre, und ich genieße es noch immer, wenn ich für jünger gehalten werde. Ich achte auf mich, weil mir am Leben und an den Menschen, die ich liebe, sehr viel liegt. Und natürlich hoffe ich, daß ich aufgrund des behutsamen Umgangs mit mir selbst bis ins hohe Alter hinein gesund und zufrieden sein werde! Ich weiß, was Sie wollen, denn ich will genau das gleiche – ganz einfach das augenblicklich Beste aus mir machen. Das augenblicklich Beste – nur darum geht es in diesem Buch. Hervorragend aussehen, sich großartig fühlen und das Leben in vollen Zügen genießen.

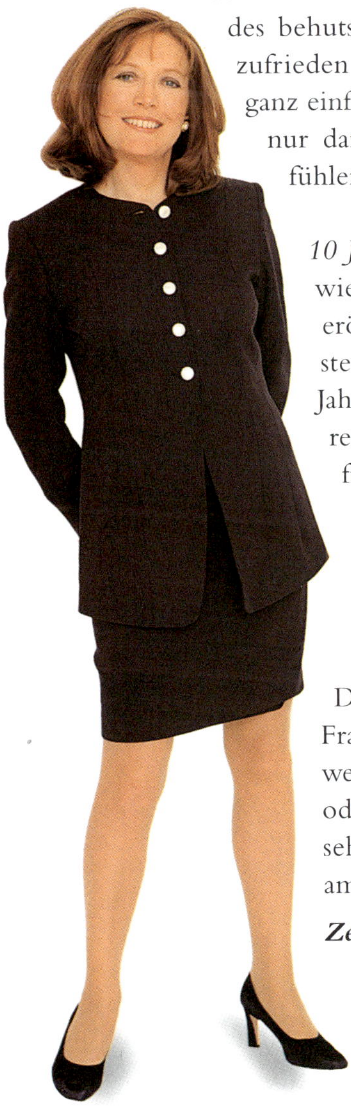

*10 Jahre jünger in 10 Wochen* bietet ein Programm, das Sie in jeder Hinsicht wieder auf den richtigen Weg bringt, Ihnen eventuell neue Perspektiven eröffnet. Ich brauche von Ihnen nur das Versprechen, daß Sie sich, wenigstens zeitweise, an die erste Stelle setzen – etwas, das viele unter Ihnen seit Jahren nicht mehr getan haben. Ich glaube, Frauen haben seit den 60er Jahren, was Verantwortung angeht, eine ungleich schwierigere Zeit erlebt als frühere Generationen.

***Jetzt ist Ihre Zeit gekommen.***
*Zeit, um wieder ein Gespür für sich selbst, den eigenen Körper und Ihre Bedürfnisse zu entwickeln.*
**Und das ist *Ihr* Buch dazu.**

Der darin beschriebene zehnwöchige Kurs wurde durch ganz normale Frauen im Alter zwischen 35 und 57 Jahren getestet. Im Verlauf des Kurses werden Sie einigen von ihnen mehrmals begegnen. Wenn Sie Aufmunterung oder eine Bestätigung dafür benötigen, daß Sie wirklich Jahre jünger aussehen können, schauen Sie sich die vier Teilnehmerinnen zu Beginn und am Ende des Kurses an.

***Zehn Wochen können Ihr Leben verändern – wenn Sie dazu bereit sind!***

Judith Wills

# Lernen Sie die Teilnehmerinnen kennen

*Lassen Sie mich Ihnen die vier Hauptteilnehmerinnen vorstellen, Hilary, Sue, Pamela und Kay. Über jede einzelne und ihre persönlichen Fortschritte werden Sie um so mehr herausfinden, je weiter Sie im Programm vorankommen.*

### Hilary Clarke

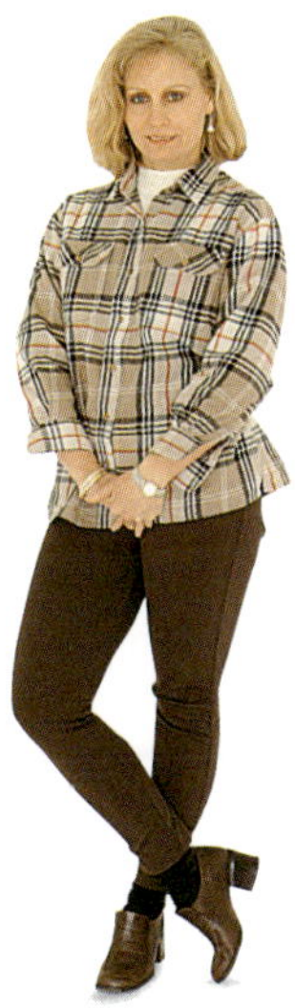

**Hilary** ist eine 43jährige Kinderkrankenschwester, verheiratet, mit zwei erwachsenen Söhnen und einer heranwachsenden Tochter. Seit ihrer Jugend hat sie fast 10 kg zugenommen und es aufgegeben, neue Kleider zu kaufen, denn „es ist deprimierend, wenn dir nichts mehr paßt".

Ein zweijähriger Fortbildungskurs vor nicht allzu langer Zeit verschlimmerte die Situation noch: „Ich konnte den Desserts im Unicafé nicht widerstehen!" Obwohl Hilary regelmäßig schwimmen geht, hat sie manchmal Schwierigkeiten, eine Bahnlänge durchzuhalten.

„Mir geht die Luft aus und ich fühle mich grauenvoll – ich möchte einfach durchtrainierter sein."

Hilary gibt zu, seit Jahren nichts mehr an ihrer Frisur und Schminkweise verändert zu haben. Außerdem sucht sie Rat und Hilfe gegen ihre Hautprobleme, ihre Motivationslosigkeit und ihre Gereiztheit.

### Sue Salkind

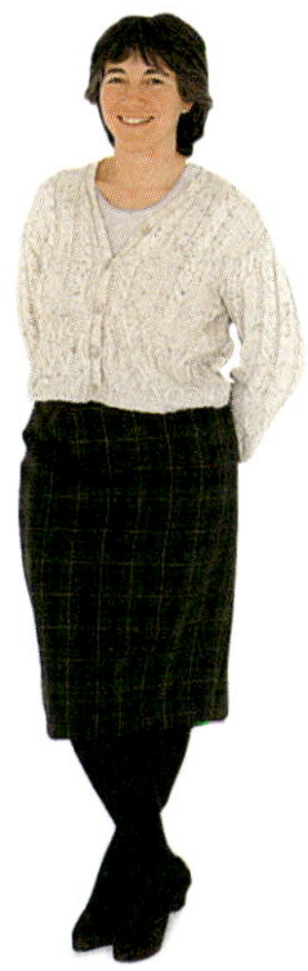

**Sue**, 39 Jahre alt, ist halbtags als Allgemeinärztin tätig. Sie ist Mutter von zwei kleinen Töchtern und macht gerade einen Akupunkturkurs. Sue wiegt derzeit fast 63 kg. „Das meiste davon am Bauch!" Es fällt ihr schwer, sich alleine zu Gymnastikübungen aufzuraffen.

„Als Ärztin sollte ich mit gutem Beispiel vorangehen, aber ich fürchte, dem ist nicht so. Außerdem esse ich Schokolade für mein Leben gern und ernähre mich auch sonst nicht sehr gesund. Ich brauche sie wirklich zur Motivation, um in Form zu kommen und gesünder zu werden."

Auch Sue meint, daß ihre Garderobe dringend einer Auffrischung bedarf. „Seit der Geburt meiner Töchter habe ich kaum etwas Neues gekauft und wüßte auch nicht, was – außerdem habe ich noch nie Make-up getragen."

Sue, ich denke, es ist Zeit für einen neuen Look …

### Pamela Newton

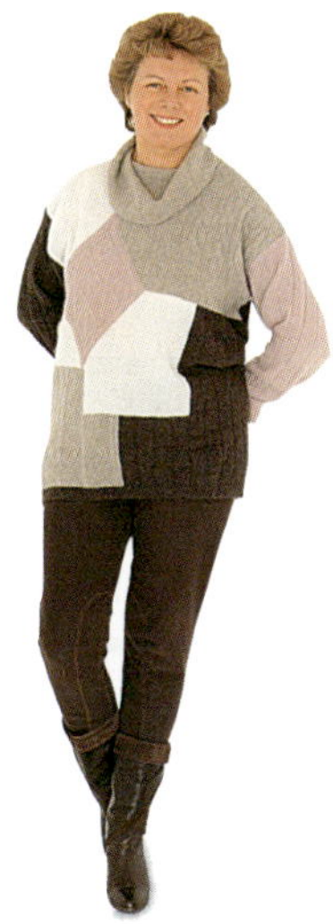

**Pamela**, 57 Jahre alt, ist Hausfrau. Ihr Mann ist pensioniert, sie hat zwei erwachsene Söhne und ist Großmutter. Obwohl sie kegelt und im Sommer schwimmen geht, haben ihre beiden Lieblingshobbies, essen gehen und für andere kochen, dazu geführt, daß sie in den letzten Jahren mehrere Kilo zugenommen hat.

„Früher war ich ziemlich schlank (88-58-88); wenn ich jetzt zufällig irgendwo in den Spiegel sehe, erschrecke ich. Ich mag schöne Kleider, aber an mir kommt nichts mehr zur Geltung."

Pamela nimmt Hormonpräparate und vermutet, daß sie deshalb nicht abnimmt. „Eigentlich möchte ich meine Lebensweise nicht verändern. Ich frage mich, wie Sie mir helfen können!"

### Kay Rainford

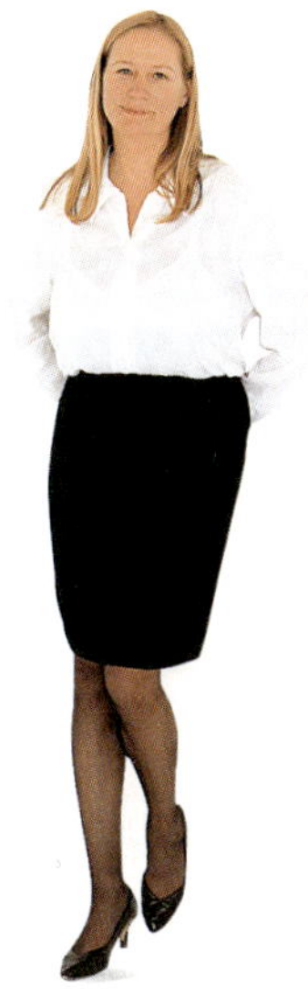

**Kay**, 49 Jahre alt, hat ihr Selbstvertrauen völlig verloren, als sie vor zwei Jahren ihre Stelle als kaufmännische Angestellte verlor und seitdem Hunderte von Absagen erhielt. „Mein Alter spricht bei den Bewerbungen gegen mich", sagt sie. „Ich glaube, es wäre leichter, wenn ich jünger aussähe und mich besser fühlen würde." Darüber hinaus ist sie seit kurzem geschieden und lebt das erste Mal in ihrem Leben allein.

Mit 63 kg ist Kay, die nach einer Totaloperation im selben Jahr ihrer Scheidung und Kündigung („Wirklich kein tolles Jahr!") Hormonpräparate nimmt, kaum übergewichtig, aber sie hat nie Sport getrieben und deshalb keine Kondition. „Ich habe auch überhaupt keine Ideen, was Haare und Kleidung betrifft. Ich brauche eine Generalüberholung!"

*Während des Kurses werden Sie auch Sal, Linda und Angela begegnen, die zusammen mit den vier oben genannten Teilnehmerinnen das 10-Wochen-Programm absolviert haben.*

# IHR 10-WOCHEN-PLAN

Ihr Plan für das 10-Wochen-Programm beginnt auf der nächsten Seite.
*Lesen Sie zunächst die Hinweise unten.*

DER KURS IST IN DREI ABSCHNITTE GEGLIEDERT:

**SPIEGELBILD**
**Ihr Äußeres**
Hier geht es um Körpergröße und -figur, Haut, Make-up, Frisur und Garderobe.

**ENERGIEQUELLEN**
**Ihre Vitalität**
Wo liegen Ihre Energiereserven und wie können Sie sie nutzen?

**WICHTIGE ENTSCHEIDUNGEN**
**Ihr Inneres**
Wie können Sie Ihr Leben neu überdenken und Ihre Möglichkeiten entdecken?

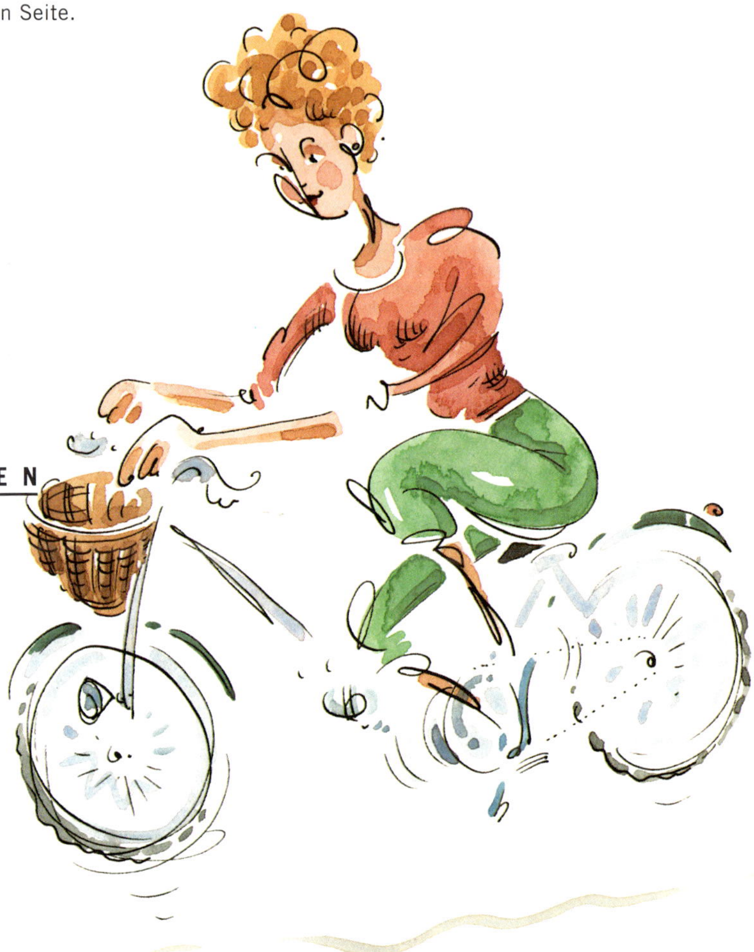

*Beginn von Woche*
# 1

*Gewicht*

*Oberweite*

*Taille*

*Hüfte*

*Oberschenkel*

*Energiereserven*

*BMI* *

*THV* *

ANMERKUNGEN

Jeder Abschnitt ist in einzelne Lektionen aufgeteilt; während der nächsten zehn Wochen werden wir diese Schritt für Schritt durchgehen. Einige Lektionen, wie der Speiseplan und die Gymnastikübungen, erstrecken sich über die gesamte Kursdauer und darüber hinaus. Andere wiederum sind kurze Lektionen oder Beurteilungen, die zwischen 20 und 60 Minuten Ihrer Zeit beanspruchen. Ich denke, daß der wöchentliche Zeitaufwand – abgesehen von gelegentlichen Ausnahmen – drei Stunden nicht überschreiten wird.

Alles, was Sie tun müssen, ist, den wöchentlichen Stundenplan auf den nächsten zehn Seiten einzuhalten.

Bevor Sie beginnen, lesen Sie bitte die Einführungen zu den drei Abschnitten (Spiegelbild, Seite 19, Energiequellen, Seite 93, und Lebensentscheidungen, Seite 118), in denen genau erklärt wird, was wir erreichen wollen.

Zu Beginn jeder Woche sehen Sie sich die anstehenden Lektionen an und planen sie in Ihren wöchentlichen Terminkalender ein. Füllen Sie die Leerzeilen zu Gewicht, Maße, Energiereserven und Anmerkungen zu Ihrer eigenen Erinnerung aus.

Und warum nicht ein Vorher-/Nachher-Foto?

Das haben unsere Teilnehmerinnen auch gemacht.

** siehe Seite 21*

## Allgemeines

- Tragen Sie in die Tabelle gegenüber Ihr Anfangsgewicht und Ihre Maße ein.
- Sehen Sie nach, was diese Woche ansteht, und stimmen Sie Ihren persönlichen Wochenablauf darauf ab.
- Erledigen Sie die Beurteilungen möglichst Anfang der Woche.
- Planen Sie die schwierigen Lektionen an den Tagen ein, an denen Sie wenig zu tun haben.
- Ihr persönlicher Speiseplan erstreckt sich über die gesamte Kursdauer. Nehmen Sie sich Zeit zur Planung Ihrer Menüs und zum Einkaufen.
- Legen Sie zwischen den Gymnastiklektionen einen freien Tag zur Erholung Ihres Körpers ein.

## PLAN FÜR DIE 1. WOCHE

| | *Lektion* | *Seite* | *Zeit* | *Bemerkungen* |
|---|---|---|---|---|
| | **Spiegelbild** | | | |
| 1 | **Wo stehen Sie?** – Körperbeurteilung | 20 | *45 Min.* | |
| 2 | **Ihr persönlicher Speiseplan** | 24 | *Fortlaufend* | *Durchlesen und vertraut machen.* |
| 3 | **Gymnastik 1** – Muskelaufbau 1 | 36 | *30 Min.* | *Vertraut machen.* |
| 3 | **Gymnastik 1** – Muskelaufbau 2 | 36 | *20 Min.* | *Ihr erstes Training.* |
| 3 | **Gymnastik 1** – Muskelaufbau 3 | 36 | *20 Min.* | |
| | **Energiequellen** | | | |
| 11 | **Gesundheits-Check** | 94 | *45 Min.* | *Ggf. Termine vereinbaren.* |
| 12 | **Zeitplanung** | 96 | *30 Min.* | *Inkl. Tagebuch.* |
| | **Wichtige Entscheidungen** | | | |
| 18 | **Berufsleben** | 119 | *30 Min.* | *Durchlesen, Relevantes heraussuchen, Plan aufstellen.* |

*Ende von Woche*

# 1

*Gewicht*

*Oberweite*

*Taille*

*Hüfte*

*Oberschenkel*

*Energiereserven*

ANMERKUNGEN

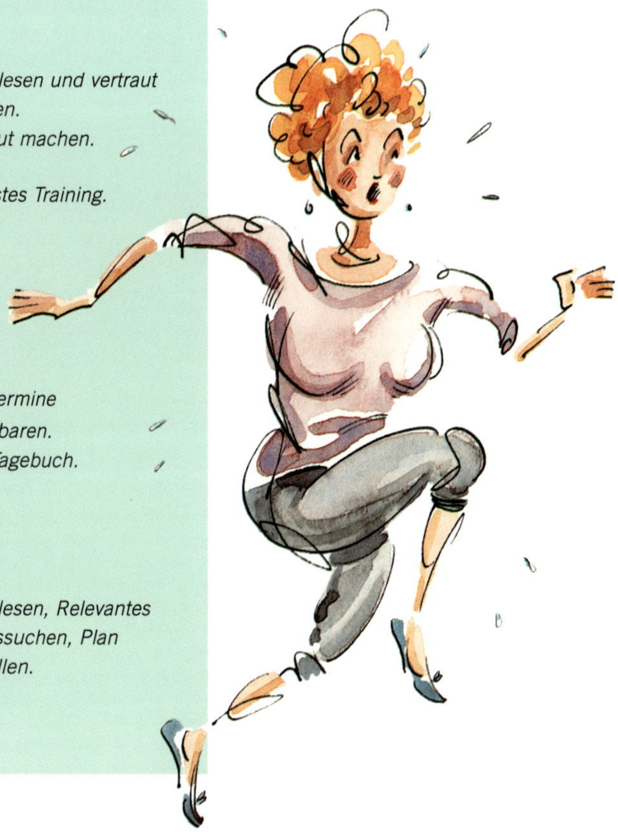

*Ende von Woche*

2

*Gewicht*

*Oberweite*

*Taille*

*Hüfte*

*Oberschenkel*

*Energiereserven*

ANMERKUNGEN

# PLAN FÜR DIE 2. WOCHE

| | *Lektion* | *Seite* | *Zeit* | *Bemerkungen* |
|---|---|---|---|---|
| | **Spiegelbild** | | | |
| 2 | **IHR PERSÖNLICHER SPEISEPLAN** | 24 | *Fortlaufend* | |
| 3 | **GYMNASTIK 1** – MUSKELAUFBAU 1 | 36 | *20 Min.* | |
| 3 | **GYMNASTIK 1** – MUSKELAUFBAU 2 | 36 | *20 Min.* | |
| 3 | **GYMNASTIK 1** – MUSKELAUFBAU 3 | 36 | *20 Min.* | |
| 5 | **DAS ALLERNÖTIGSTE** | 52 | *20 Min.* | *Durchlesen.* |
| 5 | **DAS ALLERNÖTIGSTE** | 52 | *15 Min.* | *Bei Gelegenheit alles Notwendige kaufen.* |
| | **Energiequellen** | | | |
| 12 | **ZEITPLANUNG** | 96 | *20 Min.* | *Wo können Sie Zeit einsparen? Schauen Sie sich Ihr Tagebuch von letzter Woche daraufhin an!* |
| 14 | **AUSDAUERTRAINING** | 105 | *30 Min.* | *Durchlesen und den Ausdauertest machen.* |
| 14 | **AUSDAUERTRAINING** | 105 | *20 Min.* | *Langsam beginnen!* |
| | **Wichtige Entscheidungen** | | | |
| 19 | **WEITERBILDUNG** | 122 | *45 Min.* | *Durchlesen und eigene Pläne aufstellen.* |

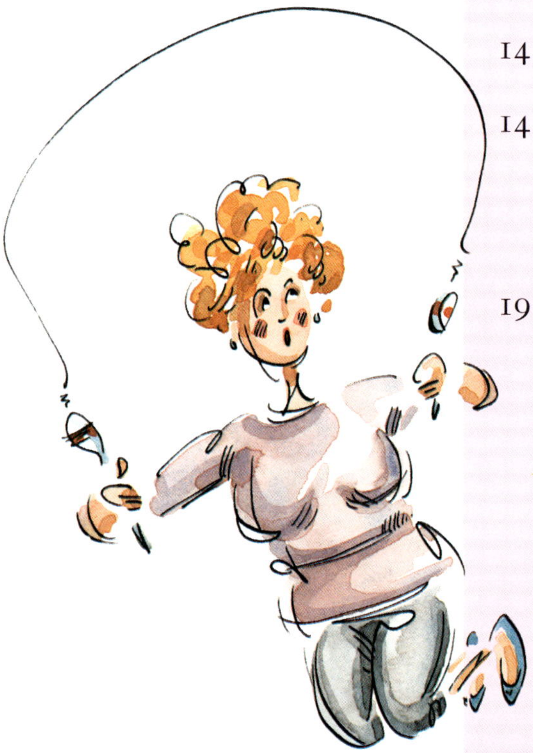

## PLAN FÜR DIE 3. WOCHE

| Lektion | | Seite | Zeit | Bemerkungen |
|---|---|---|---|---|
| | **Spiegelbild** | | | |
| 2 | **Ihr persönlicher Speiseplan** | 24 | *Fortlaufend* | |
| 3 | **Gymnastik 1** – Muskelaufbau 1 | 36 | *20 Min.* | |
| 3 | **Gymnastik 1** – Muskelaufbau 2 | 36 | *20 Min.* | |
| 3 | **Gymnastik 1** – Muskelaufbau 3 | 36 | *20 Min.* | |
| 4 | **Gymnastik 2** – Körperhaltung | 48 | *20 Min.* | *Durchlesen, den Spiegeltest machen und mit den Übungen vertraut machen.* |
| 5 | **Das Allernötigste** – Gesichtsbehandlung | 56 | *20 Min.* | *Am besten nach dem Baden.* |
| | **Energiequellen** | | | |
| 14 | **Ausdauertraining** – 1 | 105 | *20 Min.* | |
| 14 | **Ausdauertraining** – 2 | 105 | *20 Min.* | |
| 14 | **Ausdauertraining** – Denkspiele | 107 | *15 Min.* | *Denkspiele nach Belieben wiederholen.* |
| | **Wichtige Entscheidungen** | | | |
| 20 | **Neuland erforschen** | 124 | *20 Min.* | |

*Ende von Woche*

*3*

Gewicht

Oberweite

Taille

Hüfte

Oberschenkel

Energiereserven

ANMERKUNGEN

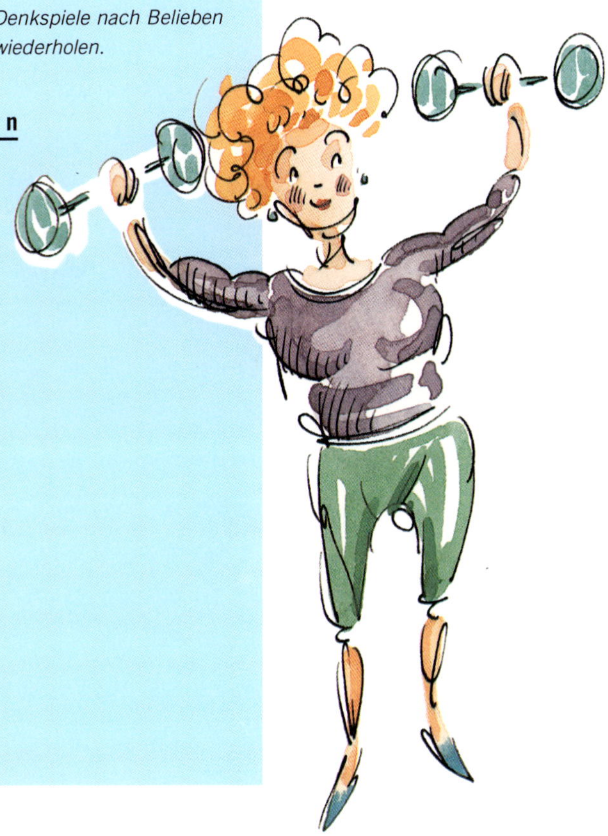

*Ende von Woche*

4

Gewicht

Oberweite

Taille

Hüfte

Oberschenkel

Energiereserven

ANMERKUNGEN

## PLAN FÜR DIE 4. WOCHE

| | Lektion | Seite | Zeit | Bemerkungen |
|---|---|---|---|---|
| | **Spiegelbild** | | | |
| 2 | **IHR PERSÖNLICHER SPEISEPLAN** | 24 | *Fortlaufend* | |
| 3 | **GYMNASTIK 1** – MUSKELAUFBAU 1 | 36 | *20 Min.* | |
| 3 | **GYMNASTIK 1** – MUSKELAUFBAU 2 | 36 | *20 Min.* | |
| 3 | **GYMNASTIK 1** – MUSKELAUFBAU 3 | 36 | *20 Min.* | |
| 4 | **GYMNASTIK 2** – KÖRPERHALTUNG | 48 | *5 Min.* | *Zusätzlich* |
| 5 | **DAS ALLERNÖTIGSTE** – Facelifting gratis | 58 | *15 Min.* | *2mal täglich, mindestens 2 bis 3 Min.* |
| | **Energiequellen** | | | |
| 14 | **AUSDAUERTRAINING** – 1 | 105 | *20 Min.* | |
| 14 | **AUSDAUERTRAINING** – 2 | 105 | *20 Min.* | |
| 14 | **AUSDAUERTRAINING** – 3 | 105 | *20 Min.* | |
| 15 | **ENTSPANNEN LERNEN** | 108 | *30 Min.* | *Durchlesen und im eigenen Leben umsetzen.* |
| | **Wichtige Entscheidungen** | | | |
| 21 | **PRIVATLEBEN** – FREUNDE | 126 | *15 Min.* | |

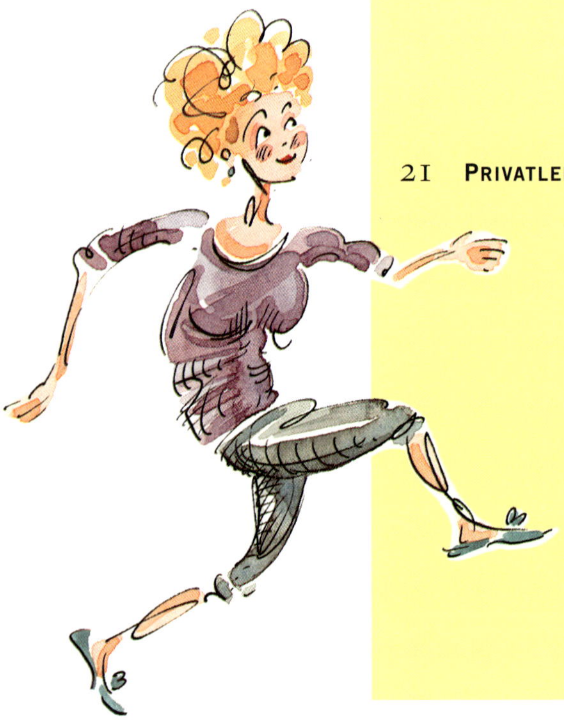

## PLAN FÜR DIE 5. WOCHE

| | Lektion | Seite | Zeit | Bemerkungen |
|---|---|---|---|---|
| | **Spiegelbild** | | | |
| 2 | **Ihr persönlicher Speiseplan** | 24 | *Fortlaufend* | |
| 3 | **Gymnastik 1** – Muskelaufbau 1 | 36 | *20 Min.* | |
| 3 | **Gymnastik 1** – Muskelaufbau 2 | 36 | *20 Min.* | |
| 3 | **Gymnastik 1** – Muskelaufbau 3 | 36 | *20 Min.* | |
| 4 | **Gymnastik 2** – Körperhaltung | 48 | *5 Min.* | *Zusätzlich* |
| 6 | **Make-up-Zauber** | 58 | *30 Min.* | *Durchlesen, Fotos und Vorschläge ansehen.* |
| | **Energiequellen** | | | |
| 14 | **Ausdauertraining** – 1 | 105 | *20 Min.* | |
| 14 | **Ausdauertraining** – 2 | 105 | *20 Min.* | |
| 14 | **Ausdauertraining** – 3 | 105 | *20 Min.* | |
| 15 | **Entspannen lernen** – Selbstmassage | 110 | *10 Min.* | |
| | **Wichtige Entscheidungen** | | | |
| 21 | **Privatleben** – Familie | 129 | *30 Min.* | |

*Ende von Woche*

5

*Gewicht*

*Oberweite*

*Taille*

*Hüfte*

*Oberschenkel*

*Energiereserven*

Anmerkungen

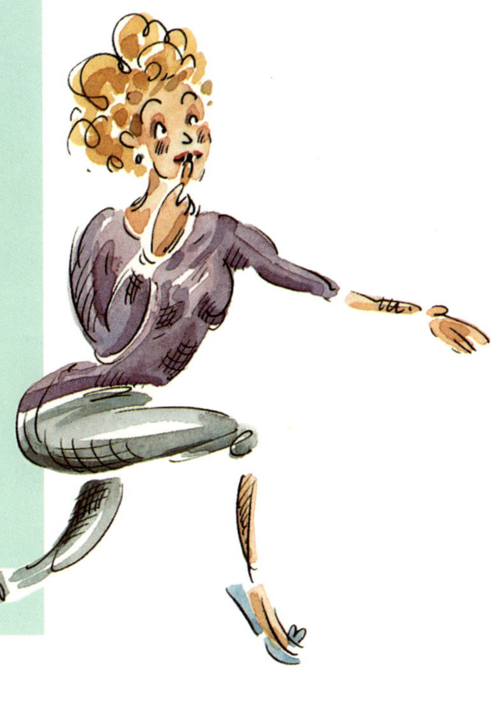

*Ende von Woche*
6

Gewicht

Oberweite

Taille

Hüfte

Oberschenkel

Energiereserven

ANMERKUNGEN

# PLAN FÜR DIE 6. WOCHE

| | Lektion | Seite | Zeit | Bemerkungen |
|---|---|---|---|---|
| | **Spiegelbild** | | | |
| 2 | **IHR PERSÖNLICHER SPEISEPLAN** | 24 | *Fortlaufend* | |
| 3 | **GYMNASTIK 1** – MUSKELAUFBAU 1 | 36 | *20 Min.* | |
| 3 | **GYMNASTIK 1** – MUSKELAUFBAU 2 | 36 | *20 Min.* | |
| 3 | **GYMNASTIK 1** – MUSKELAUFBAU 3 | 36 | *20 Min.* | |
| 4 | **GYMNASTIK 2** – KÖRPERHALTUNG | 48 | *5 Min.* | *Zusätzlich* |
| 6 | **MAKE-UP-ZAUBER** | 58 | *1 Std.* | *Sehen Sie Ihre Schminksachen durch und entscheiden Sie, ob Sie etwas wegwerfen können oder neu hinzukaufen müssen.* |
| | **Energiequellen** | | | |
| 14 | **AUSDAUERTRAINING** – 1 | 105 | *20 Min.+* | *Dauer langsam steigern.* |
| 14 | **AUSDAUERTRAINING** – 2 | 105 | *20 Min.+* | |
| 14 | **AUSDAUERTRAINING** – 3 | 105 | *20 Min.+* | |
| 16 | **TIEF SCHLAFEN** | 112 | *15 Min.* | *Zusätzlich bei Schlafproblemen, durchlesen und ausprobieren.* |
| | **Wichtige Entscheidungen** | | | |
| 22 | **PARTNERSCHAFT 1** | 130 | *30 Min.* | *Für Frauen mit festem Partner.* |
| | ODER | | | |
| 23 | **PARTNERSCHAFT 2** | 132 | *20 Min.* | *Für Frauen auf der Suche nach einem Partner.* |

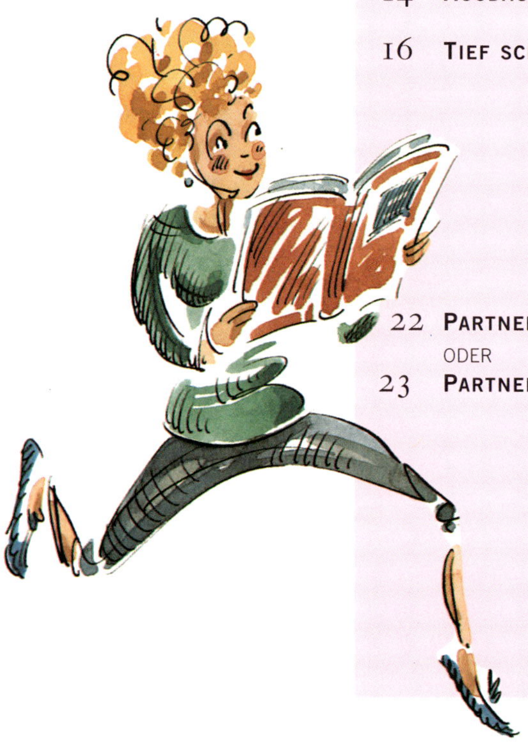

## PLAN FÜR DIE 7. WOCHE

| | Lektion | Seite | Zeit | Bemerkungen |
|---|---|---|---|---|
| | **Spiegelbild** | | | |
| 2 | **Ihr persönlicher Speiseplan** | 24 | *Fortlaufend* | *Nicht vergessen: Beginnen Sie mit der Aufbau-Ernährung, wenn Sie Ihr Zielgewicht erreicht haben.* |
| 3 | **Gymnastik 1** – Muskelaufbau 1 | 36 | *20 Min.* | |
| 3 | **Gymnastik 1** – Muskelaufbau 2 | 36 | *20 Min.* | |
| 3 | **Gymnastik 1** – Muskelaufbau 3 | 36 | *20 Min.* | |
| 4 | **Gymnastik 2** – Körperhaltung | 48 | *5 Min.* | *Zusätzlich, bei schlechter Körperhaltung empfehlenswert.* |
| 6 | **Make-up-Zauber** | 58 | *20 Min.* | *Versuchen Sie ein neues Make-up.* |
| 7 | **Frisuren 1** – Haarschnitte | 66 | *20 Min.+* | |
| | **Energiequellen** | | | |
| 14 | **Ausdauertraining** – 1 | 105 | *20 Min.+* | |
| 14 | **Ausdauertraining** – 2 | 105 | *20 Min.+* | |
| 14 | **Ausdauertraining** – 3 | 105 | *20 Min.+* | |
| 17 | **Negatives ausblenden** | 115 | *20 Min.* | |
| | **Wichtige Entscheidungen** | | | |
| 24 | **Reines Vergnügen** | 136 | *20 Min.* | |

*Ende von Woche*

# 7

Gewicht

Oberweite

Taille

Hüfte

Oberschenkel

Energiereserven

ANMERKUNGEN

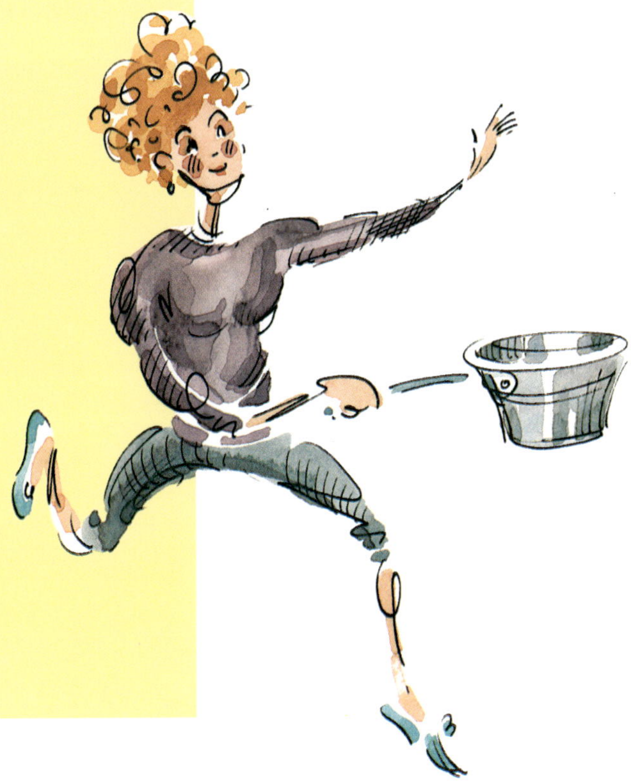

*Ende von Woche*

# 8

Gewicht

Oberweite

Taille

Hüfte

Oberschenkel

Energiereserven

ANMERKUNGEN

## PLAN FÜR DIE 8. WOCHE

| | Lektion | Seite | Zeit | Bemerkungen |
|---|---|---|---|---|
| | **Spiegelbild** | | | |
| 2 | **Ihr persönlicher Speiseplan** | 24 | *Fortlaufend* | |
| 3 | **Gymnastik 1** – Muskelaufbau 1 | 36 | *20 Min.* | |
| 3 | **Gymnastik 1** – Muskelaufbau 2 | 36 | *20 Min.* | |
| 3 | **Gymnastik 1** – Muskelaufbau 3 | 36 | *20 Min.* | |
| 4 | **Gymnastik 2** – Körperhaltung | 48 | *5 Min.* | |
| 7 | **Frisuren 1** – Haarschnitte<br>Extra: Friseurtermin | 68 | *1 Std.+* | |
| 8 | **Frisuren 2** – Farben und Pflege | 70 | *15 Min.* | |
| 9 | **Stilberatung 1** – Finden Sie Ihren eigenen Stil | 76 | *20 Min.+* | |
| | **Energiequellen** | | | |
| 14 | **Ausdauertraining** – 1 | 105 | *20 Min.+* | |
| 14 | **Ausdauertraining** – 2 | 105 | *20 Min.+* | |
| 14 | **Ausdauertraining** – 3 | 105 | *20 Min.+* | |
| 12 | **Zeitplanung** | 96 | | |
| 15 | **Entspannen lernen** | 108 | *30 Min.* | |
| 16 | **Tief schlafen** | 112 | | |
| 17 | **Negatives ausblenden** | 115 | | |
| | **Wichtige Entscheidungen** | | | |
| 18 | **Berufsleben** | 119 | *20 Min.* | |
| 19 | **Weiterbildung** | 122 | *20 Min.* | |

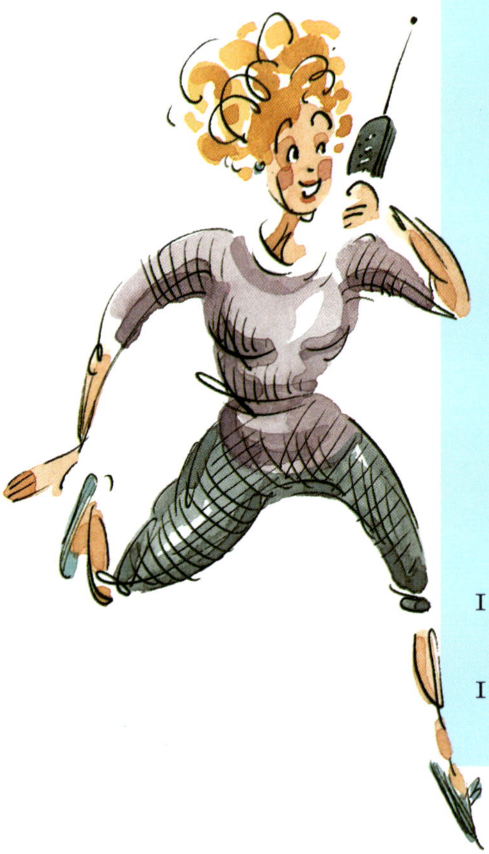

# PLAN FÜR DIE 9. WOCHE

| | Lektion | Seite | Zeit | Bemerkungen |
|---|---|---|---|---|
| | **Spiegelbild** | | | |
| 2 | **Ihr persönlicher Speiseplan** | 24 | *Fortlaufend* | |
| 3 | **Gymnastik 1** – Muskelaufbau 1 | 36 | *20 Min.* | |
| 3 | **Gymnastik 1** – Muskelaufbau 2 | 36 | *20 Min.* | |
| 3 | **Gymnastik 1** – Muskelaufbau 3 | 36 | *20 Min.* | |
| 4 | **Gymnastik 2** – Körperhaltung | 48 | *5 Min.* | *Zusätzlich* |
| 9 | **Stilberatung 1** – Garderobe ausmisten | 85 | *1 Std.* | *Sortieren Sie Ihre Kleidung aus, Tips Seite 85.* |
| 10 | **Stilberatung 2** – Figurgerecht kleiden | 86 | *1 Std.* | *Durchlesen und Ihre Garderobe auf „Figurtauglichkeit" überprüfen.* |
| | **Energiequellen** | | | |
| 14 | **Ausdauertraining** – 1 | 105 | *20 Min.+* | |
| 14 | **Ausdauertraining** – 2 | 105 | *20 Min.+* | |
| 14 | **Ausdauertraining** – 3 | 105 | *20 Min.+* | |
| | **Wichtige Entscheidungen** | | | |
| 20 | **Neuland erforschen** | 124 | *20 Min.* | *Beide Kapitel nochmals lesen und eigene Entwicklung beurteilen.* |
| 21 | **Privatleben** | 126 | *20 Min.* | |

*Ende von Woche* 9

Gewicht

Oberweite

Taille

Hüfte

Oberschenkel

Energiereserven

ANMERKUNGEN

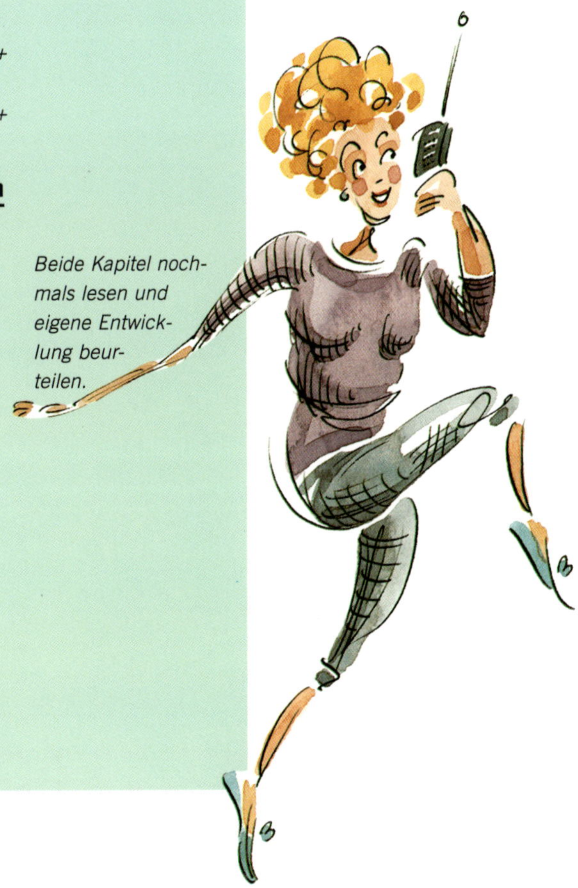

*Ende von Woche*

# 10

Gewicht

Oberweite

Taille

Hüfte

Oberschenkel

Energiereserven

BMI *

THV *

ANMERKUNGEN

## PLAN FÜR DIE 10. WOCHE

| | *Lektion* | *Seite* | *Zeit* | *Bemerkungen* |
|---|---|---|---|---|
| | **Spiegelbild** | | | |
| 1 | **WO STEHEN SIE?** | 20 | *15 Min.* | *Veränderungen in BMI, THV, Gewicht und Figur feststellen.* |
| 2 | **IHR PERSÖNLICHER SPEISEPLAN** | 24 | *Fortlaufend* | |
| 3 | **GYMNASTIK 1** – MUSKELAUFBAU 1 | 36 | *20 Min.* | |
| 3 | **GYMNASTIK 1** – MUSKELAUFBAU 2 | 36 | *20 Min.* | |
| 3 | **GYMNASTIK 1** – MUSKELAUFBAU 3 | 36 | *20 Min.* | |
| 4 | **GYMNASTIK 2** – KÖRPERHALTUNG | 48 | *5 Min.* | *Zusätzlich* |
| 8 | **FRISUREN 2** – FARBE UND PFLEGE | 70 | *1–2 Std.* | *Lassen Sie sich von Ihrem Friseur beraten.* |
| 9 | **STILBERATUNG 1** – EINKAUFSBUMMEL | 85 | *1/2 Tag* | *Viel Spaß beim Einkaufen Ihrer neuen Garderobe.* |
| | **Energiequellen** | | | |
| 11 | **GESUNDHEITS-CHECK** | 94 | *1 Std.* | *Nochmals durchlesen und Gesundheitszustand erneut beurteilen.* |
| 14 | **AUSDAUERTRAINING** – 1 | 105 | *20 Min.+* | |
| 14 | **AUSDAUERTRAINING** – 2 | 105 | *20 Min.+* | |
| 14 | **AUSDAUERTRAINING** – 3 | 105 | *20 Min.+* | |
| | **Wichtige Entscheidungen** | | | |
| 22 | **PARTNERSCHAFT 1** *oder* | 130 | *20 Min.* | *Kapitel nochmals durchlesen und Fortschritte beurteilen.* |
| 23 | **PARTNERSCHAFT 2** | 132 | | |
| 24 | **REINES VERGNÜGEN** | 136 | | |

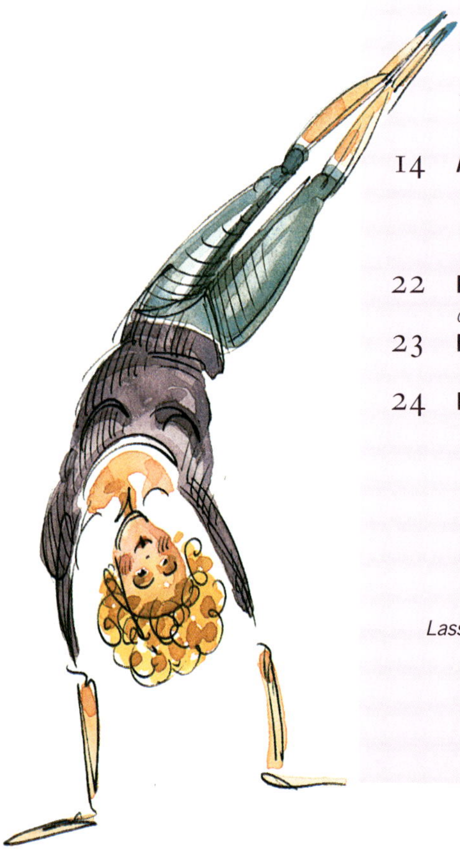

***Gratulation!***

*Sie haben den 10-Wochen-Kurs beendet.*

*Notieren Sie nochmals Ihr Gewicht und Ihre Maße.*
*Wie fühlen Sie sich?*

*Lassen Sie sich mit Ihrem neuen Haarschnitt und Make-up, der neu erworbenen Kleidung und einem Lächeln auf den Lippen fotografieren.*

*Vergleichen Sie dieses Bild mit Ihrem Aussehen vor 10 Wochen, vor 10 Jahren.*

**Schreiben Sie mir bitte, lassen Sie mich Ihre Meinung wissen und Ihre Fotos sehen!**

* siehe Seite 21

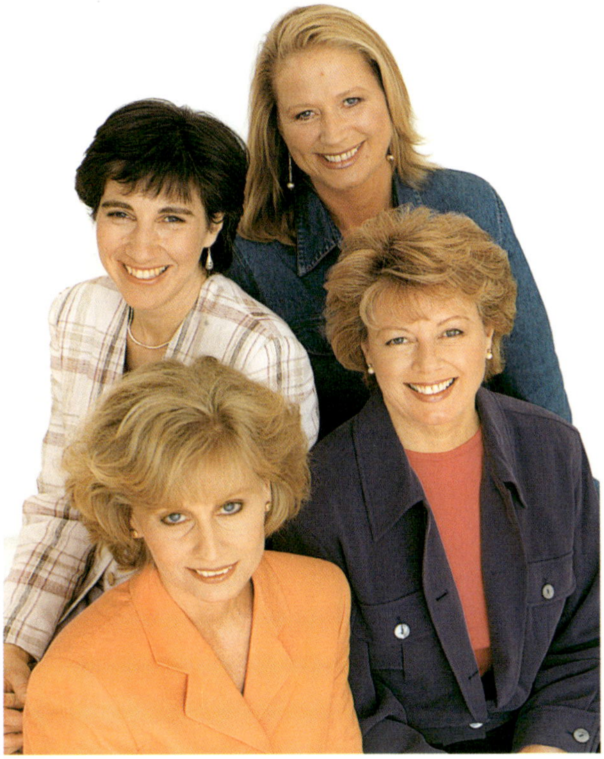

# SPIEGELBILD

## Ihr Äußeres

Wie lange ist es her, daß Sie sich eingehend im Spiegel betrachtet haben? Wie lange ist es her, daß Sie mit Ihrem Spiegelbild zufrieden waren? Wissen Sie, wie Sie wirklich aussehen? Man gewöhnt sich schnell an ein paar Pfunde oder Kilo mehr; an Schwabbeliges, wo früher straffe Haut saß. „Das muß man mit zunehmendem Alter notgedrungen in Kauf nehmen", heißt es dann.

Nein. Nein, nein, NEIN! Dieses Kapitel wird Ihnen helfen, sich selbst in einem neuen Licht zu sehen; objektive Entscheidungen darüber zu treffen, was Sie ändern können, wie diese Veränderungen aussehen und womit Sie beginnen können. Es ist NIE zu spät, um Ihren Körper und Ihr Aussehen wieder in Form zu bringen und wieder jünger auszusehen. Ihr Körper muß mit den Jahren nicht unbedingt in die Breite gehen!

Studien zeigen, daß Bewegung und Training bei reiferen Frauen genauso schnell zu Erfolgen führen wie bei 20jährigen. Gewicht zu verlieren dauert zwar länger, ist aber kein Ding der Unmöglichkeit, wie man uns glauben machen will!

Natürlich sind auch die seit langem gewohnte Frisur, Make-up und Kleidungsstil bequem und einfach, aber nur wenige Frauen sehen damit nach fünf oder zehn Jahren immer noch wirklich gut aus.

Ob Sie nur eine kleine Auffrischung brauchen oder sogar alles schon vor Jahren aufgegeben haben und jetzt ständig ohne Make-up, mit zurückgebundenem Haar und in Leggings und Turnschuhen herumlaufen – in diesem Buch finden Sie die Lösung. Ihr Körper verdient mehr Aufmerksamkeit. Die Zeit dafür ist reif, auf geht's!

*Nur wenige Frauen zwischen 35 und 50 haben noch einen so schlanken und straffen Körper wie in ihrer Jugend. In Lektion 1 werden wir Ihr physisches Erscheinungsbild beurteilen und auf realistische Weise entscheiden, wie weit sich die Zeit zurückdrehen läßt.*

# Lektion 1 Wo stehen Sie?

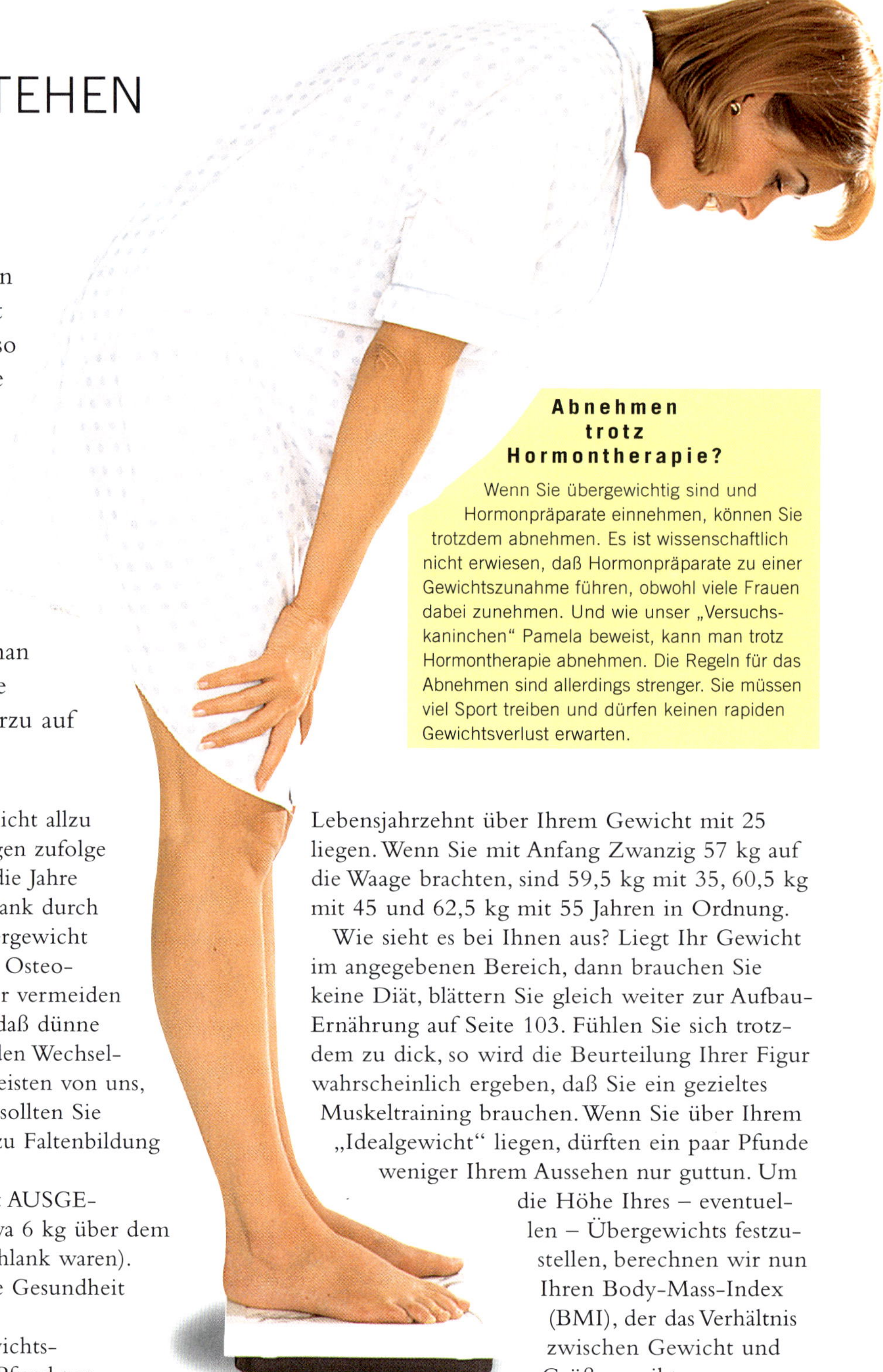

## Ihr Gewicht

Eines der häufigsten körperlichen Anzeichen des Älterwerdens ist die Gewichtszunahme. Es passiert so vielen von uns, daß die gefürchtete „Explosion in die Breite" bei mittleren Altersgruppen als normal und unvermeidbar gilt. Die Frau, die mit 40 noch immer in ihr Brautkleid von vor 20 Jahren paßt, ist die Ausnahme. Um so schlank wie eine 20jährige zu bleiben, dürfte man eigentlich nur halb soviel essen wie damals (mehr über die Gründe hierzu auf den Seiten 24 bis 35).

**Abnehmen trotz Hormontherapie?**

Wenn Sie übergewichtig sind und Hormonpräparate einnehmen, können Sie trotzdem abnehmen. Es ist wissenschaftlich nicht erwiesen, daß Hormonpräparate zu einer Gewichtszunahme führen, obwohl viele Frauen dabei zunehmen. Und wie unser „Versuchskaninchen" Pamela beweist, kann man trotz Hormontherapie abnehmen. Die Regeln für das Abnehmen sind allerdings strenger. Sie müssen viel Sport treiben und dürfen keinen rapiden Gewichtsverlust erwarten.

Beneiden Sie die mageren Frauen nicht allzu sehr, denn neuesten Untersuchungen zufolge schadet ein bißchen Zunehmen über die Jahre keinesfalls, wohl aber die Devise „Schlank durch Hungern". Die Hauptgefahr von Untergewicht liegt in einer erhöhten Anfälligkeit für Osteoporose, die jede vernünftige Frau sicher vermeiden möchte. Es gibt auch Hinweise dafür, daß dünne Frauen stärker unter Beschwerden in den Wechseljahren leiden. Und falls Sie, wie die meisten von uns, Falten genauso fürchten wie Fett – so sollten Sie wissen, daß ein mageres Gesicht eher zu Faltenbildung neigt als eines mit Fettpölsterchen.

Nein, was Sie erreichen möchten, ist AUSGEWOGENHEIT. Ihr Gewicht sollte etwa 6 kg über dem Ihrer Jugend liegen (falls Sie damals schlank waren). Zu viel Speck macht alt und ist für die Gesundheit noch schlechter als Untergewicht.

Als Faustregel für eine normale Gewichtszunahme gilt: Sie dürfen etwa 3 bis 4 Pfund pro Lebensjahrzehnt über Ihrem Gewicht mit 25 liegen. Wenn Sie mit Anfang Zwanzig 57 kg auf die Waage brachten, sind 59,5 kg mit 35, 60,5 kg mit 45 und 62,5 kg mit 55 Jahren in Ordnung.

Wie sieht es bei Ihnen aus? Liegt Ihr Gewicht im angegebenen Bereich, dann brauchen Sie keine Diät, blättern Sie gleich weiter zur Aufbau-Ernährung auf Seite 103. Fühlen Sie sich trotzdem zu dick, so wird die Beurteilung Ihrer Figur wahrscheinlich ergeben, daß Sie ein gezieltes Muskeltraining brauchen. Wenn Sie über Ihrem „Idealgewicht" liegen, dürften ein paar Pfunde weniger Ihrem Aussehen nur guttun. Um die Höhe Ihres – eventuellen – Übergewichts festzustellen, berechnen wir nun Ihren Body-Mass-Index (BMI), der das Verhältnis zwischen Gewicht und Größe angibt.

# Beurteilen Sie Ihr Gewicht und Ihre Figur

## Der Body-Mass-Index

*Dazu brauchen Sie einen Taschenrechner. Holen Sie Ihren und los geht's.*

- **Beginnen Sie mit Ihrem derzeitigen Gewicht in Kilogramm.**
- **Notieren Sie Ihre Größe.**
- **Nehmen Sie Ihre Größe im Quadrat. Teilen Sie Ihr Gewicht durch diese Zahl.**
- **DAS ERGEBNIS IST IHR BMI.**

*(Verhältnis Körpergröße/Körpergewicht)*

*Beispiel:*

Sie wiegen ***68*** kg.

Sie sind ***1,62*** Meter groß.

Ihre Größe im Quadrat.
(1,62 x 1,62 ergibt ***2,62***).

**Ihr BMI** (**68** geteilt durch **2,62** ist ***25,95***).
*Runden Sie das Ergebnis auf 26 auf.*

**Die internationale Klassifizierung für den BMI ist:**

| | |
|---|---|
| Unter 20 | *Untergewicht* |
| 20 – 25 | *Akzeptables Gewicht* |
| 25 – 30 | *Übergewicht* |
| 30 – 40 | *Fettsucht (extremes Übergewicht)* |
| Über 40 | *extreme Fettsucht (lebensbedrohliches Übergewicht)* |

***Rechnen Sie Ihren BMI hier aus:***

Derzeitiges Gewicht ..........................

Größe ..............................................

Größe im Quadrat ............................

Gewicht geteilt duch Größe im Quadrat ...........................................

*Runden Sie entsprechend auf oder ab.*

**Mein BMI beträgt** ............................

## Auswertung der Ergebnisse:

**20 und darunter:**
Sie sollten etwas Gewicht zunehmen, um Ihren BMI auf 20 bis 25 zu steigern.

**Über 30:**
Sie wiegen entschieden zuviel und müssen abnehmen. Beginnen Sie morgen damit. Der Speiseplan unterstützt Sie.

**25 bis 30:**
Sie müssen wahrscheinlich abnehmen – je näher Ihr BMI bei 30 liegt, desto sicherer. Wenn Ihr BMI geringfügig über 25 liegt, *beachten Sie bitte folgende Punkte:*

- Falls sich Ihr Gewicht auf die Körpermitte konzentriert, Sie aber schlanke Arme und Beine haben, müssen Sie abnehmen.

- Wenn Sie schwere Arme und Beine, eventuell einen breiten Oberkörper, aber eine schlanke Körpermitte haben, müssen Sie nicht unbedingt abnehmen. Ich kenne zwei Frauen mit gleicher Größe und gleichem Gewicht: Die eine hat eine Taille von 82,5 cm, die andere von 70 cm. Der Frau mit dem größeren Taillenumfang riet ich zum Abnehmen, der anderen nicht. Frauen mit einem Körper in „Apfelform" sollten abnehmen, weil diese Form häufiger mit Herzkrankheiten in Verbindung gebracht wird als die typischere, weibliche „Birnenform". Je mehr sich Frauen dem Klimakterium nähern, desto eher nehmen sie, bedingt durch hormonelle Veränderungen, die „Apfelform" an.

*Wenn Sie unsicher sind, wie Sie die „Apfelform" erkennen, dann teilen Sie Ihren Taillenumfang einfach durch den Hüftumfang. Liegt das Ergebnis über 0,8, sind Sie ein „Apfel".*

**Dieser Wert bezeichnet Ihr Taille-Hüft-Verhältnis (THV).**

**20 bis 25:**
Wenn Ihr Gewicht im zulässigen Bereich liegt und Sie seit Ihrem 20. Lebensjahr nicht mehr als gegenüber beschrieben zugenommen haben, brauchen Sie nicht abzunehmen. Wenn Sie es trotzdem tun möchten, dann versuchen Sie es mit Gymnastik. Liegt Ihr BMI zwischen 20 und 25 und haben Sie in den letzten Jahrzehnten mehr als erlaubt zugenommen, dann könnten Sie vielleicht ein bißchen abnehmen, *vorausgesetzt, daß:*

- Ihr BMI näher bei 25 als bei 20 liegt.

- Ihr Taille-Hüft-Verhältnis (s. o.) bei 0,8 oder höher liegt.

**Zusammenfassung:**

- Sie möchten gesund und fit aussehen, nicht mager.

- Eine gesunde Körperform ist individuell verschieden, aber generell ist eine große „Birne" gesünder als ein „Apfel".

- Bei Übergewicht ist ein langsamer, dauerhafter Gewichtsverlust besser als ständige starke Gewichtsschwankungen.

## Ist mein Stoffwechsel durch jahrelange Diäten aus dem Lot?

Es ist ein weit verbreitetes Ammenmärchen, daß durch jahrelanges, diätbedingtes Ab- und Zunehmen Ihr Stoffwechsel derart in Mitleidenschaft gezogen ist, daß Sie, wie sehr Sie auch hungern, kein Gramm Gewicht mehr verlieren. Sie dürfen sich freuen, denn Untersuchungen am Dunn-Nutrition-Unit-Institut für Studien an Übergewichtigen in Cambridge, England, haben keinen wissenschaftlichen Nachweis erbracht, daß durch häufiges Ab- und Zunehmen der Stoffwechsel beeinträchtigt wird.
Die meisten Menschen treiben im Alter allerdings keinen Sport mehr, die Muskeln bilden sich zurück, und da Muskelgewebe mehr Kalorien verbraucht als andere Gewebearten, verlangsamt sich auch die Nährwertverbrennung und somit das Vermögen abzunehmen (oder schlank zu bleiben). Wenn Sie seit Jahren zu- und abnehmen, sind Sie zudem unterbewußt bereits von Ihrem Scheitern überzeugt.

**Die Regeln für einen erfolgreichen und dauerhaften Gewichtsverlust bei älteren Menschen sind:**

- Treiben Sie unbedingt Sport.
- Setzen Sie Ihr Idealgewicht nicht zu niedrig an.
- Verfolgen Sie eine langsame, aber beständige – und damit gesündere – Gewichtsabnahme.
- Halten Sie eine gesunde Diät ein, wie sie auf den Seiten 24 bis 25 beschrieben wird.

# Ihre Figur

**Sie möchten Ihr persönliches Idealgewicht durch Abnehmen erreichen. Und was ist mit Ihrer FIGUR? Mit Ende 30 und später klagen viele Frauen über hängende Körperpartien, schwabbeliges Bindegewebe und schlaffe Muskulatur. Das ist in der Regel auf mangelnde Bewegung und Haltungsschäden zurückzuführen. Sie müssen das nicht in Kauf nehmen! *10 Jahre jünger in 10 Wochen* schafft Abhilfe. Aber zunächst einmal der Figurtest.**

## DER FIGURTEST

*Stellen Sie sich nackt vor einen Ganzkörperspiegel (warmes Zimmer!) und beantworten Sie die nachfolgenden Fragen in diesem Buch.*

**1.** Betrachten Sie Ihren Körper von Kopf bis Fuß und schreiben Sie auf, was Ihnen daran gefällt.
*Doch – Sie finden ganz bestimmt etwas.* Jeder hat positive Seiten. Schämen Sie sich nicht, niemand wird das je zu Gesicht bekommen.
*Schreiben Sie Ihre Notizen hier oder auf einen Block auf.*

**2.** Notieren Sie die Dinge, die nicht verändert werden können. Wir müssen realistisch bleiben. Nicht zu ändern (außer vielleicht durch eine Operation) sind: Länge der Gliedmaßen, Beckenbreite (Aufbau des Hüftknochens), Knochenbau, Kopfform, genetische Veranlagung zu einer bestimmten Körperform, z. B. Birne. Sie können Ihre Figur etwas beeinflussen, aber nicht grundsätzlich umkrempeln. Sie sind z. B. eine „Birne" mit breiten Hüften und dicken Oberschenkeln und einem schmalen Oberkörper. In diesem Fall können Sie Hüfte und Schenkel straffen, indem Sie etwas abnehmen und Ihren Oberkörper trainieren, aber Sie werden nie die Taille und die langen Beine eines Fotomodells bekommen.

**Genetische Veranlagung zu einer bestimmten Körperform**

Es gibt drei unterschiedliche Typen:
**Ektomorph** (lang und dünn)
**Endomorph** (kurvig mit einer Neigung zur schnellen Gewichtszunahme)
**Mesomorph** (sportlich und muskulös)

Bei vielen Menschen dominiert einer dieser drei Typen, doch findet sich zumeist eine Mischung.
*Gelingt es Ihnen, Ihren Typ zu ermitteln?*

Der **ektomorphe** Typ nimmt meist erst im Alter zu. Der **endomorphe** Typ muß beim Essen stets auf die Linie achten, während der **mesomorphe** schlank bleibt und bei körperlicher Bewegung leicht Muskeln aufbauen kann. Wenn Sie eher zum ektomorphen Typ gehören, ist ein übermäßiger Muskelaufbau wenig realistisch. Geben Sie sich mit einem gesunden, schlanken Körper zufrieden. Bleiben Sie vernünftig.
*Schreiben Sie hier Ihren Körpertypus auf:*

Es gibt also Dinge, die wir nicht ändern können. Das macht gar nichts. Akzeptieren Sie Ihren Körper, und lernen Sie das Einzigartige an ihm zu schätzen – oder gar zu lieben. Nehmen Sie die Liste mit den positiven Seiten Ihres Körpers zur Hand und fügen Sie hinzu: Er ist einzigartig. Ich bin einzigartig!

**3.** Finden Sie heraus, welche Dinge sich ändern lassen. (Bei entsprechendem Übergewicht fällt wahrscheinlich der Unterschied zwischen Fettdepots und mangelndem Muskelaufbau schwer. Kreuzen Sie in diesem Fall das entsprechende Kästchen an.)

Folgende Körperpartien können wir durch Gymnastik positiv beeinflussen. Kreuzen Sie in der Liste die Positionen an, die für Ihre Figur zutreffen:

| | |
|---|---|
| Kinn | ❑ *doppelt* |
| | ❑ *hängend* |
| Nacken | ❑ *in die Schultern eingesunken, erscheint zu kurz* |
| Schultern | |
| *vorne* | ❑ *äußerst hängend, schwach* |
| *seitl.* | ❑ *rundlich/gekrümmt* |
| Oberarme | ❑ *schlaff, schwabbelige Unterseite* *(seitlich ausstrecken und schütteln)* |
| Brust | ❑ *hängend* |
| Taille | ❑ *dick* |
| Bauch | |
| *seitl.* | ❑ *hervorstehend* |
| Hüften | ❑ *dick, schlaff* |
| Gesäß | ❑ *flach* |
| | ❑ *breit* |
| | ❑ *schlaff* |
| Oberschenkel | ❑ *dick* |
| Knie | ❑ *dick* |
| Waden | ❑ *mangelhaft ausgebildet* |
| Knöchel | ❑ *dick* |
| Füße | ❑ *platt* |

*Lassen Sie sich nicht entmutigen, wenn Sie mehr als ein paar Kreuze haben. Es kommt nicht darauf an, wieviel an Ihnen verändert werden soll. Auf den Seiten 36 bis 51 und teilweise auch auf 100 bis 104 werden wir Ihnen im Lauf der Wochen zu einer neuen Figur verhelfen.*

**4.** Noch etwas! Machen Sie ein Foto von sich (Vorder- und Seitenansicht. O.k., Sie können Ihren Badeanzug anlassen). In zehn Wochen werden Sie es wieder anschauen und sehen, WIE sehr Sie sich verändert haben.

# DIE BEURTEILUNG UNSERER TEILNEHMERINNEN

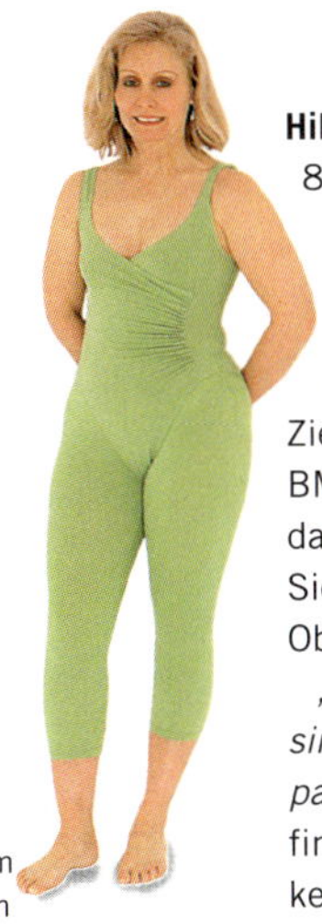

**HILARY, 43**
***Oberweite*** 87,5 cm
***Taille*** 74 cm
***Hüfte*** 94 cm
***Oberschenkel*** 57,5 cm
***BMI*** 25,5
***THV*** 0,79
***Gewicht*** 66 kg
***Größe*** 161 cm
***Muskelaufbau*** „schlaff", Muskelaufbau überall nötig
***Körperfitneß*** gering

**Hilary** hat in den vergangenen 20 Jahren 8,5 kg zugenommen. Ihr BMI liegt leicht über dem Idealwert von 20 bis 25, das zusätzliche Gewicht hat sich aber vor allem an Taille, Hüfte, Gesäß und Oberschenkel angesammelt. Ich setze ihr Zielgewicht auf 59,5 kg fest, so daß ihr BMI auf 23 sinken wird, und schlage vor, daß sie 2,5 bis 5 cm an der Taille abnimmt. Sie wiederum möchte das an Po, Hüfte, Oberschenkel und Knien verlieren.

*„Ich finde meine Knie schrecklich – sie sind so dick, daß ich in keine engen Hosen passe!"* Hilary schwimmt zwar regelmäßig, findet es aber mühsam, und treibt sonst keinen Sport. Das Muskelaufbautraining wird ihren Körper insgesamt straffen und die Ausdauerübungen (Seiten 105 bis 107) werden ihre Kondition erhöhen.

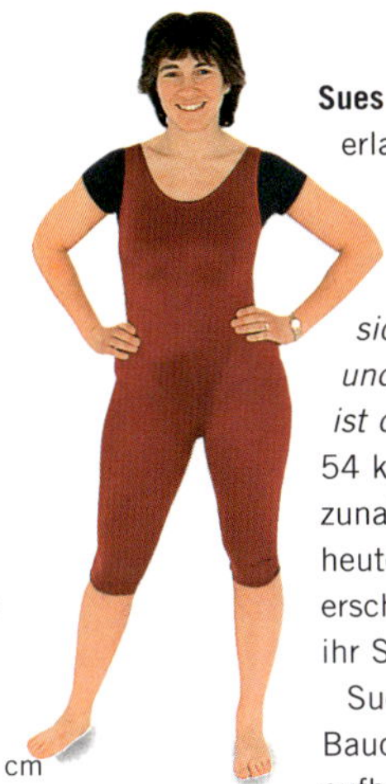

**SUE, 39**
***Oberweite*** 89 cm
***Taille*** 74 cm
***Hüfte*** 99 cm
***Oberschenkel*** 56 cm
***BMI*** 24,6
***THV*** 0,75
***Gewicht*** 63 kg
***Größe*** 160 cm
***Muskelaufbau*** Beine nicht schlecht. Unterleib, Gesäß, und Arme relativ wenig
***Körperfitneß*** gering

**Sues** BMI-Wert liegt an der Grenze des erlaubten Bereichs. Ihr THV ist in Ordnung, aber sie wollte ein paar Pfunde verlieren. *„Mein THV scheint O.k. zu sein, aber das Gewicht hat sich vorwiegend am Bauch angesetzt, und da ich einen kurzen Oberkörper habe, ist das unvorteilhaft."* Mit 25 wog Sue 54 kg. Mit knapp 40 wäre eine Gewichtszunahme von etwa 3 kg normal, so daß sie heute um die 57 kg wiegen sollte. Das erschien mir zu niedrig, und so habe ich ihr Sollgewicht auf 58 kg festgelegt.

Sue wird viel Gymnastik für Taille und Bauch machen sowie für den Muskelaufbau. Da sie Aerobic mag, wird sie auch anhand eines Videos trainieren, das Louise extra für unsere Teilnehmerinnen zusammengestellt hat. Zudem wird Sue gehen, Tennis spielen und auf dem Hometrainer radfahren.

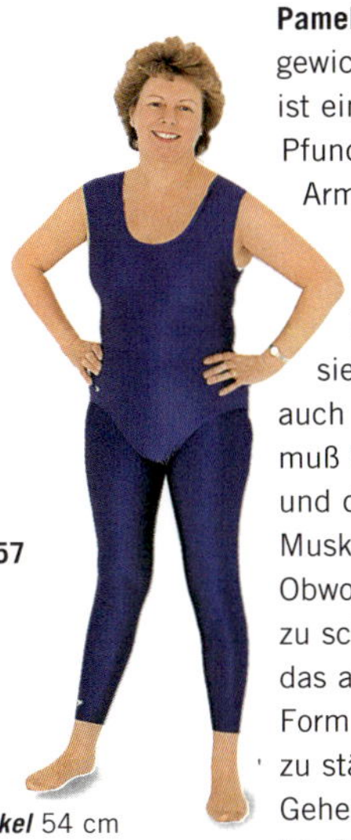

**PAMELA, 57**
***Oberweite*** 96 cm
***Taille*** 86 cm
***Hüfte*** 100 cm
***Oberschenkel*** 54 cm
***BMI*** 25,3
***THV*** 0,86
***Gewicht*** 66,3 kg
***Größe*** 162 cm
***Muskelaufbau*** wenig, vor allem an Unterleib, Gelenken, Armen und Beinen
***Körperfitneß*** äußerst gering

**Pamela** ist laut ihrem BMI leicht übergewichtig, auch ihr THV ist zu hoch. Sie ist ein klassischer „Apfel" mit den meisten Pfunden um ihre Körpermitte sowie dünnen Armen und Beinen. Berücksichtigt man die Tatsache, daß sie in ihrer Jugend knapp 47,5 kg wog und einen sehr leichten Knochenbau hat, dann sollte sie etwa 6,5 kg abnehmen. Das senkt auch ihren BMI auf annähernd 23. Sie muß VOR ALLEM an ihrer Taille abnehmen und dort wie auch an den Gliedmaßen Muskeln aufbauen.

Obwohl Pam Bowling spielt und ab und zu schwimmt und spazierengeht, reicht das alles nicht aus, um ihren Körper in Form zu bringen bzw. ihren Knochenbau zu stärken. Wir haben ihr regelmäßiges Gehen (siehe Ausdauertraining Seiten 105 bis 107) und das Aerobic-Video (Aerobic-Programm Seiten 36 bis 47) von Louise verordnet. Außerdem haben wir Pam für das Üben zu Hause ein Minitrampolin mitgegeben. Das ist nicht so anstrengend und besonders für ältere Frauen geeignet.

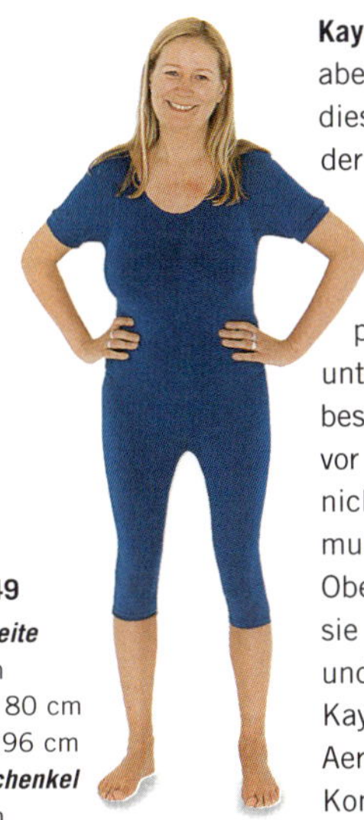

**KAY, 49**
***Oberweite*** 99 cm
***Taille*** 80 cm
***Hüfte*** 96 cm
***Oberschenkel*** 43 cm
***BMI*** 22,7
***THV*** 0,83
***Gewicht*** 64 kg
***Größe*** 168 cm
***Muskelaufbau*** gering, mit schwachem Unterkörper, Schultern, Beinen und Armen
***Körperfitneß*** äußerst gering

**Kay** hat zwar theoretisch ihr Idealgewicht, aber um wirklich gut auszusehen, muß dieses Gewicht umverteilt werden. Sie ist der klassische Fall einer schlanken Person mit schwach ausgeprägter Muskulatur und neigt zu Fettpölsterchen an Oberweite, Taille und Bauch. Sie sollte ein paar Pfunde abnehmen, um ihr THV unter 0,8 zu bringen und ihren Oberkörper besser zu proportionieren. Ihre Gliedmaßen, vor allem die Beine, sind schlank, aber nicht muskulös, so daß sie hart trainieren muß, um dort Muskeln aufzubauen. Ihr Oberkörper wird straffer aussehen, wenn sie ein gezieltes Aufbautraining für Brust und Schultern macht.

Kay hat noch nie Aufbautraining oder Aerobic gemacht, deshalb wird sie an ihrer Kondition arbeiten müssen. Mit 49 und einem täglichen Konsum von 20 Zigaretten befürchtet Kay, das sei ein Ding der Unmöglichkeit. Aber ich denke, es klappt, vorausgesetzt, daß sie vernünftig ißt, mit den Übungen langsam beginnt und dann zum Gehen, Aerobic, Muskeltraining sowie regelmäßigen Übungen auf dem Hometrainer übergeht.

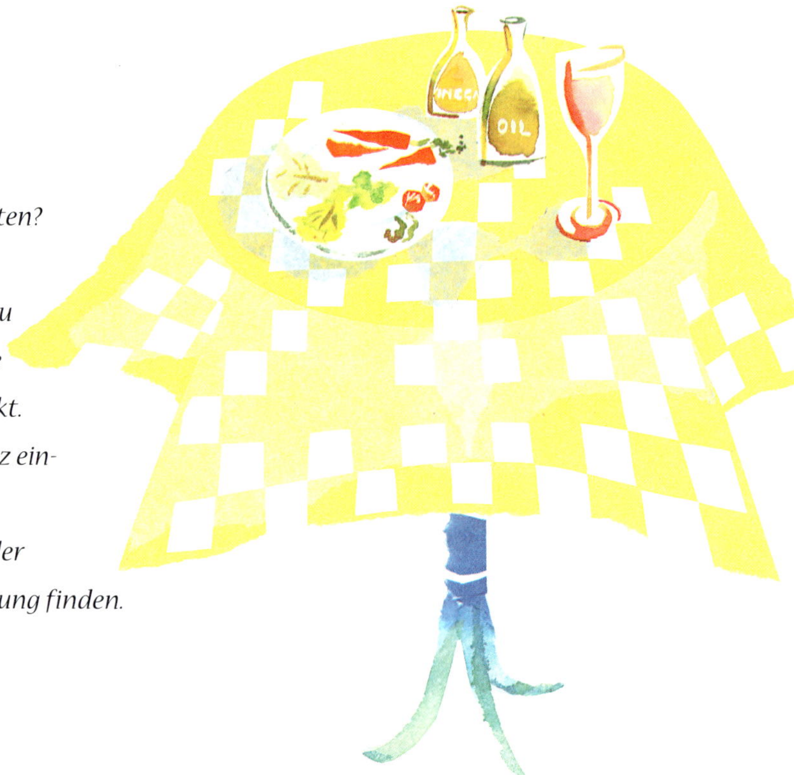


*Sie müssen also abnehmen und haben 10 Wochen Zeit dazu. Was dürfen Sie realistischerweise erwarten? Wenn Sie den Menüplan der nächsten Seiten befolgen, verlieren Sie mühelos bis zu 10 kg. Dieser Gewichtsabbau geschieht durch die köstlichen Mahlzeiten und Rezepte des figurgerechten Speiseplans (Seite 26) fast unbemerkt. Möchten Sie hingegen an Gewicht zunehmen oder ganz einfach Ihr bisheriges Gewicht halten, dann gehen Sie zu Lektion 13 über „Essen als Energieträger" (Seite 100), in der Sie viele Tips zu einer gesunden, energiereichen Ernährung finden.*

# LEKTION 2 IHR PERSÖNLICHER SPEISEPLAN

Falls Ihre Vorstellungen von Diät mit Hungern und Elend verbunden sind, dann sind sie überholt. Sie dürfen, ja sollten sogar reichlich essen, während Sie abspecken. Allerdings bedeutet Nahrungsaufnahme in Zukunft, Ihrem Körper Energie zuzuführen: Essen ist Treibstoff für Ihren Körper. Wenn Sie Ihren Körper mit gutem Treibstoff versorgen, wird die Gewichtsabnahme ohne Hungergefühl, Müdigkeit oder Anspannung möglich sein. Eine gute Diät, sei sie zum Abnehmen oder nicht, kann Ihnen auch Wohlbefinden und gutes Aussehen verleihen.

Nahrhafte Lebensmittel sind ein Schlüssel zu jugendlichem Aussehen und Lebenskraft. Die richtige Ernährung kann Zustand und Aussehen von Haut, Haaren, Augen und des Zahnfleisches verbessern und zum Schutz Ihrer Gesundheit beitragen. Mehr über gesundes Essen finden Sie in Lektion 13 (Seite 100). Die hier empfohlene Diät ist eine bekömmliche Schlankheitskur, mit allen Nährstoffen, die Ihr Körper und Ihr Wohlbefinden brauchen.

Der figurgerechte Speiseplan beginnt in der ersten Woche mit dem „Durchstarten" und bietet in den folgenden neun Wochen zu jeder Mahlzeit jeweils mehrere Gerichte zur Auswahl, die sicher auch Ihren Geschmack treffen. Erreichen Sie Ihr Zielgewicht vor Ablauf der zehn Wochen, dann gehen Sie gleich zu Lektion 13 weiter. Sind Sie nach den zehn Wochen noch nicht soweit, fahren Sie einfach mit der Diät fort. Rufen Sie sich in Erinnerung, daß Abnehmen auch von der inneren Haltung abhängt.

### Tips und Informationen zur Ernährung

**1. Der Schlüssel** zu jeder erfolgreichen Schlankheitskur liegt im Gespür für Ihren Appetit. Das bedeutet, Hunger als das zu erkennen, was er ist, und jeden anderen Grund zu essen als das, was ER ist – ein falscher Grund! Wenn Sie sich danach richten, nur noch zu essen, wenn Sie wirklich Hunger haben, Ihr Körper also wirklich Nahrung braucht, ist der Kampf mit den überflüssigen Pfunden schon halb gewonnen.

Wenn Sie in Zukunft etwas essen möchten, fragen Sie sich jedesmal: „Brauche ich das wirklich? Bin ich wirklich hungrig?" Häufig werden Sie sich dabei ertappen, aus anderen Gründen zu essen, vor allem, wenn die gewünschte Speise (das Getränk) zu fetthaltig, süß oder nährstoffarm ist (wertloses Essen). Möglicherweise ist Ihnen langweilig oder elend zumute, oder Sie sind versucht, die Reste beim Abräumen der Teller aufzuessen. Versuchen Sie diesem für Ihren Körper unnötigen Essen zu widerstehen. Gelingt es Ihnen nicht gleich, dann machen Sie sich nichts daraus, Sie haben jahrelange Gewohnheiten zu „verlernen", und jeder noch so kleine Sieg kann zu einer neuen Gewohnheit werden.

Achten Sie beim Austeilen des Essens auf die Menge. Oftmals häufen wir auf unsere Teller mehr als nötig. Sie können jederzeit noch einmal nehmen, wenn Sie wirklich noch Hunger haben. Es liegt wohl in der Natur des Menschen, den Teller leer zu essen, auch wenn man schon satt ist. Nicht unbedingt aus Gier, sondern aus Gedankenlosigkeit oder weil wir immer wieder dazu angehalten wurden. Sie müssen selbst beim figurgerechten Speiseplan nicht alles einzeln abwiegen, aber wenn Sie sich stets etwas weniger als geplant auf den Teller geben (ausgenommen sind die „immer erlaubten" Lebensmittel, siehe Seite 26) und LANGSAM kauen, werden Sie feststellen, daß sich kalorienreiche Gerichte um mehr als ein Viertel reduzieren lassen.

Vergessen Sie nie die „Treibstoff-Regel". Wenn Sie hungrig SIND, dann essen Sie, d. h., tanken Sie „guten Treibstoff". Zu den guten Energieträgern gehören: frische, natürliche, unbehandelte Lebensmittel wie Salate, kurz gegartes Gemüse, Früchte aller Art, Eiweiße, viele Kohlenhydrate wie Vollkornbrot, Reis, Nudeln und Hülsenfrüchte. In Maßen zählen auch frische Nüsse, rein pflanzliche Fette und tranhaltige Fische dazu (mehr darüber auf den Seiten 100 bis 104). Vermeiden Sie dagegen alle behandelten, kalorienreichen, zucker- oder fettreichen sowie nährstoffarmen Nahrungsmittel. *Nachteilig* ist auch der *übermäßige* Genuß einiger Lebensmittel, deren *gelegentlicher* Verzehr *in Ordnung* ist: Z. B. enthält Gouda viele Proteine, Calcium und Vitamine, aber da er einen hohen Anteil an gesättigten Fettsäuren hat und kalorienreich ist, schadet zuviel davon Ihrem Körper und Ihrer Diät. Der figurgerechte Speiseplan gibt Ihnen eine Diät an die Hand, die reich an guten und arm an schlechten Energieträgern ist.

**2. Regelmäßig essen** – Lassen Sie tagsüber zwischen den einzelnen Mahlzeiten nicht mehr als drei Stunden verstreichen. Doch, das IST eine Diät, denn unser Körper braucht eine regelmäßige Nahrungsaufnahme. Ich spreche weder von fünf großen Mahlzeiten pro Tag noch von fünf kleinen, sondern von Frühstück, Mittag- und Abendessen und zwei kleinen Zwischenmahlzeiten. So wird kein Hungergefühl aufkommen, Sie sind satt und zufrieden und werden dranbleiben. Lassen Sie keine Mahlzeiten aus, essen Sie, was erlaubt ist. Falls Sie zu denjenigen gehören, die in den letzten 20 Jahren bei ihren Diäten alles falsch gemacht haben, dann wird Ihnen mein Programm anfangs eigenartig vorkommen, und Sie werden denken, daß Sie bei soviel Essen nicht abnehmen. Aber Sie werden es!

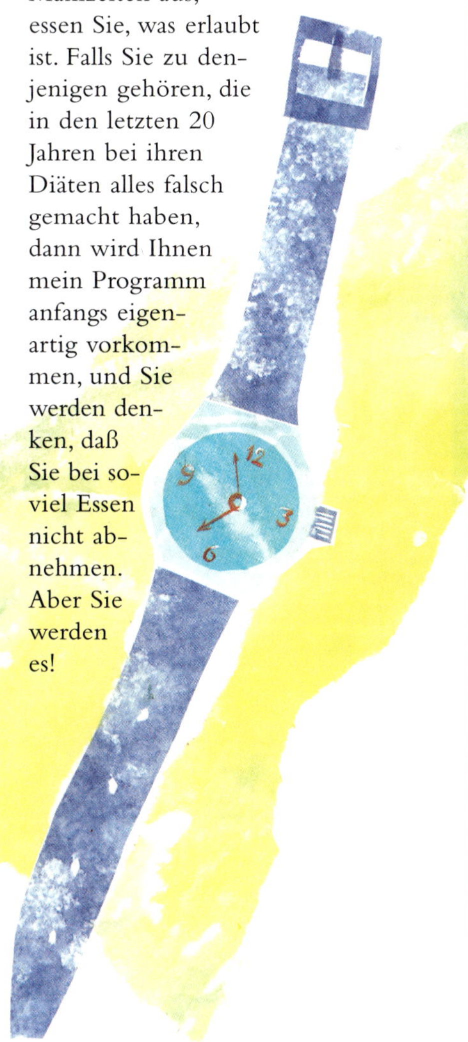

## ABNEHMEN ÜBER 40 – DIE TATSACHEN

Viele Menschen klagen, daß ein Gewichtsverlust mit über 40 oder 50 Jahren sehr viel schwerer sei. Das kann, muß aber nicht so sein. Es gibt zwei Gründe, warum wir im Alter zunehmen und das Abnehmen als schwieriger empfinden: Ab dem 35. Lebensjahr verlieren unsere Muskeln und unser Bindegewebe allmählich an Festigkeit. Da vor allem Muskelgewebe viel Energie verbraucht, hält es unseren Stoffwechsel auf Trab. Geht der Anteil der Muskulatur in unserem Körper zurück, dann sinkt der Brennwert, d. h. der Wert, mit dem wir unsere Kalorien verbrennen. Pro Lebensjahrzehnt sinkt der Tagesbedarf um 100 Kalorien. Daraus folgt, daß ein 50jähriger selbst von einer Diät nochmals 200 Kalorien abziehen müßte, um im selben Maß Gewicht zu verlieren wie ein 30jähriger. Hinzu kommt, daß wir mit zunehmendem Alter weniger Sport treiben. Sport verbrennt Kalorien und regt den Stoffwechsel an. Mangelnde Bewegung ist also ein weiterer Grund dafür, daß ältere Menschen weniger Kalorien verbrauchen. Aufgrund hormoneller Veränderungen oder einer Hormontherapie setzen sich bei Frauen in den Wechseljahren bei unveränderten Eßgewohnheiten vermehrt Pfunde an. Aber nicht verzagen, auch das muß nicht für immer sein. Es gibt zwei Lösungen: Je älter Sie sind, desto eher müssen Sie einen langsamen Gewichtsverlust akzeptieren (ein halbes Pfund pro Woche macht im Jahr auch fast 12 kg aus), und wie alt Sie auch sind – regelmäßiger Sport ist unerläßlich. Das strafft Ihre Muskulatur und Ihr Bindegewebe UND verbrennt Kalorien. Ihr Gewicht darf aber auch nicht zu niedrig sein, wie Sie nach Ihrer Körperbeurteilung auf den Seiten 20 bis 23 feststellen werden.

**Nach dem figurgerechten Speiseplan – können Frauen über 50 nach Ablauf der 10 Wochen mit einem Gewichtsverlust von zehn Pfund rechnen; Frauen über 40 Jahre mit zwölf Pfund und Frauen über 30 Jahre mit 15 Pfund oder mehr.**

# Regeln für die Dauer der 10 Wochen

**Planen Sie Ihre Gerichte mindestens einen Tag im voraus, und erledigen Sie Ihre Einkäufe so früh wie möglich.**

### ESSPROFIL

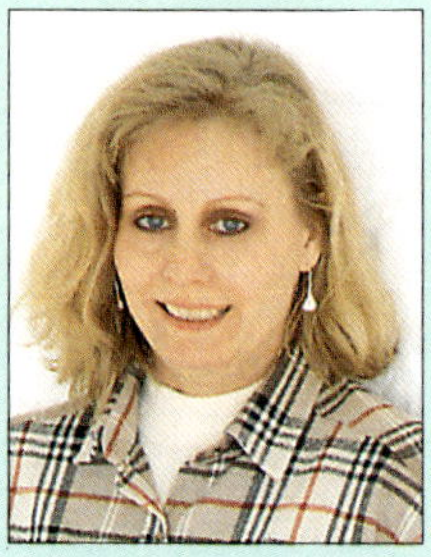

Als Vegetarierin ißt **Hilary** viel Obst und Gemüse, Nudeln, Reis und andere Kohlenhydrate. Da sie nur wenig Milchprodukte zu sich nahm, fehlte es ihrer Ernährung aber an Proteinen, Eisen und vor allem Calcium. Ihr Hauptlaster ist Schokolade. „Der Calciummangel macht mir Sorgen", sagt sie, „denn ich möchte im Alter keine Osteoporose riskieren." Ich habe Hilary eine tägliche Schokoladenration genehmigt und ihr erklärt, welche Nahrungsmittel viel Calcium enthalten. Am Ende der zweiten Woche hatte Hilary bereits vier Pfund abgenommen und fühlte sich viel energiegeladener.

## TÄGLICHE MILCHMENGE

Sie dürfen täglich 200 ml Magermilch trinken. Falls Sie keine Milch mögen, essen Sie einen Becher (125 ml) fettarmen Joghurt – das deckt Ihren Calciumbedarf.

## IMMER ERLAUBT

*Zusätzlich zu Ihrer Diät dürfen Sie täglich in unbeschränkter Menge zu sich nehmen:*

### Lebensmittel

- Frisches Gemüse *(außer Kartoffeln und Süßkartoffeln, die nur nach Angabe gegessen werden sollten)*
- Frische Salate aller Art. *Sie sollten mittags und abends so viel Rohkost und Salate wie möglich essen.*

Kochen Sie ohne Fett, indem Sie im Dampfeinsatz garen, backen, dünsten, blanchieren, schmoren oder in der Mikrowelle erwärmen. Salate können mit den nebenstehenden Gewürzen angemacht werden. Balsamessig eignet sich dazu hervorragend, da er süßlich und geschmacksintensiv ist. Sie können auch einen Teelöffel fettarme Mayonnaise (70 % Fett) mit etwas fettarmem Biojoghurt verrühren.

### Getränke

- Schwacher schwarzer Tee oder Kaffee mit Milch (Tagesration)
- Früchte- und Kräutertees (ungesüßt)
- Wasser
- Mineralwasser
- Kalorienarme *Fruchtnektare; Mixgetränke und Limonaden sollten Sie vermeiden, da sie voller Zusatz- und Farbstoffe sind und kaum Nährwerte enthalten.*

### Gewürze

- Alle frischen und getrockneten Kräuter und Gewürze
- Salz (sparsam benutzen)
- Pfeffer
- Zitronen- und Limonensaft
- Chilisauce
- Senf
- Worcestersauce
- Fettarme Sojasauce
- Mixed-pickles *(in Essig eingelegte Gurken, Zwiebeln usw.)*
- Fettarmes French-Dressing
- Tomatenmark

## OBST

Wenn Obst im Speiseplan auftaucht, wählen Sie eine Frucht mittlerer Größe (z. B. ein Apfel), zwei kleine Früchte (z.B. zwei Pflaumen) oder eine mittelgroße Schale Beerenfrüchte (z. B. Erdbeeren). Bananen sollten klein sein und es ist maximal eine pro Tag erlaubt. Essen Sie so viele Zitrusfrüchte, wie Sie mögen (in vernünftigen Mengen: ein übermäßiger Genuß, nicht nur von Zitrusfrüchten, kann schädlich sein). Versuchen Sie Neues! Äpfel und Bananen sind wunderbare Früchte, aber es gibt noch so viele andere zu entdecken.

***Immer vor Augen halten: Frisches Gemüse und Salate sind immer erlaubt – essen Sie davon so viel wie möglich!***

# Starten Sie durch – nur für die 1. Woche

### FRÜHSTÜCK

- Wählen Sie eine Frucht, schneiden Sie sie auf und verrühren Sie sie mit 125 ml fettarmem Biojoghurt oder 100 g Magerquark.
- Geben Sie eine Handvoll Kleieflocken, Früchtemüsli, Vollkornweizenflocken, Weizenschrot oder Vollkleie hinzu.
- Mit 140 ml Orangensaft servieren.

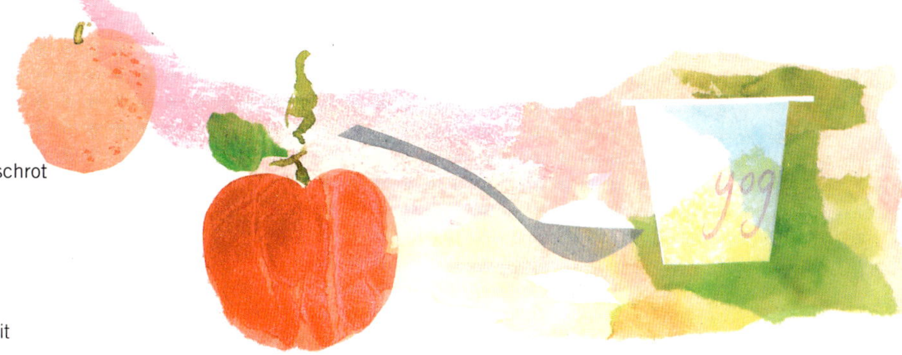

### VORMITTAGS

- Wählen Sie:
  - 1 knuspriges Vollkornbrötchen natur oder mit Hefeextrakt
  - 1 Scheibe Roggenbrot mit Hefeextrakt
  - 5 getrocknete Aprikosen, Pfirsiche oder Pflaumen
  - 1 Apfel
  - Rohkost mit etwas fettarmer Mayonnaise (70 % Fett) und fettarmem Biojoghurt.

### MITTAGS

*entweder ein*

#### Belegtes Brot

- 2 Scheiben Vollkornbrot mit Halbfettmargarine/-butter, wahlweise belegt mit:
  - 100 g Thunfisch in eigenem Saft
  - 1 hart gekochten Ei
  - 50 g fettarmem Weichkäse
  - 50 g mager gebratener Hühnerbrust
  - 40 g Brie oder Edamer
  - beliebig viel Salat
  - anschließend Obst und 1 fettarmen Biojoghurt.

*oder*

#### Salat

- Große Schüssel Salat mit einer der o. g. Zutaten, dazu ein Vollkornbrötchen oder 50 g Vollkornbaguette; danach Obst und 1 fettarmen Biojoghurt.

*oder*

#### Warmes Mittagessen

- 1 gebackene Kartoffel (225 g) mit einer der folgenden Füllungen:
  - 6 EL fettarmer Kräuterquark
  - 50 g fettarmer Weichkäse (in der Mikrowelle schmelzen)
  - 50 g Thunfisch im eigenen Saft mit 50 g Butterbohnen und einem Teelöffel fettarmer Mayonnaise (70 % Fett) mischen.
- *oder* zwei Scheiben Brot getoastet mit folgendem Belag:
  - 50 g fettarmer Kräuterquark
  - 1 weich gekochtes Ei
- Obst und 1 fettarmen Biojoghurt.

### MACHMITTAGS

- Obst

### ABENDS

- Wählen Sie aus folgenden Gerichten eines aus (mittelgroße Portion):
  - 1 Putenschnitzel
  - 1 Portion Hühnerbrust (ohne Haut)
  - 1 Portion Fischfilet
  - Kleine Forelle oder Lachssteak
  - 2 Scheiben magerer Braten
  - 1 Gemüseburger
  - Omelette aus 2 – 3 Eiern
- Salat und/oder Gemüse in unbegrenzter Menge und 1 mittlere Portion (ca. 200 g) Kartoffeln, Nudeln, Reis oder Hülsenfrüchte oder 50 g Brot.
- Abschmecken mit
  - 1 – 2 EL fettfreie Sauce oder Bratenfond
  - 1 gestrichenen TL Mayonnaise (70 % Fett) oder Gemüsewürze.

HINWEIS: *Sie können Gemüse/Salat auch verfeinern, indem Sie die Gewürze aus der Liste mit 1 TL Honig und einem Hauch Öl in einer Pfanne oder einem Wok anbraten und mit etwas fettarmer Brühe abschmecken.*

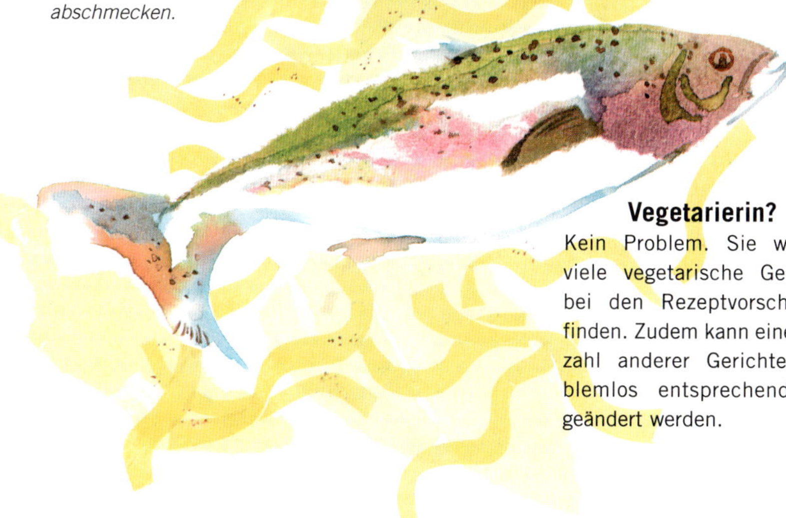

## Weitere Tips

#### Gäste?

Das ist besser, als eingeladen zu sein, denn Sie bestimmen, was serviert wird. Wählen Sie aus den Rezept-Vorschlägen aus, oder suchen Sie in Buchläden nach Literatur zu Schlankheitskuren und fettarmer Ernährung. Scheuen Sie sich nicht vor neuen Ideen, denn ebenso wie Ihr Make-up oder Ihre Kleidung kann auch Ihr Repertoire an Rezepten aus der Mode kommen. Solange Sie nicht jeden zweiten Abend eine Einladung planen, werden Sie weiter abnehmen, wenn Sie die Diät sonst befolgen.

#### Vegetarierin?

Kein Problem. Sie werden viele vegetarische Gerichte bei den Rezeptvorschlägen finden. Zudem kann eine Vielzahl anderer Gerichte problemlos entsprechend abgeändert werden.

# Figurgerechter Speiseplan – 2. bis 10. Woche

## EXTRAS

***JEDEN TAG dürfen Sie, wie besprochen, ein oder zwei der nachfolgenden Dinge Ihrer Diät hinzufügen:***

- 1 Glas trockenen oder halbtrockenen Wein
- 15 g Butter oder Öl
- 1 tiefgefrorene Mousse au chocolat (fettarm)
- 1 EL French Dressing
- einige Eßlöffel halbfette Sahne
- einige Eßlöffel fettarmen Pudding

## Weitere Tips

### Ausgehen?

Niemand erwartet von Ihnen ein Eremitendasein, nur weil Sie abnehmen wollen. Wenn Sie auswärts essen, achten Sie auf die Kalorien. Wählen Sie ein Hauptgericht und entweder eine Vor- oder eine Nachspeise, oder sowohl zum Entree als auch zum Dessert Obst (z. B. Melone als Vorspeise und Obstsalat als Dessert).Verzichten Sie auf Brot und Butter, Teigwaren und alles Fritierte.

**ANMERKUNG:** Milch, Obst sind „immer erlaubt" wie in der 1. Woche

**HINWEISE:** Sie werden täglich morgens, vormittags, mittags, nachmittags und abends Mahlzeiten sowie zwei Dinge aus der Extraliste zu sich nehmen. **Wenn Sie 6 kg oder weniger abzunehmen haben:** Wählen Sie ein GROSSES FRÜHSTÜCK und täglich ZWEI Extras. **Wenn Sie über 6 kg verlieren müssen:** Wählen Sie ein KLEINES FRÜHSTÜCK und nur EIN Extra aus der Liste. Stellen Sie sich jetzt Ihre täglichen Mahlzeiten aus den Vorschlägen zusammen und Sie werden sehen, wie die Pfunde dahinschmelzen.

## KALTES FRÜHSTÜCK

### klein

- Frühstück wie in der 1. Woche.
- 40 g Müsli mit Milch, 1 beliebige Frucht.
- 25 g ungezuckerte Getreideflocken nach Wahl (z.B. Kleieflocken, Früchtemüsli) mit Magermilch (Tagesration), 1 Banane oder 2 andere Früchte.
- 25 g ungezuckerte Getreideflocken mit Magermilch (Tagesration) und 100 g Früchte nach Wahl vermischt mit 5 getrockneten Aprikosen oder Pflaumen.
- 1 Becher (125 ml) fettarmer Biojoghurt mit 1 TL Honig und 1 Frucht.
- 1,5 Scheiben Vollkornbrot mit Halbfettmargarine/-butter und 2 TL Diätmarmelade oder -konfitüre; 1 fettarmer Biojoghurt, 1 beliebige Frucht.
- 25 g ungezuckerte Getreideflocken mit Milch, 1 dünne Brotscheibe mit Halbfettmargarine/-butter und 1 TL Diätmarmelade oder -konfitüre, 1/2 Pampelmuse oder 1 Kiwi.

### groß

- 40 g ungezuckerte Getreideflocken nach Wahl mit Magermilch (zusätzlich zur Tagesration) übergießen und Obst nach Belieben hinzufügen; 1 Scheibe Vollkornbrot mit Halbfettmargarine/-butter und 1 TL Diätmarmelade, -konfitüre oder Gemüseaufstrich.
- 50 g ungesüßtes Müsli mit Magermilch (zusätzlich zur Tagesration); Obst.
- 2 große Scheiben Vollkornbrot mit Halbfettmargarine/-butter und 4 TL eingelegte ungesüßte Früchte; 1 Banane ODER 1 beliebige Frucht und 1 fettarmer Biojoghurt.
- Frisches Obst oder bis zu 50 g Trockenobst schneiden und mit 1 fettarmen Biojoghurt verrühren, 1 gestrichener TL brauner Zucker oder Honig und 25 g ungesüßte Getreideflocken oder 15 g Müsli zugeben.

## WARMES FRÜHSTÜCK

### klein

- 1 mittlere Scheibe Toast mit etwas Halbfettmargarine/-butter bestreichen und mit 1 Banane belegen, mit Zitrone beträufeln und Zimt bestreuen, 1 fettarmer Biojoghurt.
- 1 mittlere Scheibe Toast mit etwas fettarmem Frischkäse und 2–3 Tomatenscheiben belegen, grillen, überbacken oder mit etwas Diätpflanzenfett kurz in der Pfanne anbraten; Obst.
- 1 weich gekochtes Ei (Handelsklasse 3), 1 mittlere Scheibe Toast und Halbfettmargarine/-butter, Obst.
- 40 g Haferflocken mit Magermilch und Wasser kochen; 1 TL brauner Zucker, Obst.
- 1 mittlere Scheibe Toast mit Halbfettmargarine/-butter, mit 1 Scheibe magerem Schinken und 2–3 Tomatenscheiben im Ofen grillen oder überbacken, 1 Zitrusfrucht.

### groß

- 1 Ei (Handelsklasse 3) weich kochen oder in Pfanne mit Diätpflanzenfett braten; 1 Scheibe magerer Hinterschinken grillen oder knusprig anbraten; 1 gegrillte Tomate, 1 dünne Scheibe Vollkornbrot mit Halbfettmargarine/-butter, 1/2 Pampelmuse.
- 40 g Haferflocken mit Magermilch und Wasser kochen, 1 gehäufter TL Zucker oder Honig, 1 große Scheibe Brot mit Halbfettmargarine/-butter und Gemüseaufstrich; Obst.
- Früchtekompott mit Joghurt – 80 g gemischtes Trockenobst in Wasser bei niedriger Temperatur kochen lassen, bis die Früchte weich sind und genügend Fruchtsaft entstanden ist. 5–6 Fruchstücke und etwas Saft mit 150 ml halbfettem Biojoghurt servieren; eine Handvoll Vollkornflocken und 1 TL Honig.

NB: *Unter gemischtem Trockenobst verstehe ich Pflaumen, Aprikosen, Birnen, Pfirsiche und Äpfel. Dazu 200 ml ungesüßten Orangensaft.*

## MITTAGESSEN FÜR UNTERWEGS

- 2 mittlere Scheiben Vollkornbrot mit Halbfettmargarine/-butter, belegt mit viel frischem Salat und wahlweise:
  - 1 hart gekochtes Ei und 1 TL Mayonnaise (70 % Fett)
  - 75 g Krabben und 1 TL Mayonnaise (70 % Fett)
  - 50 g mageren Schinken und 1 TL Senf oder etwas Essiggemüse
  - 50 g magere, gebratene Hühner- oder Putenbrust und 1 TL Mayonnaise (70 % Fett)
  - 25 g Edamer, Brie, Frischkäse, Gouda oder einen anderen Käse Ihrer Wahl
  - 40 g halbfetten Cheddar, Edamer, Weichkäse oder Feta
  - 50 g geräucherten Lachs mit Zitronensaft und schwarzem Pfeffer
  - 25 g Parmaschinken und 4–5 Spargelstangen

*ZUSÄTZLICH (zu jedem der aufgeführten Gerichte) Obst und entweder 1 Päckchen kalorienarme Suppe oder 1 fettarmen Biojoghurt oder 1 Magerquark.*

- Salat und wahlweise:
  - 25 g Cheddar und 1 TL eingelegtes Essiggemüse
  - 1 dünne Scheibe mageren Schinken und 1 EL Hüttenkäse
  - 75 g magere, gebratene Hühnerbrust (ohne Haut)
  - 50 g mageres Roastbeef und 1 TL Meerrettich
  - 50 g frischen Lachs mit 1 TL Mayonnaise (70 %Fett)
  - 1 Portion geräucherte Makrelen-Terrine (*Seite 31*)

*ZUSÄTZLICH (zu jedem der aufgeführten Gerichte): 1 Banane.*

- 1 Fladenbrot mit viel frischem Salat und wahlweise:
  - 50 g Feta, in Stücke zerteilt
  - 100 g Thunfisch im eigenen Saft und 2–3 schwarze entkernte Oliven
  - 50 g fettarme Leberpastete mit Apfel- und Orangenstücken

*ZUSÄTZLICH (zu jedem der aufgeführten Gerichte): 2 Früchte.*

- 1 Portion selbstgemachte Linsen- oder Gemüsesuppe *(Seite 32)* mit 1 mittleren Vollkornbrötchen; 1 fettarmen Biojoghurt oder Frischkäse, Obst nach Wahl
- 1 Fertigsandwich (aus dem Supermarkt oder vom Imbißstand) bis maximal 300 Kalorien, mit viel Salat (nur ab und zu)
- 1 Portion selbstgemachten Nudel-Bohnen-Salat *(Seite 33)*, 1 Banane.

## KALTE GERICHTE UND SNACKS

- Hier dreht sich alles um Salat.
- 1 Portion frischen Thunfischsalat (Seite 33) und 1 kleines Vollkornbrötchen mit Halbfett-margarine/-butter.
- Salat aus 50 g Feta, in Stücke zerteilt, 1 große Tomate, einige Gurkenscheiben, einige knackige Kopfsalatblätter, 2 Frühlingszwiebeln, 2 schwarze Oliven, einige rote Paprikastücke, fettarmes French-Dressing; 1 kleines Fladenbrot, 2 Früchte oder 1 Banane.
- Käsebaguette: Vollkornbaguette (75 g) mit etwas Halbfettmargarine/-butter; 40 g Cheddar ODER anderer magerer Hartkäse, viel gemischter Salat mit etwas fettarmem French-Dressing oder einem Schuß Balsamessig; einige Selleriestücke, 2 TL eingelegtes Essiggemüse.

HINWEIS: *Sie können den Käse durch 2 Scheiben mageren Schinken oder Corned beef, 100 g Thunfisch oder 75 g geschälte Krabben ersetzen.*

- 1 Portion fettarmen Krautsalat aus dem Kühlregal,
  1 mittlere Scheibe Brot mit Halbfettmargarine/-butter und entweder 50 g magere gebratene Hühnerbrust, halbfetten Käse, mageren Schinken oder vegetarische Pastete.
- Hühnersalat mit Obst: 75 g Huhn mit 50 g kleingeschnittener Melone, Orange und Apfel mischen, mit 2 EL Mayonnaise (70 % Fett), 1 EL Magermilch, $^1/_2$ TL mildem Curry würzen; dazu 1 kleines Vollkornbrötchen mit Halbfett-margarine/-butter; 1 fettarmen Fruchtjoghurt.
- 1 Portion Gazpacho-Suppe *(Seite 32)*;
  50 g Vollkornbrot, 25 g Brie oder Edamer.
- Rohkost mit 1 Portion Rote-Paprika-Sauce *(Seite 31)*, 50 g Baguette, 1 Banane und 1 beliebige Frucht.

HINWEIS: *Alle Brotangaben für das Mittagessen können durch drei Scheiben Roggenknäcke ersetzt werden.*

## WARME GERICHTE UND SNACKS

- Alle Suppen aus dem Abschnitt „Mittagessen für unterwegs".
- Rührei (2 Eier, Handelsklasse 3), gefüllt mit 100 g frischen Champignons, 1 Scheibe Toast, 1 Banane *ODER* 2 Kugeln Diäteis, 1 Satsuma oder Kiwi oder 1 kleine Portion frische Beeren.
- 300 ml fertige Gemüse-, Karotten- oder Linsensuppe aus dem Kühlregal, 1 Vollkornbrötchen, eine dünne Scheibe Roggenbrot oder 1 kleiner Fladen mit Halbfettmargarine/-butter oder 1 fettarmen Fruchtjoghurt; 1 große Banane oder 2 Früchte.
- 1 gebackene Kartoffel (250 g) gefüllt mit Paprika-Huhn *(Seite 34)*, 1 gehäufter TL geriebener Parmesankäse, viel Salat.
- 1 gebackene Kartoffel (225 g) gefüllt mit 4 EL Linsengemüse oder 2 EL Sahnesauce, verrührt aus Mayonnaise (70 % Fett), fettarmem Biojoghurt und Crème fraîche *(1 Extra)*, darüber 1 TL geriebener Parmesankäse, viel Salat.
- 1 Pizzaboden mit 1 EL Tomatensauce, 4 dünnen Scheiben Mozzarella, einigen Tomatenscheiben, 100 g Champignons belegen, pfeffern, goldgelb backen und mit viel Salat servieren.
- 1 tiefgefrorenes Tomaten-Pizza-Baguette, viel Salat, Obst.
- 2 Eier mit etwas Magermilch und Gewürzen verquirlen, Omelett braten *(keine Fett für die Pfanne)*, 2 mittlere Scheiben Vollkornbrot mit etwas Halbfettmargarine/-butter; 1 Banane oder 1 Zitrusfrucht oder anderes Obst.

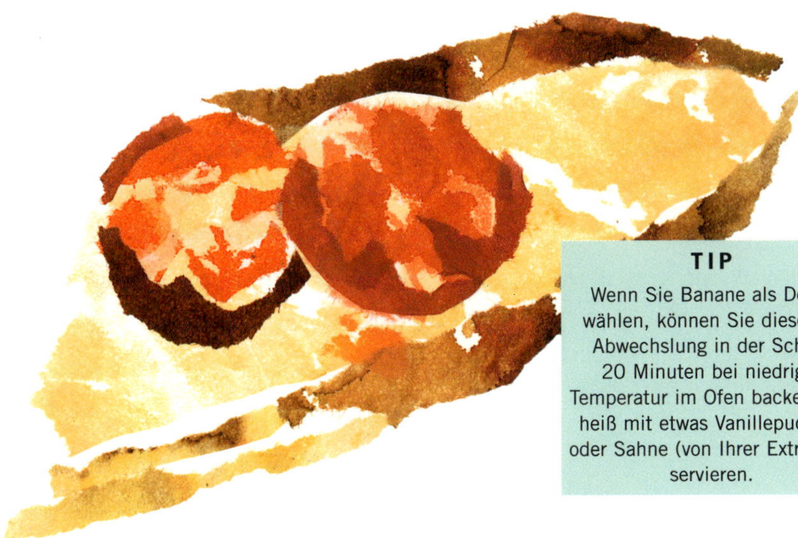

**TIP**

Wenn Sie Banane als Dessert wählen, können Sie diese zur Abwechslung in der Schale 20 Minuten bei niedriger Temperatur im Ofen backen und heiß mit etwas Vanillepudding oder Sahne (von Ihrer Extraliste) servieren.

## HAUPTGERICHTE

### Fleisch und Geflügel

- 1 mittelgroßes Schweinesteak grillen mit 225 g neuen Kartoffeln, 1 TL Butter, viel Gemüse und nach Belieben Apfelmus servieren.
- 110 g Schweine- oder Lammfiletstücke mit roten Paprikawürfeln und roten Zwiebelstücken auf einen Spieß stecken, mit Öl beträufeln und grillen, dazu 5 EL Reis kochen; 2 EL italienische Tomatensauce erwärmen; mit viel Salat servieren.

*TIP: Wenn Sie Zeit haben, marinieren Sie das Fleisch vorher in Sojasauce oder Rotwein.*

- 1 kleine Hühnerbrust (ohne Haut) in einer Mischung aus fettarmem Biojoghurt, mildem Currypulver oder indischer Gewürzmischung marinieren, grillen oder backen, 5 EL Reis kochen; dazu 1 TL *Chutney* und grünen Salat.
- Mittlere Portion Hühnerbrust (ohne Haut) braten und mit 200 g neuen Kartoffeln, reichlich Gemüse nach Wahl, etwas fettarmer Bratensauce oder 2 EL selbstgemachter Tomatensauce *(Seite 35)* servieren; Obst.
- 1 kleine Hühnerbrust (ohne Haut) mit verschiedenem Gemüse in einem Eßlöffel Erdnuß- oder Maiskeimöl anbraten, nach Geschmack mit Sojasauce, Ingwer- und Chilipulver oder indischer Gewürzmischung abschmecken; dazu 50 g Nudeln oder 5 EL Reis servieren.
- Tiefgefrorene oder frische Diätfertiggerichte bis maximal 400 Kalorien (höchstens einmal die Woche), großer gemischter Salat oder 2–3 gedünstete Gemüsesorten, Obst.
- 100 g mageres Rindersteak oder 140 g magere Hühnerbrust (ohne Haut) braten, mit 2 EL Rotweinsauce oder fettarmer Bratensauce ablöschen und nach Geschmack würzen; dazu 1 kleine gebackene Kartoffel sowie beliebig viel Gemüse.

*TIP: Dünsten Sie verschiedene Gemüsesorten in etwas Olivenöl an, 45 Min. unter Umrühren langsam garen. Das Öl zählt zu den Tagesextras.*

- 1 Portion Paprika-Huhn *(Seite 34)* mit 6 EL gekochtem Basmati- oder Duftreis oder 1 Chapati (indischer Brotfladen), großer Salat.
- Zitronen-Mango-Hühnchen-Spieß *(Seite 35)*, 6 EL Langkorn- und/oder Wildreis, grüner Salat.

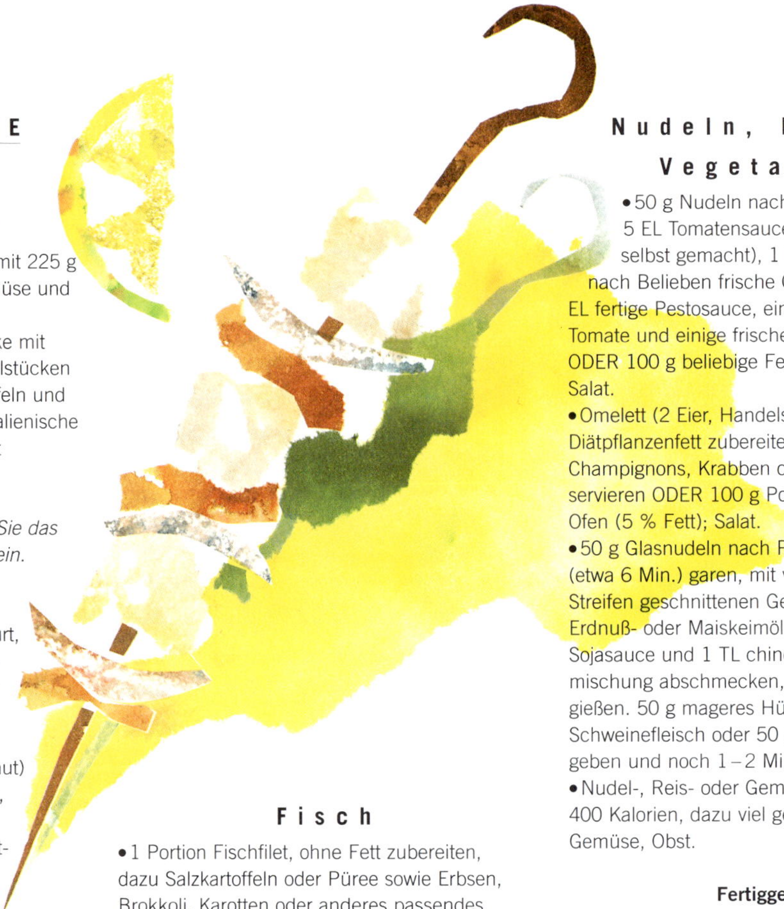

### Fisch

- 1 Portion Fischfilet, ohne Fett zubereiten, dazu Salzkartoffeln oder Püree sowie Erbsen, Brokkoli, Karotten oder anderes passendes Gemüse und einen EL Sauce nach Wahl.
- 1 kleine Forelle in Diätpflanzenfett braten, mit 1 EL gerösteten Mandelblättchen, Zitronensaft, 150 g Kartoffeln und Gemüse servieren.
- Schwertfischspieß: 200 g Schwertfischfilet in Würfel schneiden, abwechselnd mit Tomatenstücken, Schinkenwürfeln, Zwiebelringen und Zucchinistücken aufspießen. Mit etwas Öl beträufeln und grillen. Dazu 2–3 EL Tomatensauce *(fertige oder selbstgemachte, Seite 35)*, 4 EL Reis oder Nudeln und viel Salat.
- 1 Lachssteak mit 1 EL Pestosauce bestreichen und auf Backblech 7–8 Min. grillen; 200 g neue Kartoffeln, Erbsen oder Brokkoli.
- 1 Portion pikante Lachsküchlein *(Seite 34)*, großer gemischter Salat, Obst.
- 1 Portion Katalanische Fischpfanne *(Seite 34)*, 140 g neue Kartoffeln, großer gemischter Salat, Obst.
- Lachs-Brokkoli-Risotto: 15 g Butter in großer Pfanne erhitzen, 50 g Risottoreis pro Person zugeben, anbraten, mit 140 ml Gemüse- oder Fischbrühe aufgießen, auf kleiner Flamme köcheln lassen und eventuell Brühe nachgießen. Wenn der Reis fast gar ist, 75 g gedünsteten Brokkoli und 75 g Lachsstreifen pro Person zugeben und umrühren. Kurz aufkochen lassen; Reis mit gehackter Petersilie bestreuen, nach Geschmack würzen und dampfend servieren.

### Nudeln, Eier und Vegetarisches

- 50 g Nudeln nach Wahl kochen, dazu 5 EL Tomatensauce (aus der Dose oder selbst gemacht), 1 EL Parmesankäse und nach Belieben frische Champignons ODER 2 EL fertige Pestosauce, eine klein geschnittene Tomate und einige frische Pinienkerne (Extra) ODER 100 g beliebige Fertigsauce ohne Sahne; Salat.
- Omelett (2 Eier, Handelsklasse 3) mit etwas Diätpflanzenfett zubereiten, mit jungen Champignons, Krabben oder etwas Baguette servieren ODER 100 g Pommes frites aus dem Ofen (5 % Fett); Salat.
- 50 g Glasnudeln nach Packungsanleitung (etwa 6 Min.) garen, mit verschiedenen, in Streifen geschnittenen Gemüsesorten in 1 EL Erdnuß- oder Maiskeimöl kurz anbraten, mit Sojasauce und 1 TL chinesischer Gewürzmischung abschmecken, etwas Brühe aufgießen. 50 g mageres Hühner-, Puten- oder Schweinefleisch oder 50 g Tofustücke dazugeben und noch 1–2 Min. garen.
- Nudel-, Reis- oder Gemüsefertiggerichte unter 400 Kalorien, dazu viel gemischten Salat oder Gemüse, Obst.

**Fertiggerichte höchstens einmal pro Woche**

- 1 Minipizza mit Käse und Tomaten; viel gemischter Salat.
- 1 Mini-Gemüseburger, 1 Vollkornbrötchen ODER 200 g neue Kartoffeln, Gemüse nach Wahl oder Salat; 1 Banane.
- 1 Portion Kantonesische Gemüsepfanne *(Rezept auf Seite 33)*; 50 g Eiernudeln oder Naturreis; 1 Banane.
- 1 Portion Eintopf aus Wintergemüse und Bohnen *(Rezept auf Seite 33)*; 40 g Naturreis.
- 1 Portion Nudeln mit Tomaten- oder Pestosauce *(Seite 35)*; grüner Salat.
- 1 Portion Frühlingsnudeln *(Seite 35)*.

# Rezepte

Alle Rezepte beziehen sich auf vier Personen; die meisten Mengenangaben können jedoch halbiert werden, einige Gerichte kann man einfrieren, so daß Sie den Rest einfrieren können.
Diese Gerichte sind mit einem Stern gekennzeichnet (*).

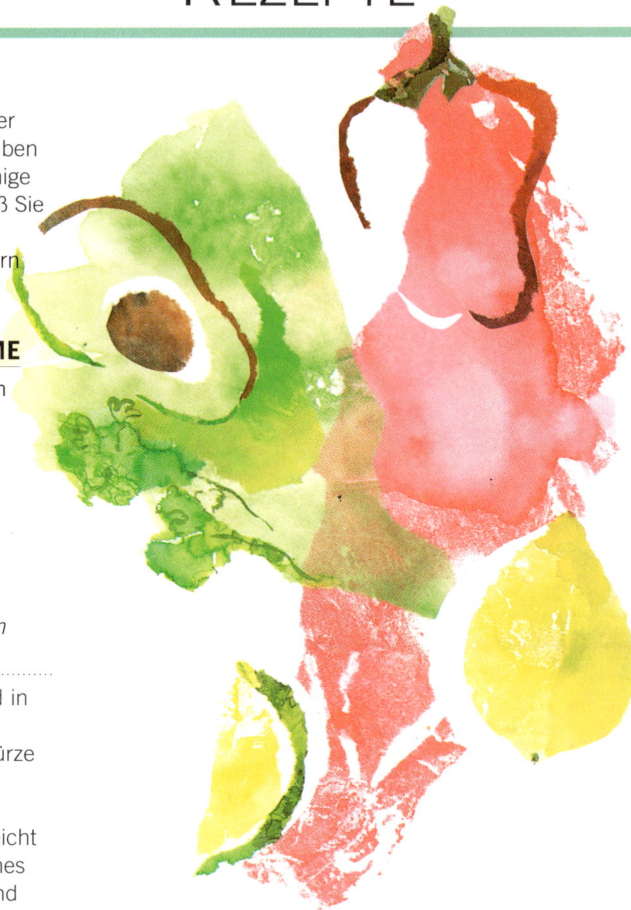

## Avocado-Limonen-Creme

125 Kalorien; 12 g Fett je Portion

*reich an*
Vitamin E

- *2 mittelgroße, reife Avocados*
- *Saft einer Limone*
- *einige Spritzer Tabascosauce*
- *1 Prise Salz*
- *schwarzer Pfeffer*
- *klein gehackte Korianderblätter zum Garnieren (nach Belieben)*

Die Avocados schälen, entkernen und in einer kleinen Schüssel zerdrücken. Zitronensaft, Tabascosauce und Gewürze hinzugeben und gut mischen.

Mit Korianderblättern garnieren.

Diese Creme kann zu Rohkost gereicht oder zur Verfeinerung eines Sandwiches benutzt werden. Luftdicht verpackt und mit etwas Olivenöl beträufelt, hält sie sich einige Tage im Kühlschrank. Das Öl vor dem Servieren abgießen.

## Geräucherte-Makrelen-Terrine *

130 Kalorien; 9 g Fett je Portion

*reich an*
Omega-3-Fettsäuren, Proteinen, Calcium, Vitamin $B_3$

- *175 g geräuchertes Makrelenfilet*
- *100 g Magerquark*
- *2 EL fettarmer Biojoghurt*
- *Saft einer halben Zitrone*
- *1 gehäufter TL Sahnemeerrettich*
- *1 Prise Salz*
- *schwarzer Pfeffer*
- *gehackte Petersilie oder Dill zum Garnieren*

Alle Zutaten in eine Schüssel geben und zu einer weichen Masse verrühren, würzen, kaltstellen und mit Petersilie oder Dill garnieren.

## Rote-Paprika-Sauce

65 Kalorien; 2 g Fett je Portion

*reich an*
Betakarotin, Vitamin C, Ballaststoffen

- *2 große Paprikaschoten*
- *100 g Magerquark*
- *einige Spritzer Tabascosauce*
- *1 Prise Salz*
- *schwarzer Pfeffer*
- *Paprikapulver zum Garnieren*

Paprikaschoten putzen und halbieren, mit der Schale nach oben auf ein Backblech legen. Grillen, bis die Haut schwarz wird und sich Blasen bilden. Aus dem Ofen nehmen und 5 Min. in einen Plastikbeutel geben, bis sich die Schale einfach ablösen läßt (ein paar verbrannte Stellen für den Geschmack belassen).

Paprikaschoten grob hacken und mit den übrigen Zutaten im Mixer zu einer weichen Creme pürieren.

Kühl stellen und mit Paprikapulver garnieren.

### Essprofil

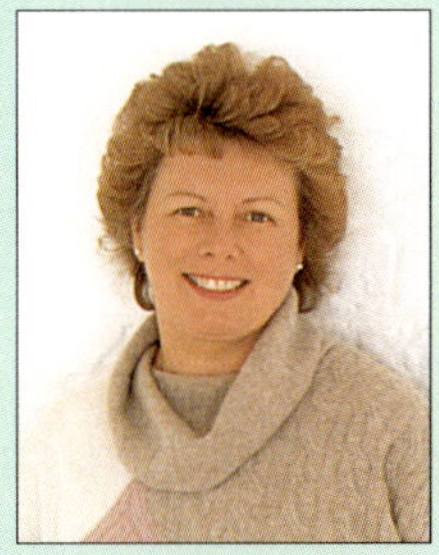

**Pamelas** Speiseplan verrät, daß sie sich relativ gesund ernährt. Ich vermute, daß ihre Gewichtszunahme innerhalb der letzten Jahre einfach durch zu große Portionen verursacht wurde. Außerdem essen ihr Mann und sie häufig auswärts oder geben Einladungen mit dreigängigen Menüs, die zumeist viel Fett, Zucker, Wein, Brot usw. beinhalten. „Ich habe mehrere Diäten ohne viel Erfolg ausprobiert, auch die der Weight-Watchers. Ich darf wohl fast gar nichts essen, um nicht zuzunehmen.“ Ich habe Pamela eine Kalorientabelle für Abendessen im Restaurant gegeben und Tips, auf welche Speisen sie verzichten sollte, etwa Brot, Butter und süße Desserts. Ich schlug ihr statt dessen vor, vom Dessert ihres Mannes zu naschen. Vor allem erklärte ich Pam, daß sie bei der Zubereitung ihrer Gerichte mit gutem Gewissen auf Öl verzichten kann, da viele Menschen heutzutage eine fettarme Küche schätzen.

*Obwohl sie Verpflichtungen, sowohl außer Haus als auch bei sich zu Hause hatte und Hormonpräparate nahm, war Pam am Ende der 3. Woche sechs Pfund leichter!*

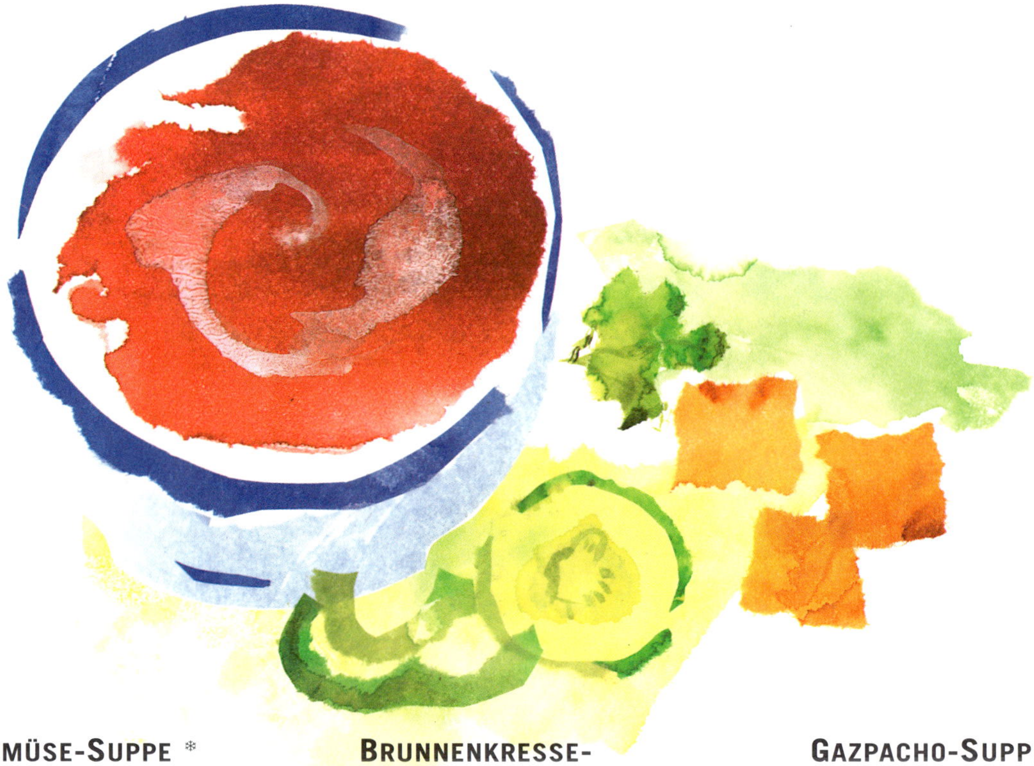

## Linsen-Gemüse-Suppe *

200 Kalorien; 5 g Fett je Portion

*reich an:*
Ballaststoffen, Magnesium, Eisen, Vitamin E, B-Vitaminen, Vitamin C

- *1 EL Sonnenblumenöl*
- *1 große Zwiebel, klein gehackt*
- *1–2 TL Currypulver (nach Geschmack)*
- *1 Liter fettarme Gemüsebrühe*
- *110 g braune oder grüne Linsen, gekocht*
- *1 Stange Lauch, geputzt und klein geschnitten*
- *1 Petersilienwurzel, geputzt und klein geschnitten*
- *2 mittelgroße Karotten, klein geschnitten*
- *100 g Kohlrabi oder Süßkartoffel*
- *100 g Rübchen oder Kürbis*
- *200 g Kartoffeln, geschält und geschnitten*
- *2 Stangen Sellerie, klein geschnitten*
- *1 gehäuften EL Tomatenmark*
- *1 TL Püree aus getrockneten Tomaten (nach Geschmack)*
- *1 Prise Salz*
- *schwarzen Pfeffer*

Öl in einem großen Topf erhitzen, Zwiebeln darin glasig dünsten, Currypulver zugeben, 1–2 Min. weiterdünsten. Brühe und Linsen unterrühren und 45 Min. bei niedriger Temperatur köcheln lassen, bis die Linsen weich sind.

Restliche Zutaten hinzugeben und weitere 45 Min. garen.

Die Hälfte im Mixer pürieren und wieder zur restlichen Suppe geben, kurz erhitzen und servieren.

## Brunnenkresse-Erbsen-Suppe *

112 Kalorien; 4 g Fett je Portion

*reich an:*
Vitamin C, Betakarotin, Ballaststoffen, Eisen

- *15 g Butter*
- *1 mittelgroße milde Zwiebel oder 4–5 Schalotten, fein geschnitten*
- *825 ml Gemüse- oder Geflügelbrühe*
- *325 g junge Erbsenschoten oder tiefgefrorene junge Erbsen*
- *1 große Packung oder 2 Bund Brunnenkresse, geputzt*
- *1 Prise Salz*
- *schwarzen Pfeffer*
- *1 EL gehackte Minze*

Öl in einem großen Topf erhitzen, Zwiebel bzw. Schalotten darin glasig dünsten. Brühe, Erbsen und Brunnenkresse zugeben und 10–15 Min. bei niedriger Temperatur garen.

Würzen, Suppe im Mixer pürieren und im Topf nochmals kurz erhitzen. 1 Min. vor dem Servieren Minze hinzugeben.

Variation: *Die Kresse kann durch Petersilie ersetzt werden. Um die Suppe sämiger zu machen, können Kartoffeln mitgekocht werden. 2 große Kartoffeln haben 25 Kalorien, aber keinen zusätzlichen Fettanteil.*

## Gazpacho-Suppe

120 Kalorien; 4 g Fett je Portion

*reich an:*
Betakarotin, Vitamin C, Ballaststoffen

- *1 große grüne Paprika, geputzt und in kleine Würfel geschnitten*
- *450 g Gurke, geschält und gewürfelt*
- *1 Gemüsezwiebel, klein geschnitten*
- *1 Knoblauchzehe, klein gehackt*
- *1 große Dose (400 g) geschälte Tomaten ODER 6 große, reife Tomaten, gehäutet, entkernt und gewürfelt, Saft verwenden*
- *1 EL Rotweinessig*
- *1 EL Olivenöl*
- *3 EL Tomatenmark*
- *1 Prise Chilipulver oder einige Spritzer Tabascosauce*
- *2 EL frisch gehackte Petersilie*
- *2 mittelgroße Scheiben Brot, in Würfel geschnitten*

Je 1 EL Paprika, Gurke und Zwiebel sowie Brotwürfel und Petersilie beiseite stellen. Den Rest der Zutaten im Mixer pürieren und mit Wasser zu einer dickflüssigen Suppe verrühren. Gut umrühren und für 1–2 Stunden im Kühlschrank kalt stellen.

Brotwürfel im Ofen 10 Min. knusprig und goldgelb rösten.

Die Suppe mit den anfänglich beiseite gestellten Zutaten und den Croutons garnieren und kalt servieren.

## Nudel-Bohnen-Salat

265 Kalorien; 5 g Fett je Portion

*reich an:*
Ballaststoffen, Proteinen, Vitamin C

- *150 g Schneckennudeln, gekocht*
- *100 g dicke Bohnen, gekocht*
- *400 g gemischte Bohnen aus der Dose, abtropfen lassen*
- *1 Fleischtomate, entkernt und in Stücke geschnitten*
- *4 Frühlingszwiebeln, klein geschnitten*
- *2 EL frische Petersilie, gehackt*
- *5 EL fettarmes French-Dressing*
- *1 EL Olivenöl*
- *1 Prise Zucker*

French-Dressing, Olivenöl und Zucker verrühren. Die übrigen Zutaten in eine Schüssel geben und mischen. Den Salat mit der Sauce anmachen und servieren.

## Reissalat mit Nüssen

350 Kalorien; 8 g Fett je Portion

*reich an:*
B-Vitaminen, Vitamin E, Ballaststoffen, Proteinen

- *200 g Naturreis, gekocht und abgekühlt*
- *4 Ananasringe (frisch oder aus der Dose), klein geschnitten*
- *1 roten Apfel (mit Schale), Gehäuse entfernt und in Stücke geschnitten*
- *1 EL Pinienkerne*
- *2 EL geröstete Mandelblättchen*
- *1 große Banane, in Stücke geschnitten*
- *200 g Hühnerbrust (ohne Haut), gebraten und in kleine Streifen geschnitten ODER 200 g Tofu, in Stücke geschnitten*
- *8 EL fettarmes French-Dressing*
- *1 EL frischen Koriander, klein gehackt (nach Belieben)*

Die Zutaten mischen, mit French-Dressing anmachen und mit Koriander garnieren.

## Frischer Thunfischsalat

260 Kalorien; 6,5 g Fett je Portion

*reich an:*
Ballaststoffen, Vitamin E, Omega-3-Fettsäuren, Vitamin C, B-Vitaminen, Calcium, Proteinen, Eisen

- *1 EL Olivenöl*
- *400 g frisches Thunfischsteak, in Streifen geschnitten*
- *2 kleine oder 1 großen Kopfsalat*
- *400 g Cannellini-Bohnen aus der Dose, abtropfen lassen*
- *1 gelbe Paprika, geputzt und in Stücke geschnitten*
- *8 schwarze Oliven, entkernt und halbiert*
- *12 Cocktail-Tomaten, halbiert*
- *2 hart gekochte Eier, geschält und geviertelt*
- *4 EL fettarmes French-Dressing*

In einer Pfanne Olivenöl erhitzen und Thunfischstücke darin anbraten. Bei niedriger Temperatur weitergaren. Langsam abkühlen lassen.

In der Zwischenzeit Kopfsalat waschen, putzen und auf einer Platte anrichten. Bohnen, Thunfisch, Pfeffer, Oliven, Zwiebeln, Tomaten und Eier jeweils separat darauf verteilen.

Mit dem Dressing anmachen.

Hinweis: *Qualitativ hochwertiger Thunfisch aus der Dose eignet sich genauso gut. In diesem Fall muß der Fisch nicht gebraten werden.*

## Kantonesische Gemüsepfanne

126 Kalorien; 6 g Fett je Portion

*reich an*
Ballaststoffen, Proteinen, Vitamin C, Vitamin E, Betakarotin

- *1 EL Sesamöl*
- *200 g Tofu, in Stücke geschnitten*
- *50 g junger Mais*
- *100 g Zuckerschoten*
- *150 g Karotten, in Streifen oder Stücke geschnitten*
- *150 g Brokkoli, in kleine Blüten zerteilt*
- *100 g Chinakohl*
- *100 g frische Bohnensprossen*
- *4 Frühlingszwiebeln, in Ringe geschnitten*
- *1 kleine Ingwerwurzel, zerdrückt*
- *1 TL chinesische Gewürzmischung*
- *2 TL helle Sojasauce*
- *125 ml Gemüsebrühe*
- *1 TL Stärke*

Öl in Wok oder großer Bratpfanne erhitzen und Tofu darin anbraten. Jungen Mais, Zuckerschoten, Karotten und Brokkoli hinzugeben und 3 Min. weiterbraten. Chinakohl, Bohnensprossen, Frühlingszwiebeln, Ingwer und Gewürzmischung unterrühren, 2 Min. garen, mit etwas Sojasauce und Gemüsebrühe abschmecken.

Die Stärke in der restlichen Gemüsebrühe auflösen und in die Pfanne rühren, bis die Sauce eindickt.

## Eintopf aus Wintergemüse und Bohnen *

230 Kalorien; 6 g Fett je Portion

*reich an:*
Ballaststoffen, Betakarotin, Vitamin C

- *1 EL Sonnenblumenöl*
- *2 mittelgroße Zwiebeln, in Ringe geschnitten*
- *3 mittelgroße Karotten, geputzt und klein geschnitten*
- *4 Stangen Sellerie, klein geschnitten*
- *1 gestrichenen EL ungarischen Paprika*
- *225 g Kartoffeln, geschält und klein geschnitten*
- *1 Petersilienwurzel, geputzt und klein geschnitten*
- *200 ml frisch gepreßten Orangensaft ODER*
- *100 g Süßkartoffeln*
- *1 Dose (400 g) geschälte Tomaten*
- *150 g rote Kidneybohnen, gekocht*
- *1 EL Tomatenmark*
- *2 TL gemischte Kräuter*
- *400 ml Gemüsebrühe*
- *1 Prise Salz*
- *schwarzen Pfeffer*
- *3 EL fettarme Crème fraîche*

Öl in Kasserolle erhitzen und darin die Zwiebeln andünsten. Karotten und Sellerie hinzugeben und 5 Min. garen.

Paprikapulver unterrühren und kurz aufkochen lassen, dann den Rest der Zutaten außer der Crème fraîche zugeben und gut umrühren. 1 Stunde bei niedriger Temperatur köcheln lassen.

Vor dem Servieren abschmecken und die Crème fraîche unterrühren.

(* Zum Einfrieren etwas früher von der Herdplatte nehmen.)

## Pikante Lachsküchlein mit Kapern-Sahne-Sauce *

280 Kalorien; 13 g Fett je Portion

*reich an:*
Omega-3-Fettsäuren, Vitamin E, Vitamin $B_6$, Proteinen

- *350 g Lachsfilet, im Topf, der Mikrowelle oder dem Ofen gegart*
- *350 g Kartoffeln, gekocht und zerdrückt und mit scharfem Paprika oder Tabascosauce abgeschmeckt*
- *1 TL frisches Zitronengras, klein geschnitten*
- *Saft einer kleinen Limone*
- *1 EL gehackten Koriander (ersatzweise Dill oder Kerbel)*
- *1 Prise gemahlenen Ingwer*
- *1 kleine rote Paprikaschote, geputzt, klein geschnitten und blanchiert oder 1 Min. in der Mikrowelle zubereitet*
- *1 Prise Salz*
- *schwarzen Pfeffer*
- *2 kleine Eier*

für die Sauce:
- *4 EL fettarmen Biojoghurt*
- *1 EL fettarme Crème fraîche*
- *1 gestrichenen TL Kapern, gut abgetropft und zerhackt*

Alle Zutaten, außer dem Ei, mit einer Gabel in einer Schüssel mischen, dabei Lachsstücke ganz lassen. Die aufgeschlagenen Eier vorsichtig unterheben.

8 kleine Küchlein aus der Mischung formen (es macht nichts, wenn sie weich sind) und auf das mit Backpapier ausgelegte Backblech geben. Im vorgeheizten Ofen bei 170 °C 20 Min. backen oder grillen, einmal wenden, bis die Fischküchlein goldbraun sind.

In der Zwischenzeit Zutaten der Sauce verrühren und zu den Fischküchlein servieren.

* *Fischküchlein können eingefroren werden, die Sauce nicht.*

## Katalanische Fischpfanne *

250 Kalorien; 9 g Fett je Portion

*reich an:*
Calcium, Proteinen, Betakarotin, Vitamin C

- *1 EL Olivenöl*
- *1 große Gemüsezwiebel, fein geschnitten*
- *1 große grüne Paprikaschote, geputzt und klein geschnitten*
- *2 Knoblauchzehen, zerdrückt*
- *1 Dose (400 g) geschälte Tomaten*
- *4 EL Tomatenpüree*
- *1 EL Tomatenmark*
- *1 Prise braunen Zucker*
- *16 schwarze Oliven, entkernt*
- *je 1 TL frischen Rosmarin, Basilikum, Thymian*
- *1 Prise Salz*
- *schwarzen Pfeffer*
- *4 Buntbarsche oder rote Meeräschen, filetiert und entgrätet*

Öl in einer großen Pfanne erhitzen, Zwiebeln mit grünem Paprika darin andünsten. Knoblauch zugeben und 1–2 Min. ziehen lassen. Die übrigen Zutaten (außer dem Fisch) zugeben und 30 Min. bei niedriger Temperatur köcheln lassen, bis die Sauce eindickt.

Die Fische im Ofen bei 170 °C 8–10 Min. grillen und mit der Sauce servieren.

HINWEIS: *Diese Sauce ergibt, ohne Paprika und Oliven, auch eine gute Tomatenauce.*

* *Nur Sauce*

## Paprika-Huhn *

255 Kalorien; 13 g Fett je Portion

*reich an:*
Proteinen, Vitamine C und E, Betakarotin

- *1 EL Sonnenblumenöl*
- *1 mittelgroße rote Zwiebel, in Ringe geschnitten*
- *450 g Hühnerbrust (ohne Haut), in Streifen geschnitten*
- *1 große rote Paprikaschote, geputzt und klein geschnitten*
- *2 TL mexikanische Gewürzmischung (nach Geschmack)*
- *1 Zucchini, fein geschnitten*
- *2 Ananasscheiben frisch oder aus der Dose, in Würfel geschnitten*
- *1 kleine reife Avocado, klein geschnitten (erst kurz vor dem Kochen zubereiten, sonst verliert die Avocado ihre Farbe)*

Öl in einer Pfanne oder einem Wok erhitzen und darin Zwiebel und Hühnerbrust bei mittlerer Temperatur 3 Min. goldbraun anbraten.

Temperatur reduzieren, Paprika und Gewürzmischung hinzufügen, 2–3 Min. weitergaren, bis sich das Aroma bildet.

Zucchini und Ananas untermischen und eine Minute ziehen lassen. Dann Avocadostücke unterrühren, aufkochen und servieren.

VARIANTE: *mexikanische Gewürzmischung durch Piment ersetzen.*

* *Ohne Avocado einfrieren. Beim Aufwärmen frische Avocado hinzugeben.*

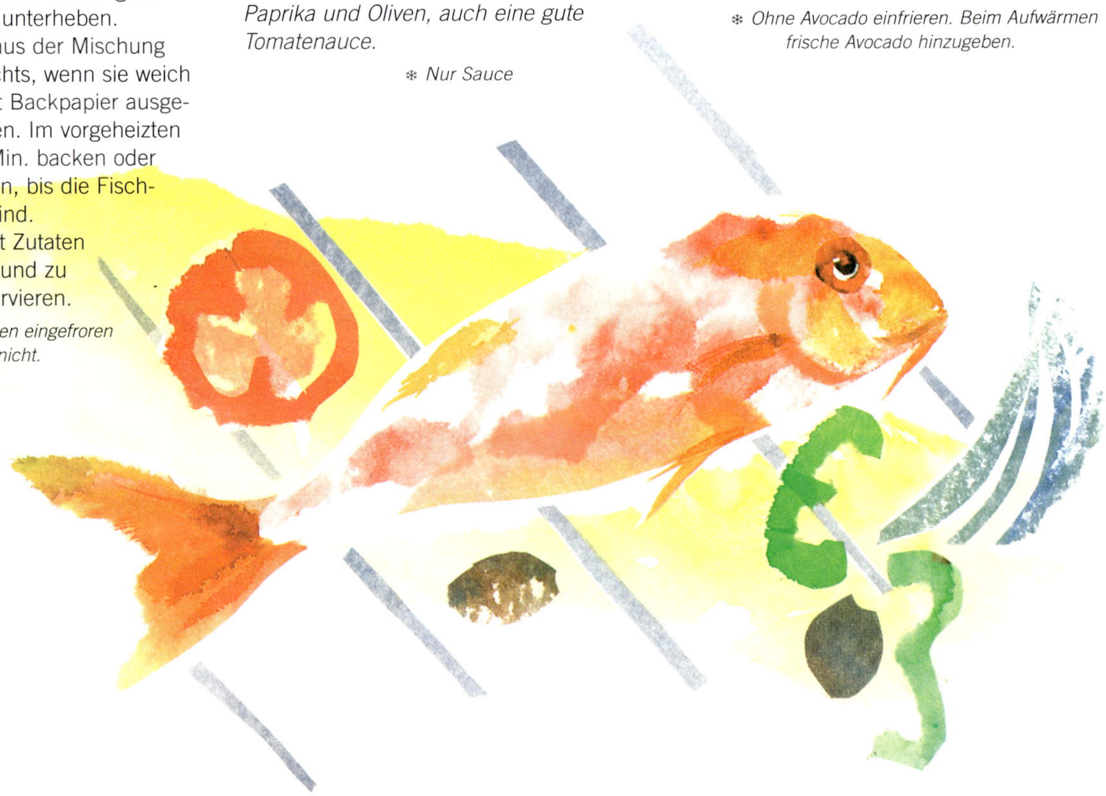

## Zitronen-Mango-Hühnchen-Spiess mit Minz-Joghurt *

230 Kalorien; 9 g Fett je Portion

*reich an:*
Proteinen, Magnesium, B-Vitaminen, Betakarotin, Vitamin C

- *3 Limonen*
- *1 Knoblauchzehe, zerdrückt*
- *1 Stück (2 cm) frischen Ingwer, fein gehackt*
- *2 EL Sonnenblumen- oder Erdnußöl*
- *1 gehäuften TL Bienenhonig*
- *2 EL helle Sojasauce*
- *1 Prise Salz*
- *schwarzen Pfeffer*
- *4 Hühnerbrüste (ohne Haut) zu je 125 g, in Streifen geschnitten*
- *1 reife Mango*

für die Minzsauce:

- *4 EL halbfetten griechischen Joghurt*
- *1 EL frische Minze, fein gehackt*

Mehrere Stunden vor dem Essen das Hühnerfleisch marinieren. Dazu die Schale einer Limone abreiben und mit dem Saft von 2 Limonen, dem Knoblauch, Ingwer, Öl, Honig und Sojasauce in eine Schüssel geben und verrühren, salzen und pfeffern. Hühnchenstreifen in diese Marinade einlegen, zudecken und bis zu 12 Stunden ziehen lassen.

Vor dem Zubereiten Mango schälen und würfeln und mit den Hühnerstreifen auf Spieße stecken. Bei 200 °C 8 Min. grillen, dabei einmal wenden und mit restlicher Marinade 1–2mal bestreichen.

In der Zwischenzeit Joghurt mit Minze verrühren und die letzte Limone in kleine Stücke schneiden.

Wenn die Spieße fertig sind, mit Bratensaft beträufeln und mit Limonenstücken und Minz-Joghurt servieren.

** Spieße können eingefroren werden, Sauce nicht.*

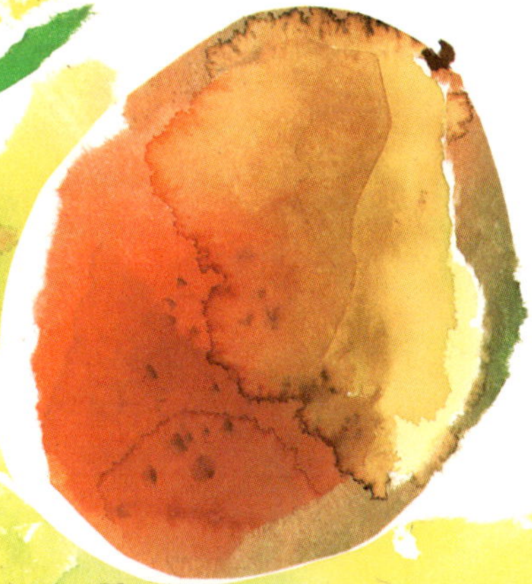

## Nudeln mit Tomaten-Pesto *

425 Kalorien; 22 g Fett je Portion

*reich an:*
Calcium, Vitamin C, Vitamin E und Betakarotin

- *2 große Knoblauchzehen, zerdrückt*
- *1 Bund oder 1 Topf frisches Basilikum, nur die Blätter verwenden*
- *1 Prise Salz*
- *2 EL Pinienkerne*
- *50 g frisch geriebenen Parmesankäse*
- *4 mittelgroße reife Tomaten, gehäutet und entkernt*
- *4 EL Olivenöl*
- *275 g Pappardellenudeln*

Im Mörser den Knoblauch mit dem Basilikum und dem Salz zu einem Püree zerstoßen. Dann Pinienkerne hinzugeben und zerstoßen; Käse gut untermischen. Ist der Mörser groß genug, Tomaten hinzufügen, ansonsten in eine größere Schüssel umfüllen und nochmals 1–2 Min. mit einem Holzlöffel verrühren. Zuletzt Öl zugießen. Nudeln im sprudelnden Salzwasser ca. 10 Min. al dente kochen und abseihen. Sauce über die heißen Nudeln geben und servieren.

** Sauce eignet sich sehr gut zum Einfrieren. In luftdichtem Behälter bis zu 1 Woche im Kühlschrank haltbar.*

## Frühlingsnudeln

450 Kalorien; 9,5 g Fett je Portion

*reich an:*
Ballaststoffen, Vitamin C, Calcium, Betakarotin

- *300 g Spiralnudeln oder Penne*
- *150 g junge Bohnenkeime*
- *4 kleine Zucchini, klein geschnitten*
- *200 g junge Karotten, klein geschnitten*
- *1 EL Olivenöl*
- *8 zarte Spargelspitzen*
- *50 g junge Erbsen*
- *4 junge Lauchstangen, der Länge nach halbiert*
- *8 Frühlingszwiebeln, in Ringe geschnitten*
- *100 ml fettarme Crème fraîche*
- *50 g Magerquark*
- *50 ml Magermilch*
- *50 g frisch geriebenen Parmesankäse*
- *2 TL französischen Senf*
- *1 Prise Salz*
- *schwarzen Pfeffer*
- *2 EL frische Petersilie, klein gehackt*

In einem Topf Salzwasser für die Nudeln zum Kochen bringen.

Bohnenkeime, Zucchini und Karotten 2 Min. in Salzwasser blanchieren und abtropfen lassen.

In der Zwischenzeit Nudeln ins kochende Wasser geben. Spargelspitzen, Erbsen und Lauch für einige Min. im Dampfeinsatz garen.

Während die Nudeln und das Gemüse kochen, Olivenöl in Bratpfanne erhitzen. Bohnenkeime, Zucchinistücke, Karotten und Frühlingszwiebeln darin unter ein- bis zweimaligem Wenden knackig dünsten.

Crème fraîche, Magerquark, Magermilch, Käse, Senf und Gewürze in einer kleinen Schüssel mischen. Nudeln nach ca. 10 Min. abseihen, mit dem gedämpften, gebratenen Gemüse und Crème-fraîche-Sauce mischen.

Mit Petersilie garnieren.

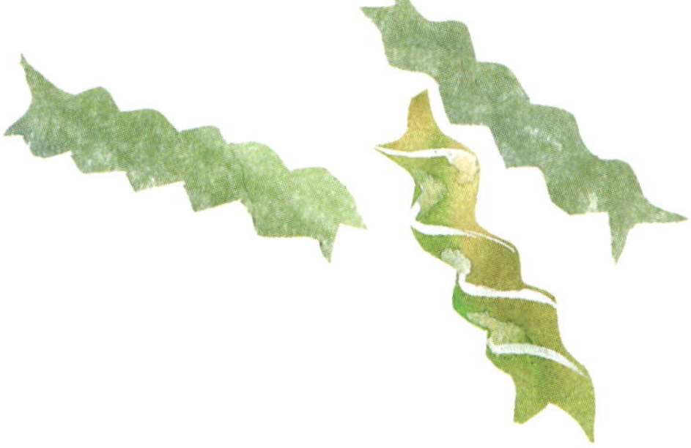

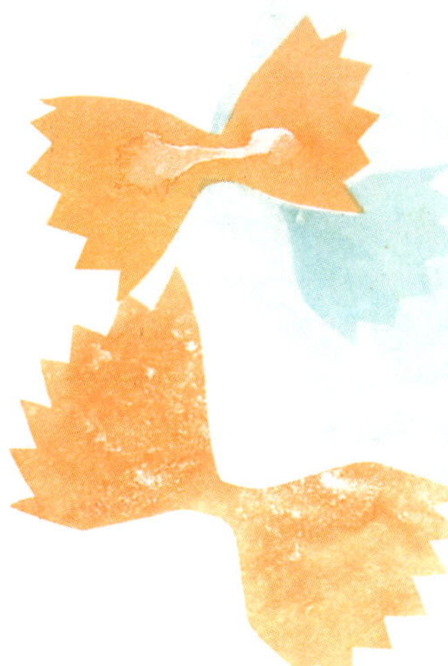

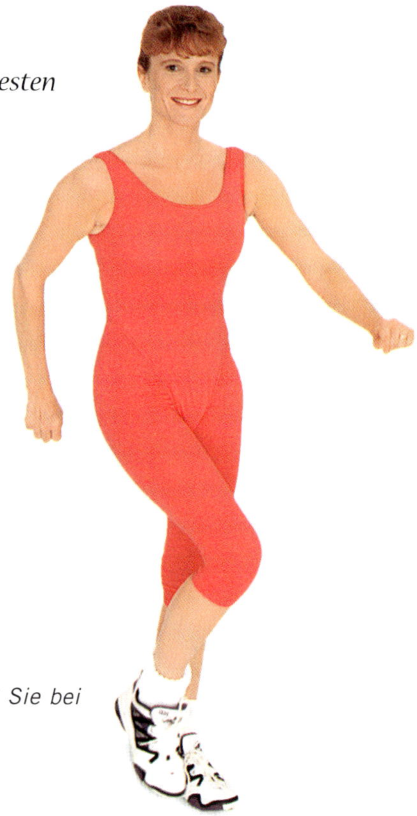

*Diese einfachen Kraft- und Dehnübungen wurden von Louise Taylor, einer der bekanntesten staatlich geprüften Sporttrainerinnen Englands, zusammengestellt und vorgeführt. Sie werden Ihnen rasch zu einem jugendlicheren Aussehen und Körpergefühl verhelfen. Die Übungen konzentrieren sich auf die Körperpartien, die es am nötigsten haben. HINWEIS: Bei Arthritis oder anderen körperlichen Beschwerden, die Sie von sportlicher Betätigung abhalten, oder wenn Sie vollkommen aus der Übung sind, wenden Sie sich zunächst an Ihren Arzt (siehe Gelenkbeschwerden, Seite 51).*

# Lektion 3 Gymnastik 1 – Muskelaufbau

**Bevor Sie anfangen:**

*Lesen Sie bitte aufmerksam diese Hinweise und befolgen Sie sie vor jeder Übung. Ein untrainierter Körper muß langsam aufgebaut und nicht bestraft werden. Wichtig ist, daß Sie bei den Übungen Ihren Körper nicht überbelasten.*

Das Muskeltraining beginnt mit drei Minuten **AUFWÄRMEN.** Dann folgen fünf kurze **DEHNÜBUNGEN,** zehn Minuten **AUFBAUTRAINING** für den ganzen Körper und zum **ABKÜHLEN** zwei bis drei Minuten **DEHNÜBUNGEN** für Ihre Beweglichkeit und Haltung.

**Daraus ergibt sich ein 20minütiges Programm, das Sie dreimal wöchentlich absolvieren sollten** *(siehe Wochenplan ab Seite 8)*. **Üben Sie nicht unmittelbar nach dem Essen, bei Krankheit oder wenn Sie sehr müde sind. Auf den Seiten 105 bis 107 folgt dann ein auf Ausdauer angelegtes Aerobic-Programm.**

Überspringen Sie vor allem keine der Aufwärm- und Dehnübungen. Wenn Sie das Aufwärmen und Abkühlen auslassen, werden Ihnen die Hauptübungen schwerer fallen und einen stärkeren Muskelkater verursachen.

- Gehen Sie die einzelnen Übungen langsam durch, und achten Sie dabei genau auf Louises Haltung. Es ist besser, eine Übung einmal richtig zu machen als achtmal falsch. Von einem untrainierten Körper dürfen Sie nicht erwarten, daß er beim ersten Mal alles richtig macht. Sie werden sich also nicht so weit dehnen können wie Louise auf den Fotos. Aber keine Angst! Solange Sie sich bemühen, Ihr Bestes zu geben, werden Sie von Woche zu Woche Fortschritte bemerken.
- Neben dem o.g. Muskelaufbautraining gibt es zur gezielten Arbeit an Problemzonen vier Abschnitte mit je zwei ZUSÄTZLICHEN Übungen. Schieben Sie die für Sie notwendigen (vgl. Seite 21) Übungen nach ungefähr zwei Wochen einfach NACH dem Hauptprogramm und VOR dem Abkühlen ein. Beginnen Sie aber wirklich erst mit diesen Extraübungen, wenn Sie bereits zwei Wochen das Grundprogramm trainiert haben.
- Das Muskeltraining wird dreimal die Woche durchgeführt (später viermal), mit je einem Tag Pause dazwischen. Machen Sie die Übungen nicht an drei aufeinanderfolgenden Tagen, sondern über die Woche verteilt. Ihr Körper braucht auch Ruhephasen.
- Tragen Sie bequeme Kleidung wie T-Shirt, Leggings, Shorts oder Gymnastikanzug. Ziehen Sie sich zum Aufwärmen und Abkühlen zusätzlich etwas über (Trainingsanzug). Kalte Muskulatur ist anfälliger für Verletzungen. Tragen Sie geeignete Turnschuhe.

# Zeit zum Aufwärmen . . .

Nehmen Sie sich drei Minuten zum Aufwärmen der wichtigsten Muskelpartien. Tief und gleichmäßig ein- und ausatmen und dabei den eigenen Rhythmus finden.

**1** Zunächst auf der Stelle gehen. Bauch einziehen, Kopf und Schultern gerade, aber entspannt; Arme schwingen leicht mit. Tempo erhöhen, Arme schwingen heftiger mit; 30 Sekunden.

**2** Nun zum Beistellschritt: mit dem rechten Fuß einen großen Schritt nach rechts und den linken Fuß kurz neben dem rechten aufsetzen, dann sofort einen Schritt nach links mit dem linken Fuß und rechten Fuß neben dem linken kurz aufsetzen. Dabei mit den Armen zunächst kleine, dann größere Kreise ziehen. 30 Sekunden. Beistellschritt fortführen und Arme mit geschlossener Faust abwechselnd feste nach oben und wieder nach unten strecken. 30 Sekunden.

**3** Dann der Doppelbeistellschritt: Schritt nach rechts, linken Fuß daneben, nochmals Schritt nach rechts und wieder linken Fuß nachstellen. Anschließend zur linken Seite. Locker bleiben und allmählich hüpfen. Arme dabei erst seitlich, dann nach oben ausstrecken und wieder ebenso senken. Insgesamt 30 Sekunden. – Jetzt sollten Sie sich bereits recht warm fühlen.

**4** Füße hüftbreit auseinanderstellen, rechtes Knie nach hinten beugen und Ferse zum Gesäß anheben. Spannung im rechten hinteren Oberschenkel spüren. Bein abstellen und linkes Knie beugen. Abwechselnd fortfahren, dabei jedesmal Arme nach vorne ausstrecken.

**5** Zum Abschluß 30 Sekunden abwechselnd „Seit-Stepp". Füße in Hüftbreite stellen, Gewicht nach links verlagern, rechte Fußspitze neben linkem Fuß kurz auftippen, dann zurückstellen, Gewicht nach rechts verlagern und mit dem linken Fuß wiederholen. Abwechselnd fortfahren und Arme dabei nach oben strecken. Jetzt sind Sie warm (andernfalls wiederholen Sie diese Übungen und strengen sich etwas mehr an).

## Dehnübungen zum Aufwärmen

Bei jeder Übung bis acht zählen und gleichmäßig atmen.

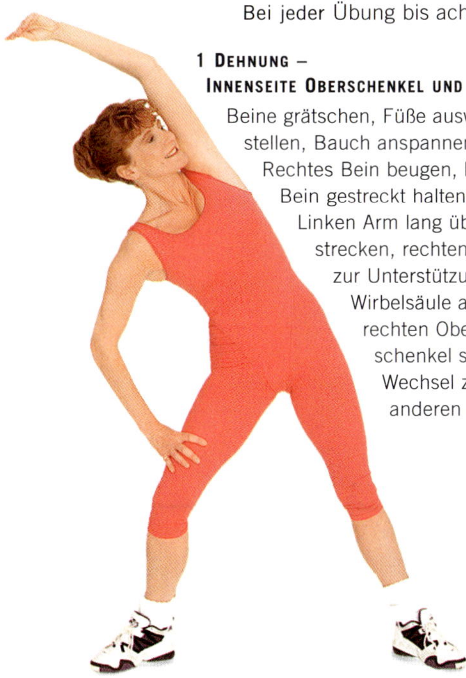

**1 Dehnung – Innenseite Oberschenkel und Seite**
Beine grätschen, Füße auswärts stellen, Bauch anspannen. Rechtes Bein beugen, linkes Bein gestreckt halten. Linken Arm lang über Kopf strecken, rechten Arm zur Unterstützung der Wirbelsäule auf rechten Oberschenkel stützen. Wechsel zur anderen Seite.

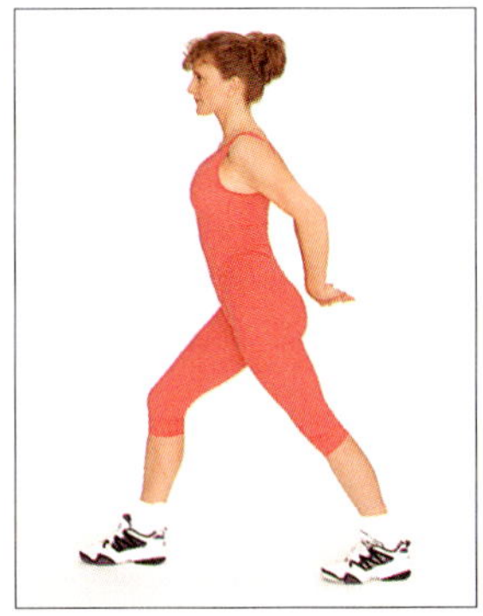

**2 Dehnung – Wade und Brust**
Stellen Sie sich wie auf dem Bild hin, Bauch anspannen, linkes Bein nach hinten, rechtes Knie beugen, Körpergewicht nach vorne verlagern. Arme hinter dem Rücken verschränken, Brust nach vorne strecken. Dehnung in Wade und quer über die Brust spüren. Beinposition wechseln.

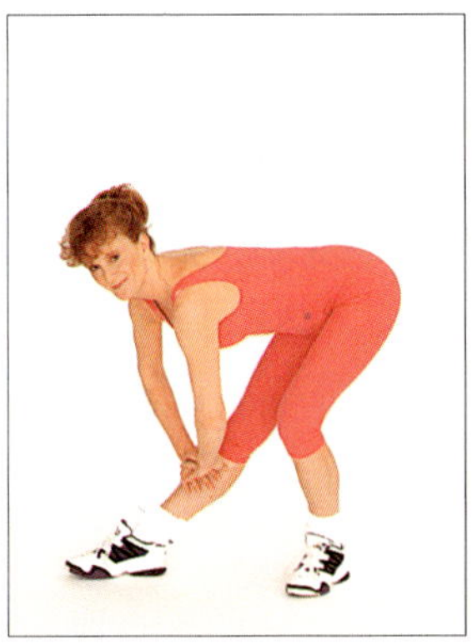

**3 Dehnung – Knie – Oberschenkel**
Stellen Sie sich wie auf dem Bild hin. Bauch anspannen, linkes Bein hinter rechtes, linkes Knie beugen. Rechtes Bein gestreckt halten und Oberkörper nach vorne beugen, dabei Hände unter rechtem Knie abstützen und Dehnung in der Kniesehne spüren. Mit linkem Bein wiederholen.

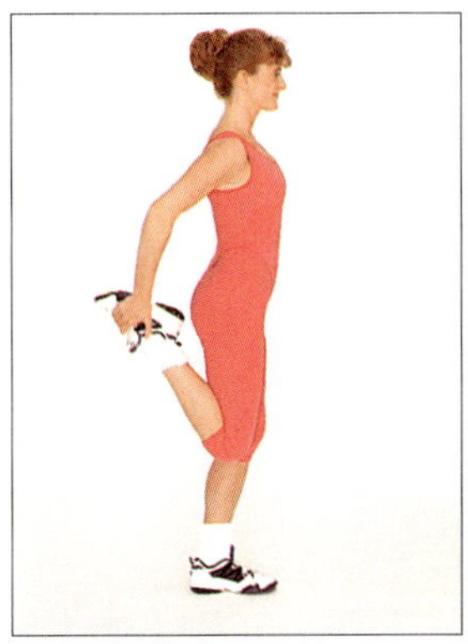

**4 Dehnung – Oberschenkelmuskel vorne**
Füße hüftbreit stellen, Bauch anspannen, Gleichgewicht finden. Rechtes Bein wie im Bild beugen, Fuß mit rechter Hand anziehen. Langsam wieder absetzen und mit dem anderen Bein wiederholen.

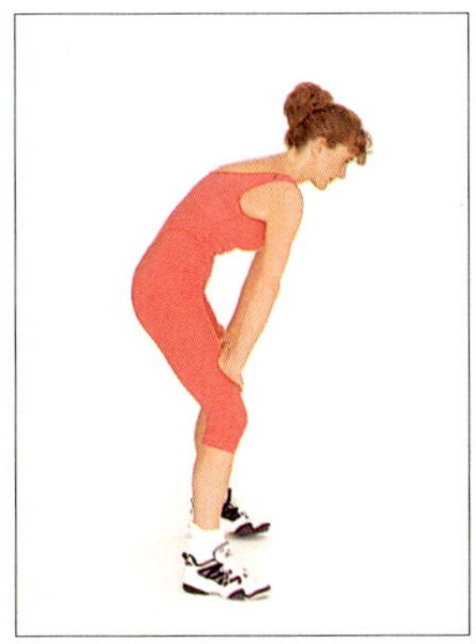

**5 Dehnung – Rücken**
Füße hüftbreit stellen, Bauch anspannen und Hände auf Oberschenkel abstützen. Mit dem Rücken ein C formen und Bauch an- und entspannen. Viermal langsam und vorsichtig wiederholen.
*Damit ist die Warm-up-Phase abgeschlossen.*

# MUSKELAUFBAUTRAINING

## Hinweis zu den Wiederholungen

Steigern Sie die Zahl der Wiederholungen jeder Übung nach und nach. Wenn Sie nicht in Form sind, gelingen Ihnen wahrscheinlich anfangs nur wenige Wiederholungen, aber Sie werden schnell Fortschritte machen. Beanspruchen Sie einen Muskel nur so lange, bis er Ihnen durch leichtes Zittern anzeigt, daß es genug ist – dann noch eine letzte Wiederholung und weiter zur nächsten Übung. Nach jeder Übungsrunde (je acht Wiederholungen) kann eine kleine Pause eingelegt werden. Wenn nicht anders angegeben, gleichmäßig weiteratmen. Haben Sie das Programm mehrmals in voller Länge absolviert, kann die Zahl der Wiederholungen gesteigert werden. Ihre Muskeln zeigen Ihnen auch an, wenn es genug ist.

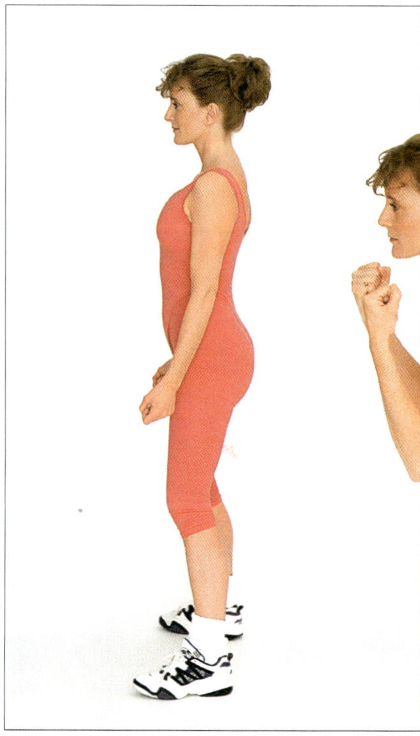

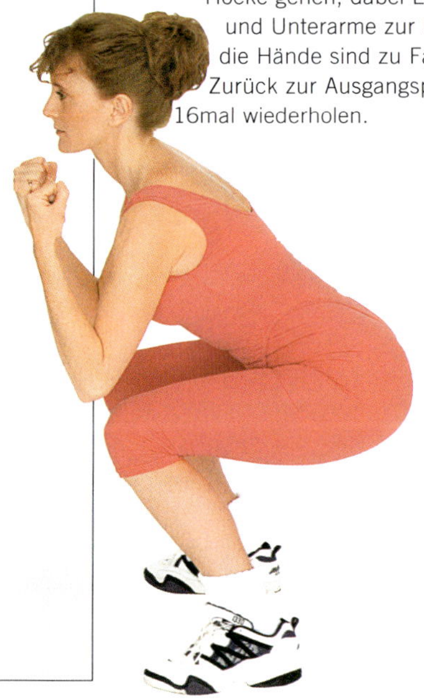

**1 KNIEBEUGE MIT BIZEPSANSPANNUNG – FÜR OBERSCHENKEL, GESÄSS UND BIZEPS.**

Füße hüftbreit stellen, Fußspitzen nach vorne, Arme an den Seiten. Knie beugen. In die Hocke gehen, dabei Ellbogen beugen und Unterarme zur Brust ziehen; die Hände sind zu Fäusten geballt. Zurück zur Ausgangsposition. 16mal wiederholen.

**2 GRÄTSCHE MIT TRIZEPSDEHNUNG – FÜR INNENSCHENKEL UND RÜCKSEITE DER OBERARME**

Beine grätschen, Fußspitzen zeigen nach außen, Armhaltung wie auf dem Bild, die Füße bleiben flach am Boden, Oberkörper gerade, Bauch anspannen. In die Knie gehen, bis Oberschenkel parallel zum Boden sind (so weit wie möglich nach unten). Dabei Arme gerade nach hinten strecken, Schultern locker lassen, Handflächen zeigen nach hinten. Zurück zur Ausgangsposition und 16mal wiederholen.

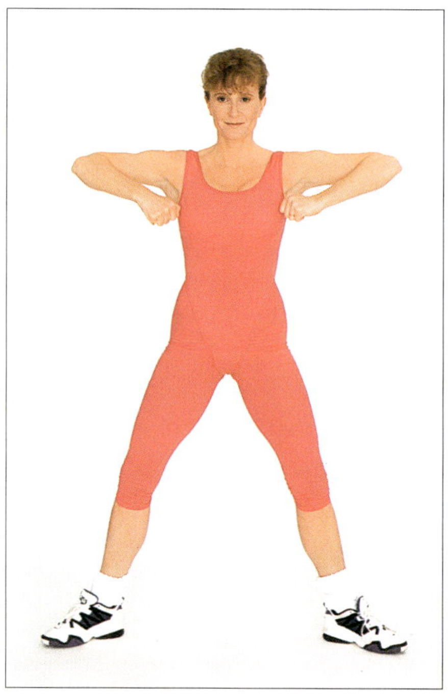

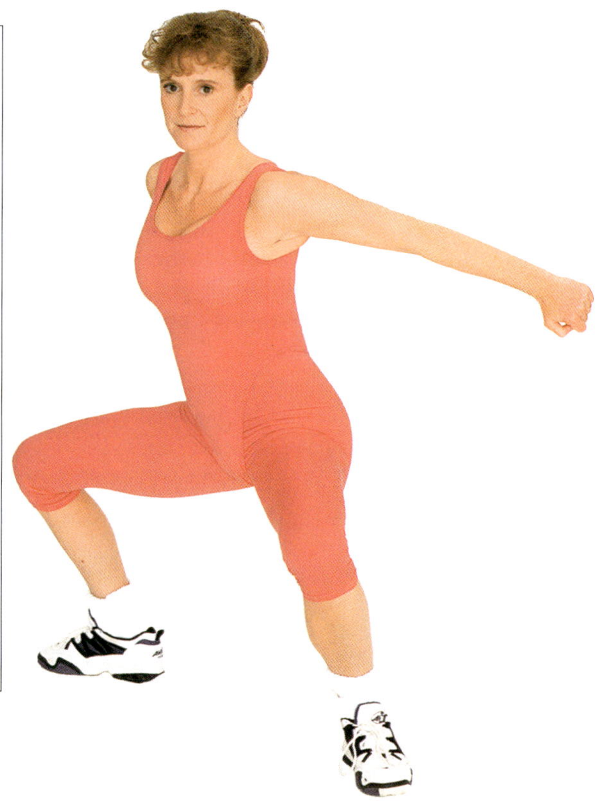

**3 Ausfallschritt mit Butterfly – für Oberschenkel, Kniesehne, Gesäss und Brust**

Füße hüftbreit stellen, Arme seitlich nach oben wie im Bild. Mit rechtem Fuß Ausfallschritt nach vorne machen, beide Knie dabei im 90°-Winkel beugen. Rechtes Knie über der Ferse, linke Ferse anheben. Dabei Ellbogen und Unterarme vor der Brust zusammenziehen. Zurück in die Ausgangsposition und links wiederholen. Abwechselnd jedes Bein achtmal.

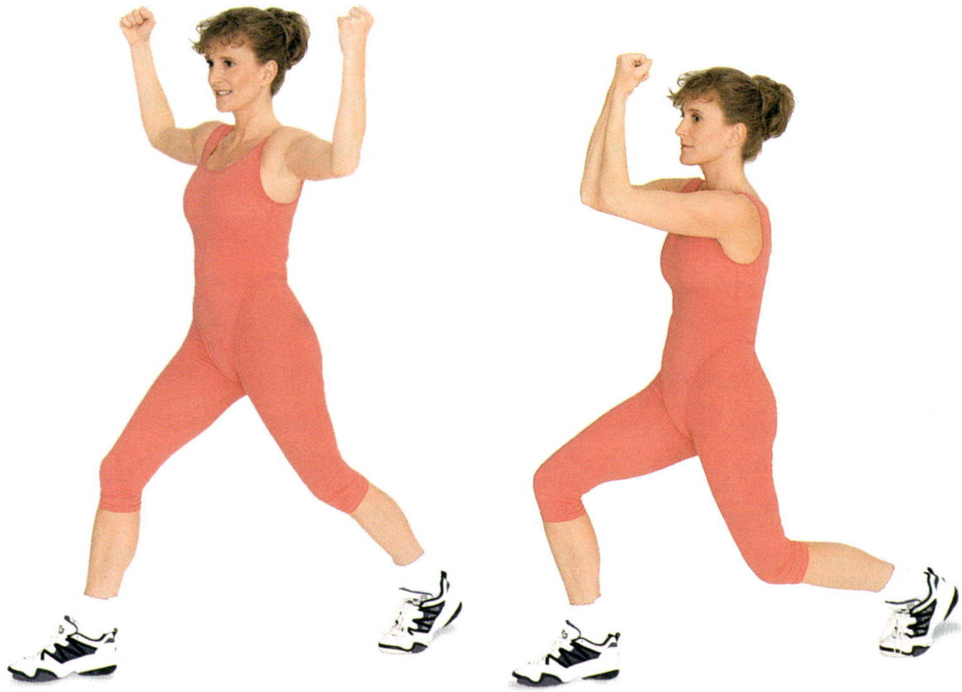

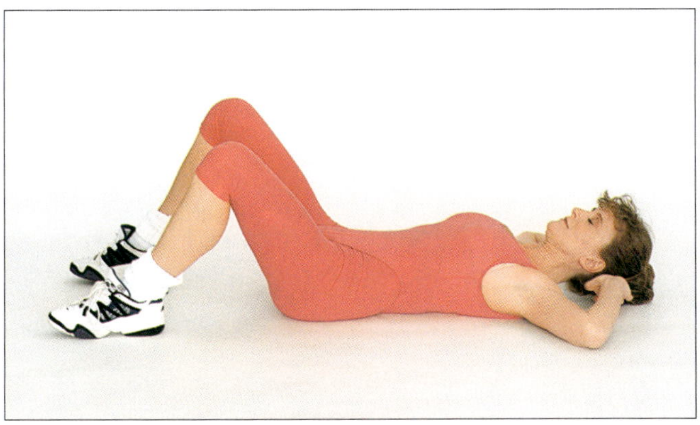

**4 Sit-up – für den Bauch**

In Rückenlage auf Handtuch oder Matte legen, Hände hinter den Kopf, Füße anziehen und flach auf den Boden stellen, Bauch anspannen. Beim Ausatmen Kopf und Schultern nach oben heben, dabei nur Bauchmuskulatur, NICHT Nacken oder Hände benutzen. Kinn nicht zur Brust ziehen. Bewegung vorsichtig ausführen, langsam wieder absetzen. 16mal wiederholen. Wenn Nackenschmerzen auftreten, Übung beenden, da Bauchmuskulatur müde.

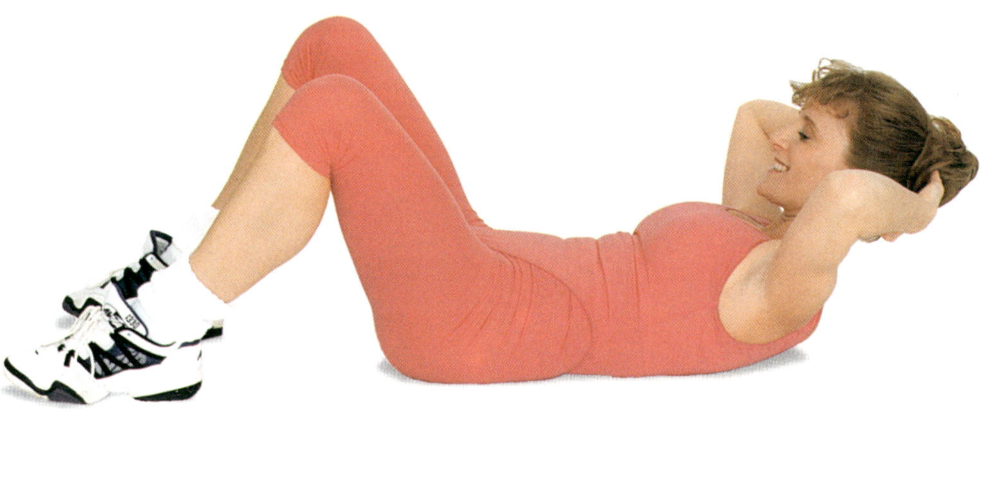

**TRAININGSPROFIL**

**Sue**

In den ersten vier Wochen konnte Sue ihren Hüftumfang um 5 cm und ihren Taillenumfang um 3,5 cm verringern. Die Übungen machen ihr Spaß. Ihre Kondition ist bereits hervorragend und sie selbst sagt: „Ich fühle mich besser und habe mehr Energie.“

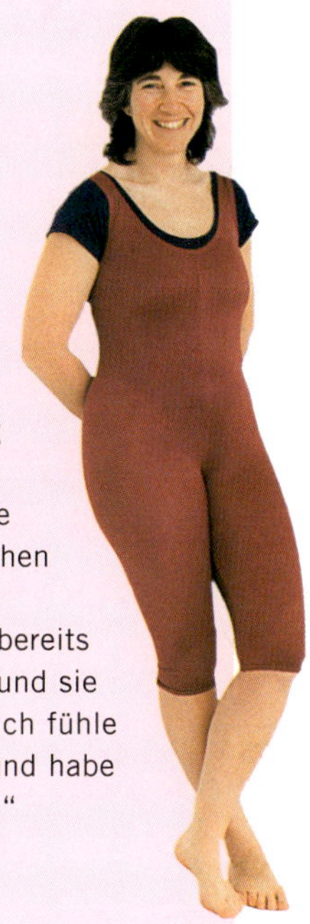

## TRAININGSPROFIL

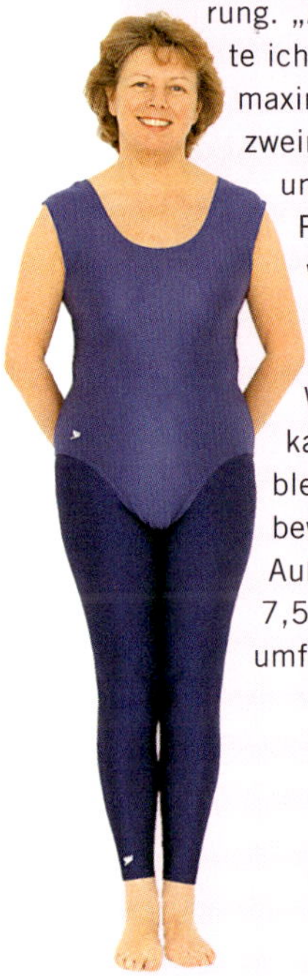

**Pamela** hatte schon immer eine Abneigung gegen Gymnastik, und mit 57 Jahren empfindet sie ein Muskeltraining und Aerobic-Übungen als große Herausforderung. „Am Anfang konnte ich die Übungen maximal ein- bis zweimal wiederholen und das Aerobic-Programm nur wenige Minuten durchhalten.“ In der achten Woche hatte Pam kaum noch Probleme und wurde beweglicher. Außerdem verlor sie 7,5 cm an Taillenumfang.

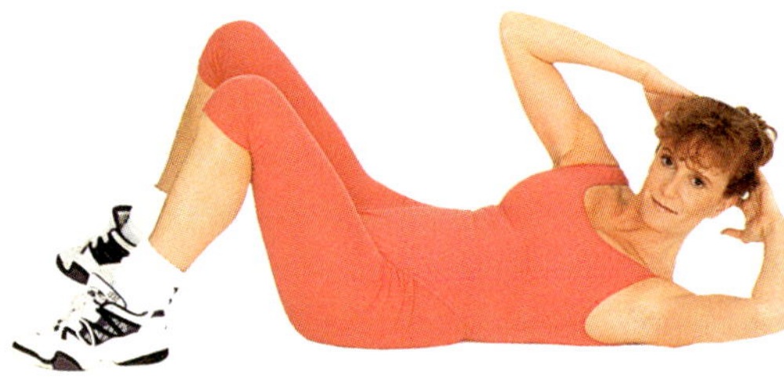

**5 Diagonaler Sit-up – für die Taille**

Rückenlage, Hände hinter den Kopf, Kopf und Schultern anheben, doch diesmal rechten Arm und rechte Schulter zum linken Knie bewegen, langsam ablegen, dann linke Schulter zum rechten Knie ziehen. Abwechselnd 16mal pro Seite wiederholen.

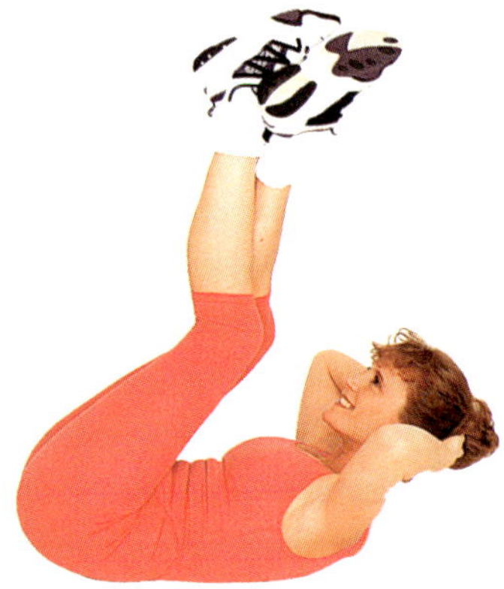

**6 Einfaches Klappmesser – für den Bauch**

In Rückenlage Beine wie in der Abbildung kreuzen und anheben, Knie leicht beugen; Kopf und Schultern anheben und gleichzeitig Hüfte vom Boden abheben. Halten und wieder ablegen. Beim Hochkommen ausatmen, Nacken gerade lassen; beim Zurücklegen einatmen, achtmal wiederholen.

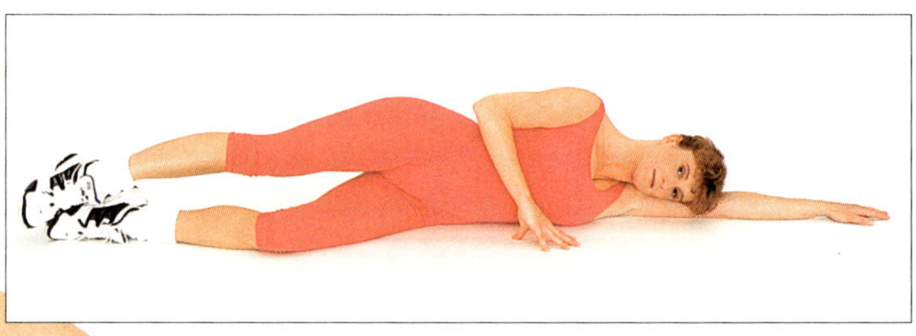

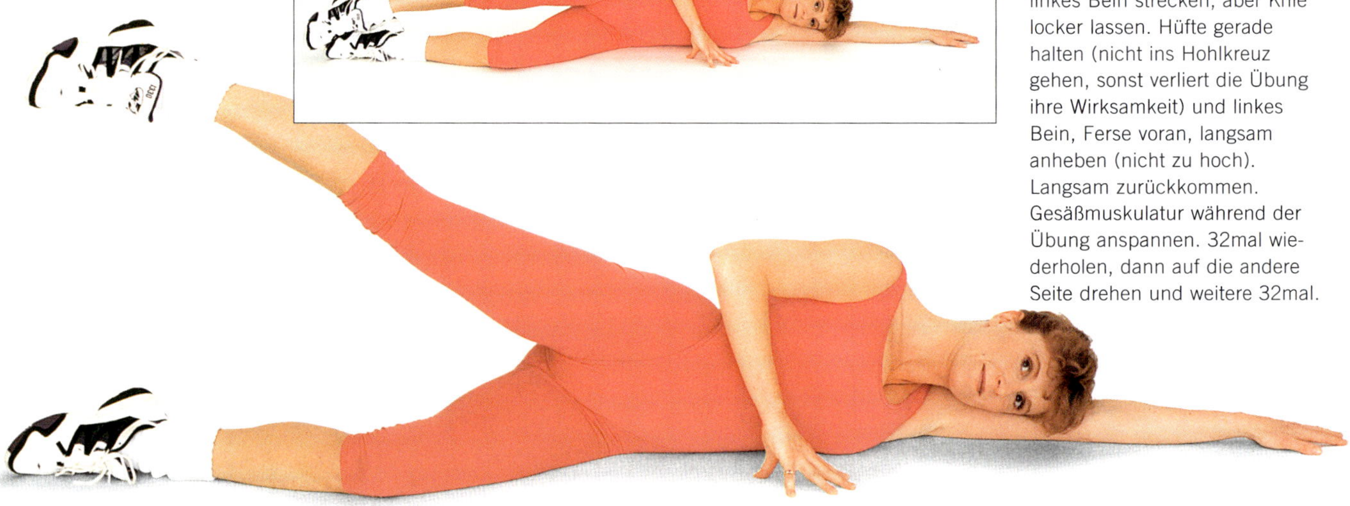

**7 Beine seitlich anheben – für Hüfte und Aussenschenkel**

Auf die rechte Seite legen, rechtes Bein leicht beugen, linkes Bein strecken, aber Knie locker lassen. Hüfte gerade halten (nicht ins Hohlkreuz gehen, sonst verliert die Übung ihre Wirksamkeit) und linkes Bein, Ferse voran, langsam anheben (nicht zu hoch). Langsam zurückkommen. Gesäßmuskulatur während der Übung anspannen. 32mal wiederholen, dann auf die andere Seite drehen und weitere 32mal.

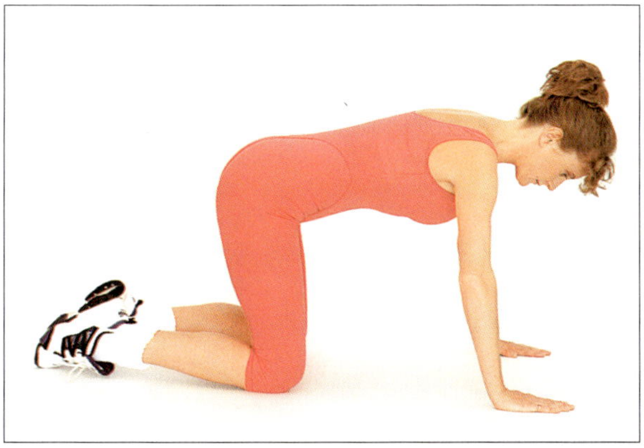

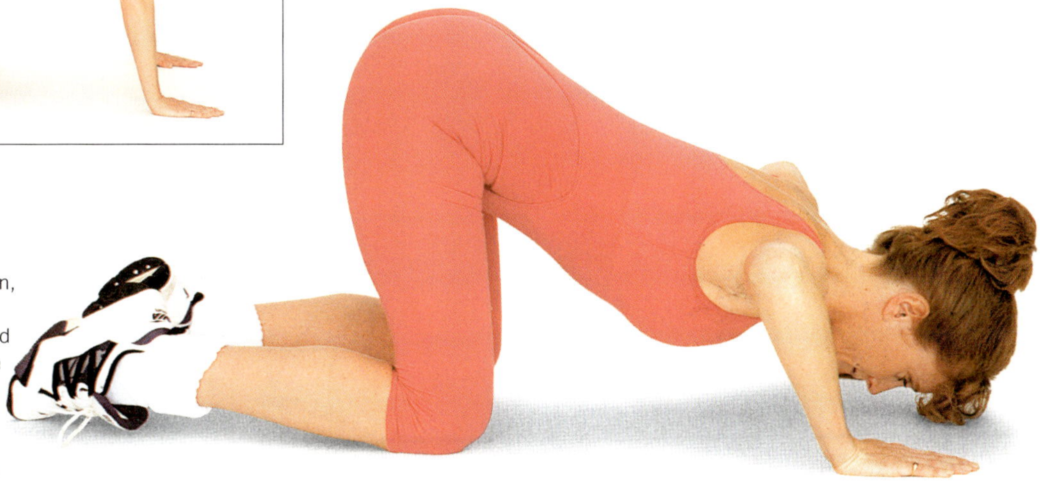

**8 Liegestütze – für Brustmuskulatur und Trizeps (Hinter- und Oberarme)**

Auf allen vieren knien, Rücken gerade halten, Bauch anspannen, die Hände zeigen nach vorne. Langsam Ellenbogen beugen und mit dem Oberkörper zum Boden gehen, bis die Nase fast den Boden berührt (Kopf bleibt in einer Linie mit dem Rücken). Zurück in die Ausgangsposition, 12mal wiederholen.

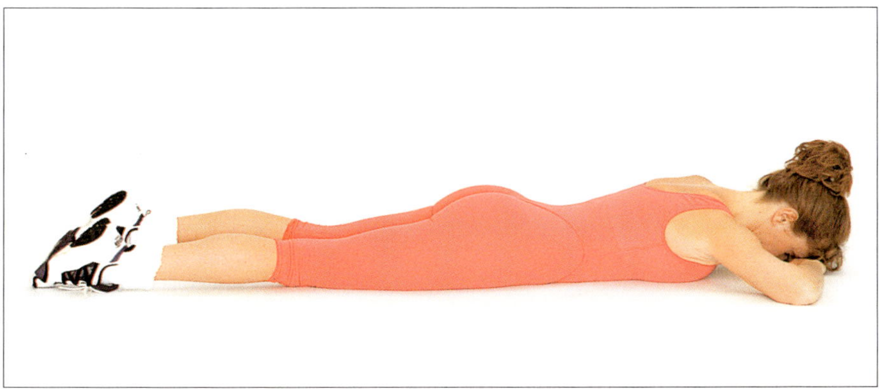

**9 Rückendehnung – für Lendenwirbelmuskulatur**

Bauchlage, Kopf wie im Bild auf die Hände stützen. Oberkörper und Arme einige Zentimeter vom Boden anheben (dabei nicht mit den Füßen abstützen, sondern Rückenmuskulatur benutzen). Immer auf den Boden schauen. Langsam wieder absetzen und 12mal wiederholen.

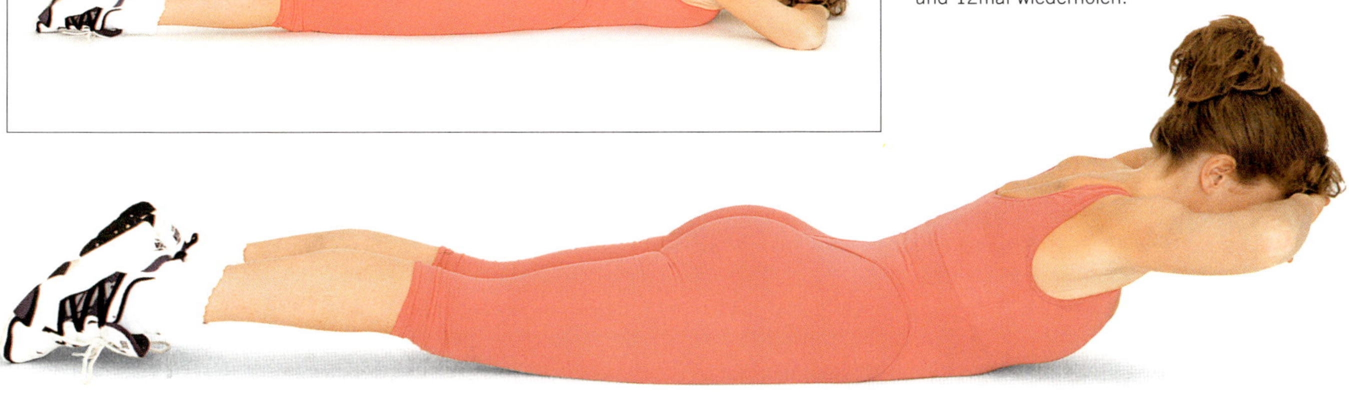

# Dehnübungen zum Abkühlen

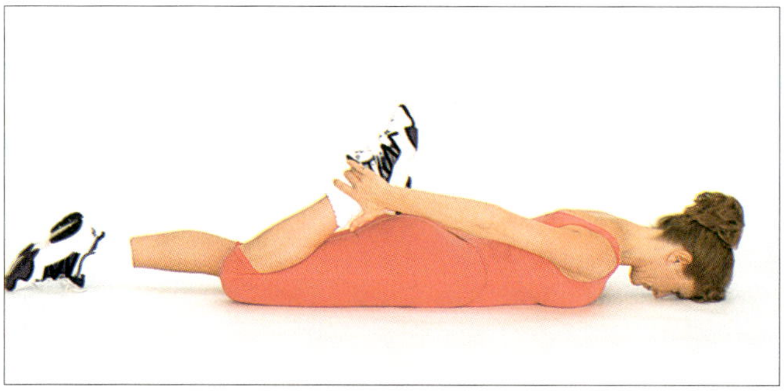

**1 Dehnung – vorderer Oberschenkel**

Bauchlage, Arme seitlich ablegen. Rechtes Knie beugen und rechten Fuß zum Gesäß ziehen. Rechten Fuß mit rechter Hand fassen und etwas ziehen, so daß entlang des vorderen Oberschenkels eine Dehnung spürbar ist. Bis acht zählen, entspannen und dann zum anderen Bein wechseln.

**2 Dehnung – Wade**

Rückenlage, Füße anziehen, Fußsohlen bleiben dabei auf dem Boden. Rechtes Bein wie auf dem Foto anheben, Fuß möglichst fest anspannen, indem die Fußspitze nach vorn gezogen wird; Dehnung des rechten Wadenmuskels spüren. Bis zwölf zählen, dann ablegen und zum anderen Bein wechseln.

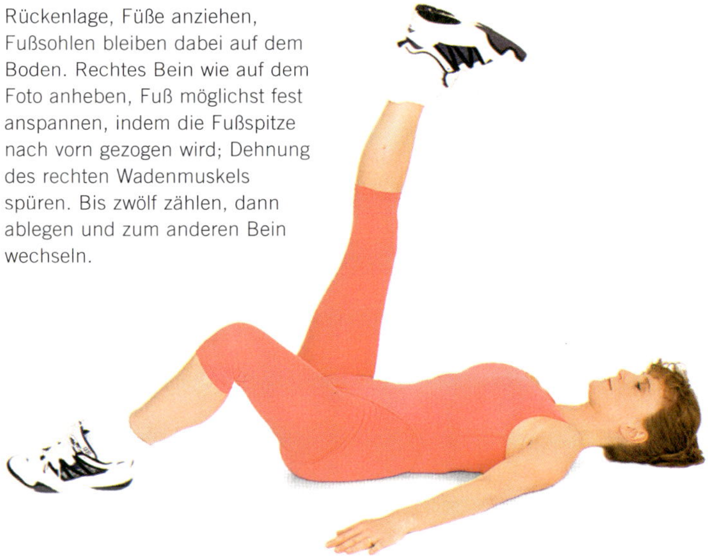

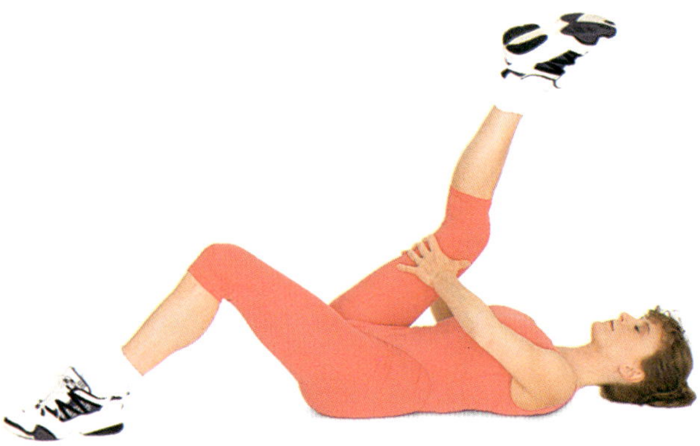

**3 Dehnung – Kniesehne**

Rückenlage wie bei Übung 2, rechtes Bein zur Brust anziehen, dabei wie im Bild am hinteren Oberschenkel unterstützen und das Bein möglichst strecken. Dehnung entlang des hinteren Oberschenkels spüren, bis sechzehn zählen und gegen Ende Bein nochmals, so weit es geht, strecken. Ablegen und Wechsel zum anderen Bein.

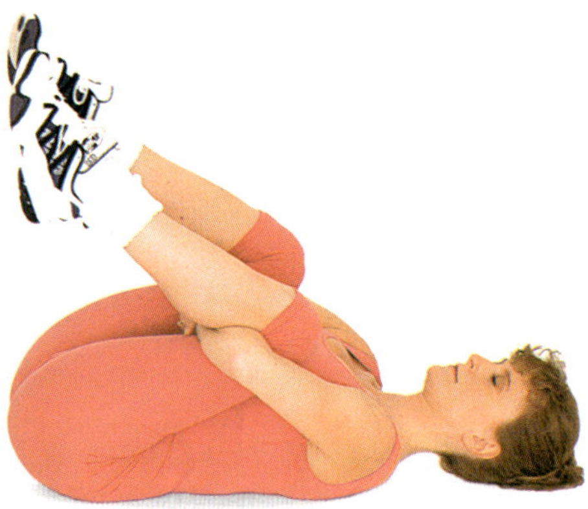

**4 Dehnung – Lendenwirbel**

Rückenlage, beide Knie langsam mit Hilfe der Hände zur Brust anziehen. Dehnung der unteren Rückenmuskulatur spüren und bis zwölf zählen.

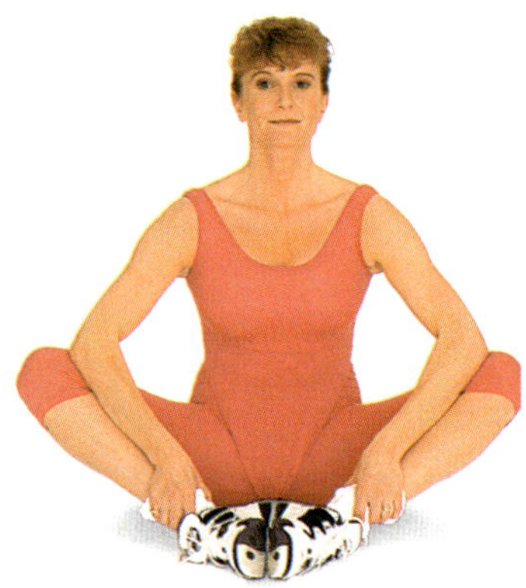

**5 Dehnung – Innenseite der Oberschenkel**

Aufrecht sitzen und Fußsohlen aneinanderlegen, dabei nicht ins Hohlkreuz gehen. Hände an Knöchel anlegen und mit den Ellbogen beide Oberschenkel leicht zu Boden drücken. Dehnung der Innenschenkel spüren und bis zwölf zählen.

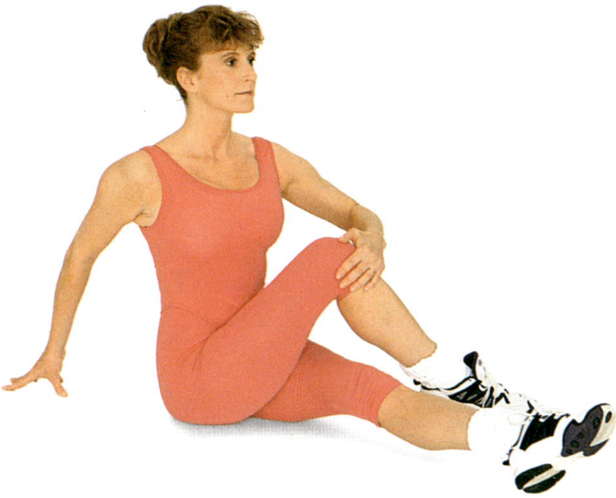

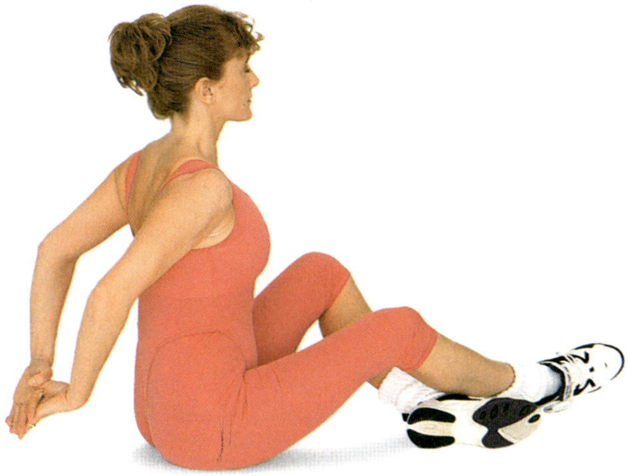

**6 Dehnung – Gesäss**

Im Sitzen linkes Bein ausstrecken, rechten Fuß darüber heben und auf Kniehöhe abstellen. Mit der linken Hand Knie leicht zur Brust ziehen. Anspannung im rechten Gesäßmuskel spüren. Bis acht zählen und Wechsel zur anderen Seite.

**7 Dehnung – Brust**

Im Sitzen Knie leicht beugen und Beine kreuzen, Hände mit den Handflächen nach außen hinter dem Rücken verschränken und vom Körper wegdrücken. Dehnung der Brustmuskulatur spüren und acht Sekunden halten.

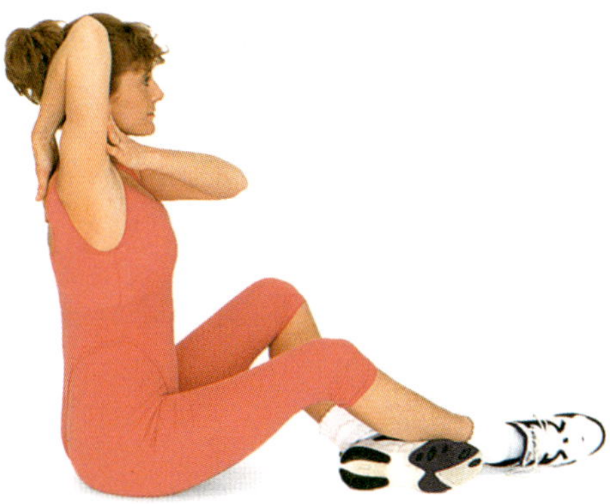

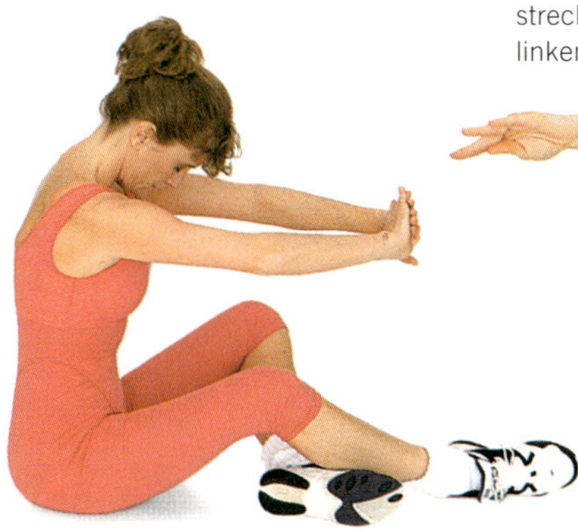

**8 Dehnung – Trizeps**

Gleiche Sitzposition wie in Übung 7, rechten Arm anheben, Ellbogen beugen und Hand mit Handfläche nach innen auf die Rückenmitte legen. Mit der linken Hand den rechten Arm nach hinten drücken und die Spannung entlang des Trizeps (hinterer Oberarmmuskel) spüren. Bis acht zählen, entspannen und zum anderen Arm wechseln.

**9 Dehnung – Rücken**

Gleiche Sitzposition, Arme nach vorne ausstrecken, Finger ineinander verschränken und Handflächen nach außen richten. Hände vom Körper wegdrücken, bis die Dehnung im oberen Rückenbereich spürbar ist. Bis acht zählen.

**10 Dehnung – Seiten**

Gleiche Sitzposition, mit rechter Hand auf dem Boden abstützen, linken Arm über den Kopf nach oben strecken; langsam nach rechts ziehen. Dehnung an der linken Körperseite wahrnehmen, bis acht zählen und zur anderen Seite wechseln.

*Dies ist Ihr komplettes Muskelaufbauprogramm. Die folgenden Zusatzübungen sind für Ihre Problemzonen gedacht. Wichtig ist, daß Sie sie VOR dem Abkühlen einschieben.*

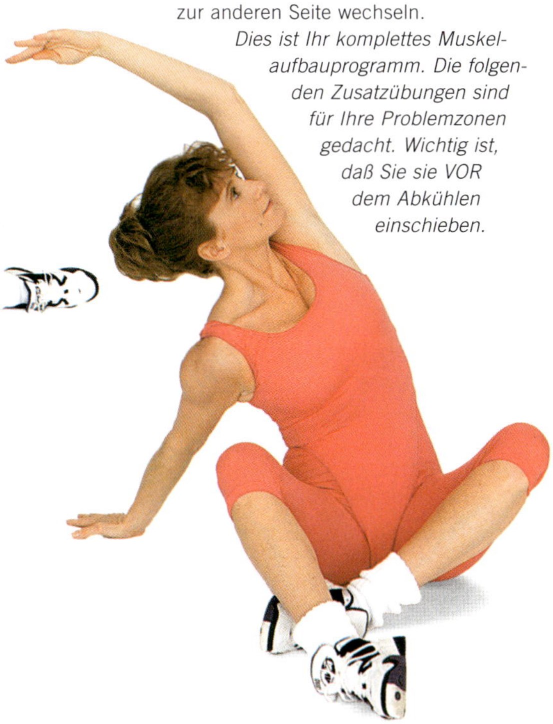

# ZUSÄTZLICH... ZUSÄTZLICH... ZUSÄTZLICH...

## Taille und Bauch

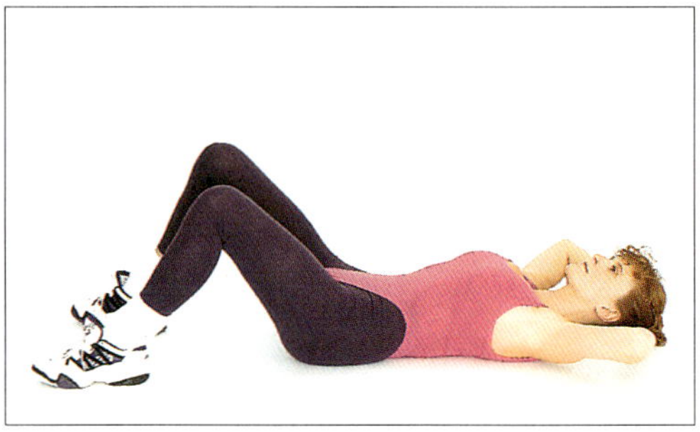

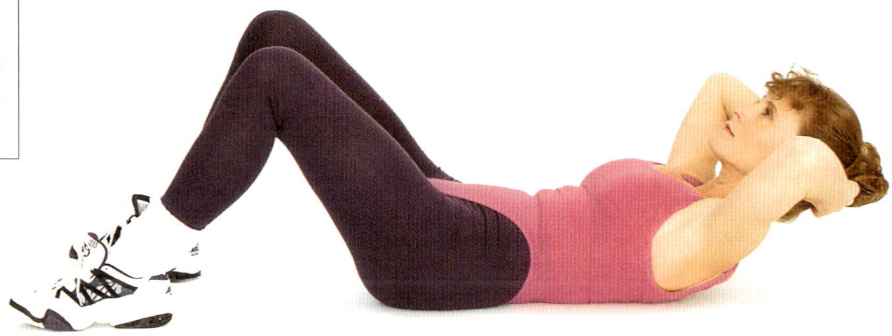

**RHYTHMISCHE SIT-UPS**

Rückenlage, Füße anziehen und flach auf den Boden stellen. Hände locker hinter dem Kopf verschränken, Ellbogen seitlich. Bauch anspannen und nur mit der Bauchmuskulatur Kopf und Oberkörper anheben. Im Gegensatz zu den einfachen Sit-up-Übungen auf Seite 39 den Kopf beim Zurückgehen nicht auf den Boden ablegen. 16mal wiederholen und Tempo bei dieser Übung allmählich erhöhen. *Während der gesamten Übung darf der Kopf den Boden nicht berühren!*

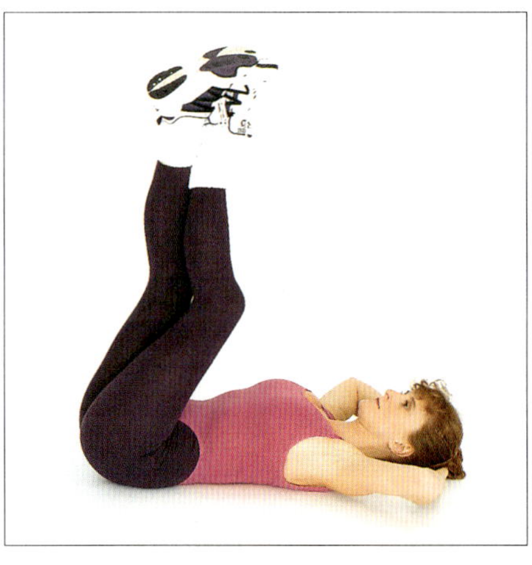

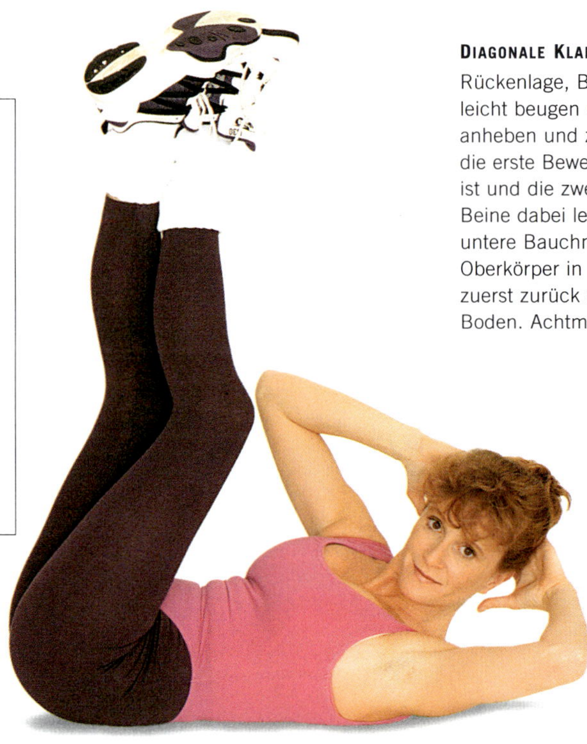

**DIAGONALE KLAPPMESSER**

Rückenlage, Beine nach oben strecken, leicht beugen und kreuzen. Rechte Schulter anheben und zum linken Knie ziehen, wobei die erste Bewegung das Anheben der Schulter ist und die zweite der Weg zum Knie. Beine dabei leicht beugen, um auch die untere Bauchmuskulatur zu beschäftigen. Oberkörper in zwei Schritten ablegen: zuerst zurück zur Mitte, dann zurück auf den Boden. Achtmal pro Seite wiederholen.

# Hüfte und Oberschenkel

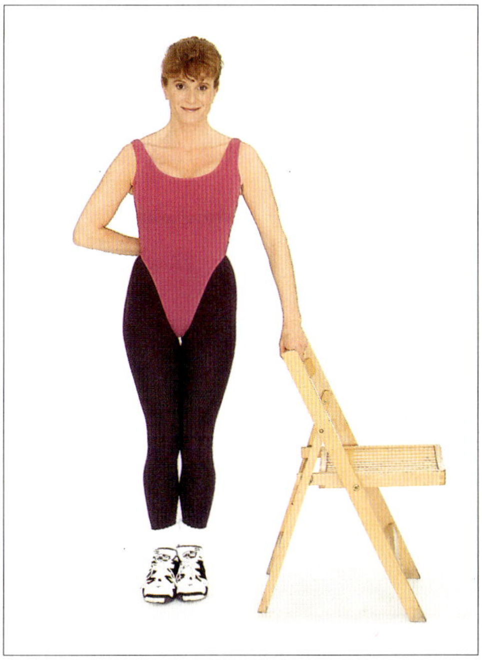

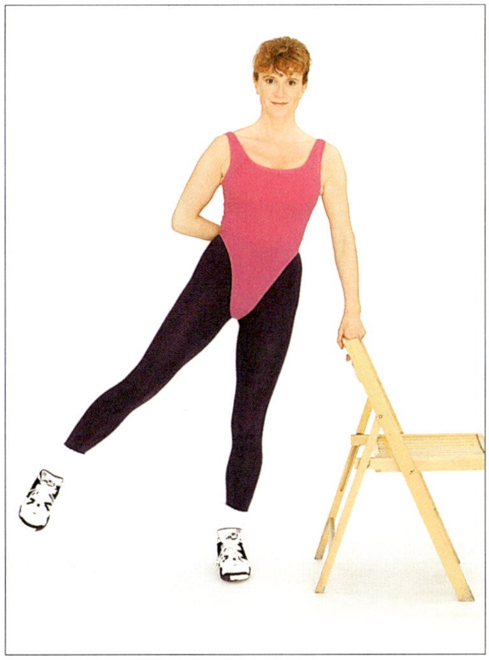

**BEINE IM STEHEN SEITLICH ANHEBEN**

Füße hüftbreit stellen, gerade aufrichten und mit der linken Hand an Lehne eines Stuhls abstützen. Beine strecken, aber Knie locker halten. Rechtes Bein langsam seitlich anheben, bis Hüftmuskulatur reagiert. Zwei Sekunden halten und wieder absetzen. Achtmal wiederholen und zum anderen Bein wechseln.

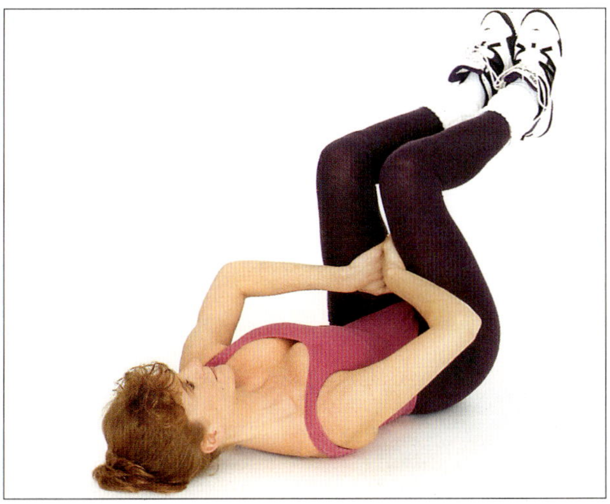

**OBERSCHENKELPRESSEN**

Rückenlage, Beinhaltung wie auf dem Foto, Bauch anspannen. Hände an die Innenseite der Oberschenkel legen und nach außen drücken, während die Knie mit leichtem Druck nach innen pressen. Zurück in die Ausgangsposition und 16mal wiederholen.

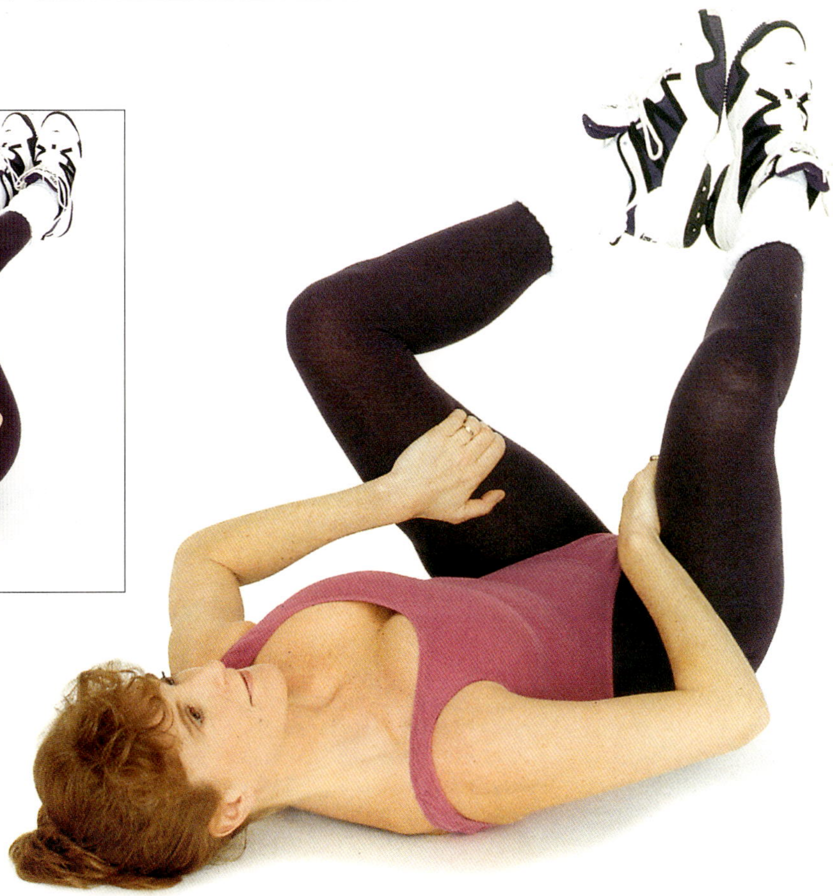

# Gesäß und Oberschenkel

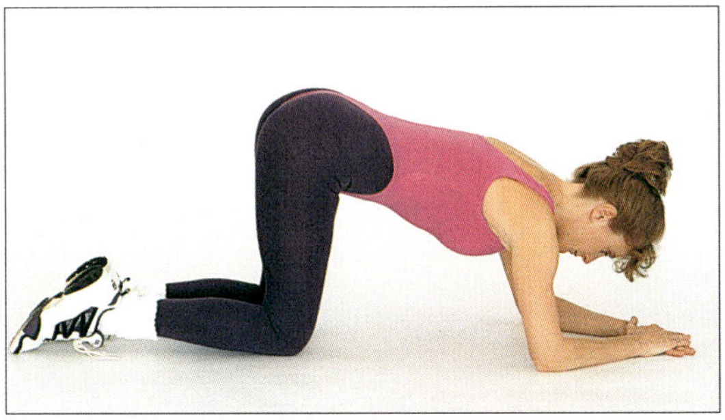

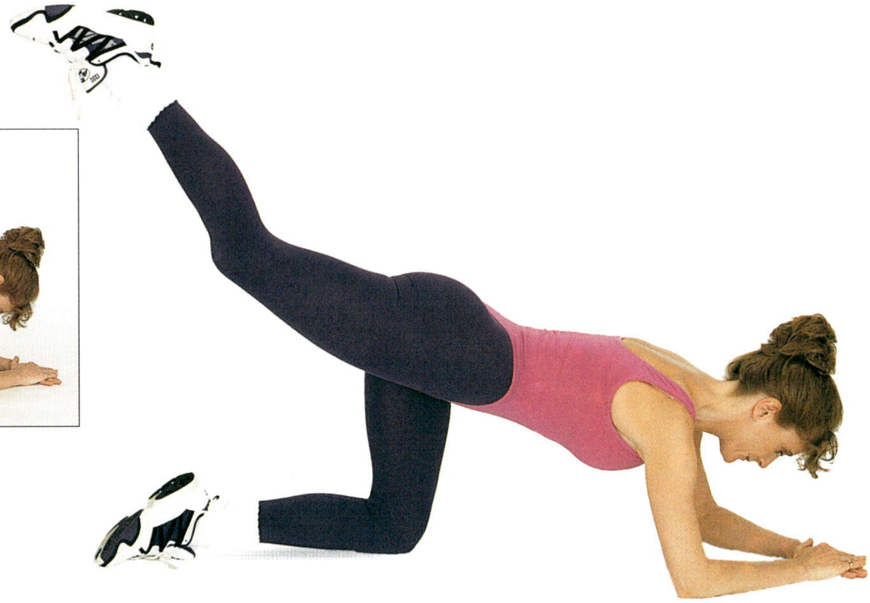

**Beine im Knien strecken**

Auf einer Matte knien. Oberkörper auf Unterarme abstützen, Bauch anspannen und Rücken gerade halten. Rechtes Bein anheben und wie auf dem Foto nach hinten ausstrecken, bis eine Anspannung des Gesäßmuskels gespürt wird. Zurück zur Ausgangsposition. Bein nicht schwingen und nur so hoch heben, bis der Muskel spürbar ist. 16mal, dann zum linken Bein wechseln.

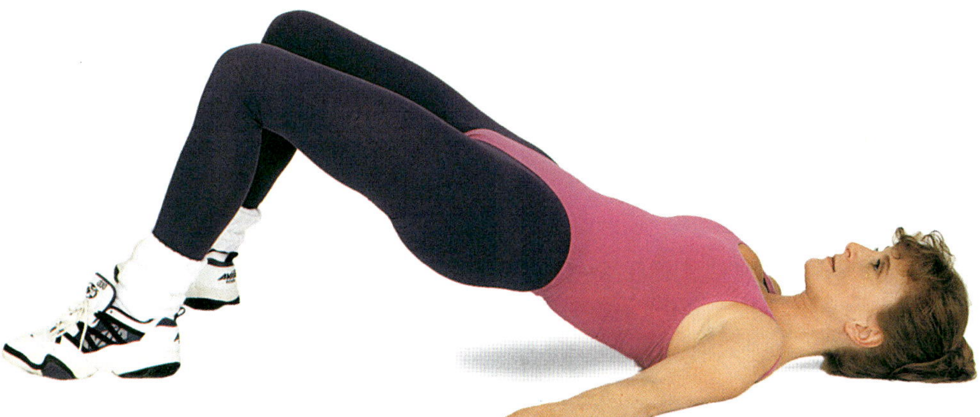

**Gesässmuskel anspannen**

Rückenlage, Knie leicht beugen, Füße flach auf den Boden stellen, Arme seitlich ausstrecken. Gesäßmuskel anspannen und Becken so weit wie möglich nach oben anheben – Füße dabei fest auf dem Boden lassen. Entspannen und 32mal wiederholen. Auf die Anspannung der Gesäßmuskel konzentrieren.

### TRAININGSPROFIL

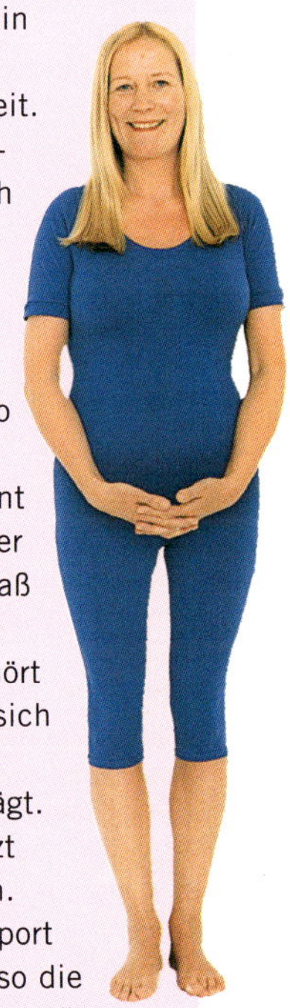

**Kay** hatte anfangs Schwierigkeiten mit der motorischen Koordination und geringes Selbstvertrauen in ihre körperliche Leistungsfähigkeit. Sie hat durchgehalten, und nach 10 Wochen hat sie ihre Figur, ihre Kondition und ihren Muskelaufbau so verbessert, daß sogar wir erstaunt waren! „Einer der Gründe dafür, daß ich mit dem Rauchen aufgehört habe, war, daß sich Sport nicht mit Zigaretten verträgt. Ich brauche jetzt gesunde Lungen. Regelmäßiger Sport verringert sowieso die Lust auf Zigaretten!“

## Brust und Oberarme

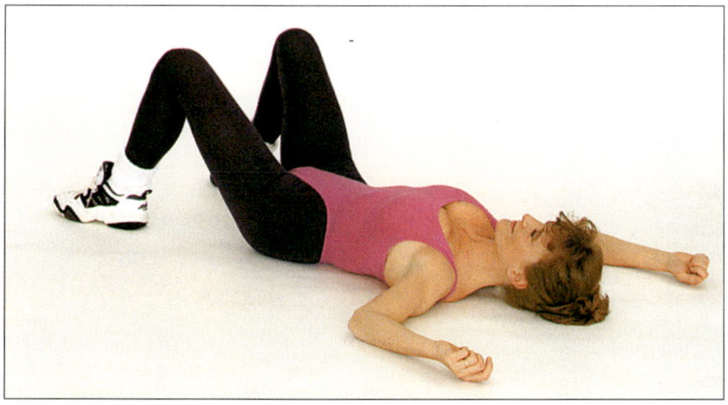

**Butterfly im Liegen**

Rückenlage, Füße anziehen, Fußsohlen bleiben flach auf dem Boden. Bauch anspannen und Arme wie auf dem Bild seitlich neben dem Kopf ablegen. Arme mit geschlossener Faust bis zur Berührung von Ellbogen und Unterarmen vor der Brust zusammenziehen. Dehnung der Brust- und Armmuskulatur spüren. Entspannen und 16mal wiederholen. Nach einigen Wochen kann diese Übung zusätzlich mit Hanteln gemacht werden.

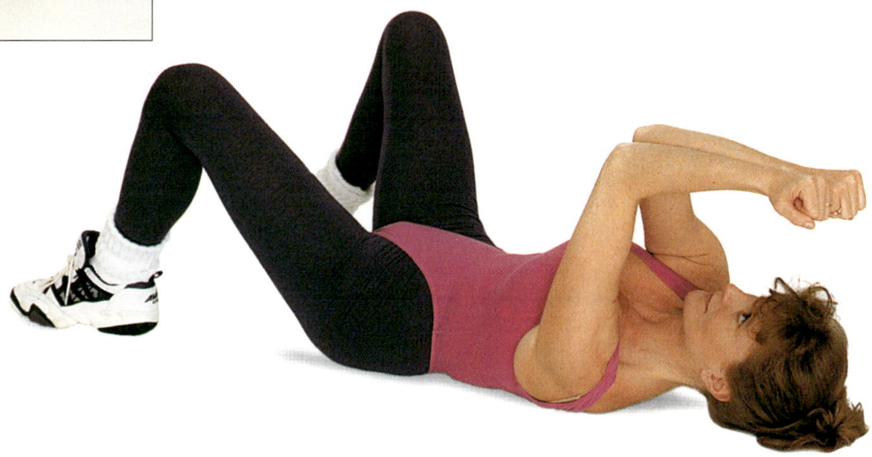

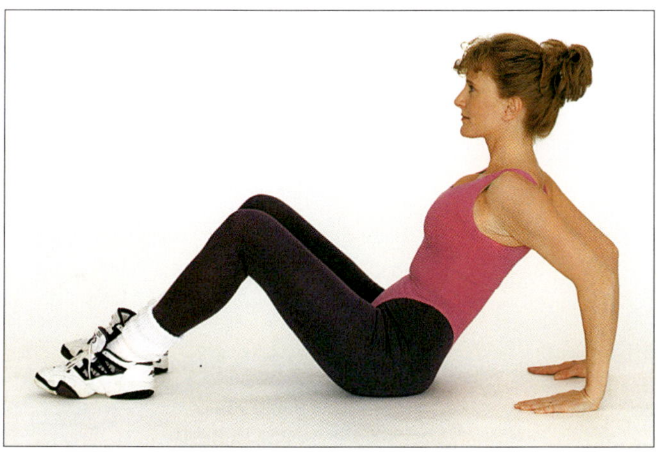

**Trizeps-Liegestütze**

Im Sitzen beide Knie beugen, Füße fest auf den Boden stellen. Arme hinter dem Körper abstützen; die Finger zeigen nach vorne. Ellbogen anwinkeln und Oberkörper langsam im 45°-Winkel zum Boden bewegen. Langsam zur Ausgangsposition zurückkehren und 16mal wiederholen.

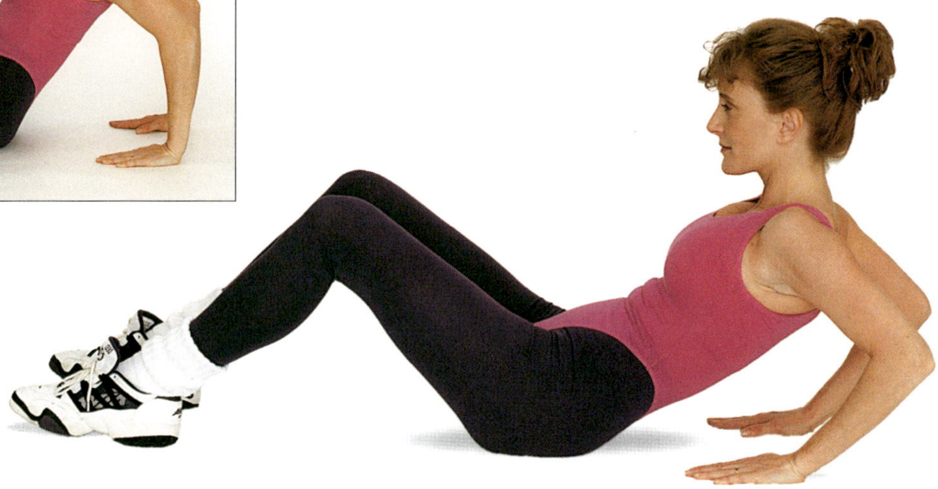

*Sie können um Jahre jünger und um Pfunde leichter aussehen, je nachdem, wie Sie sich halten. Deshalb arbeiten wir in dieser Lektion an Ihrer Körperhaltung und versuchen sie zu korrigieren. Sie ist für Figur und Aussehen genauso wichtig wie ein vernünftiges Gewicht oder trainierte Muskeln.*

# Lektion 4 Gymnastik 2 – Körperhaltung

Neun von zehn Frauen wirken in reiferem Alter – und oft schon früher – aufgrund ihrer schlechten Haltung um Jahre älter. An Doppelkinn und hervorstehendem Bauch sind ebensooft eine schlechte Becken-, Hüft- und Wirbelsäulenhaltung schuld wie Fettablagerungen. Eine dicke Taille ist nicht allein auf die „Explosion in die Breite" zurückzuführen, sondern das Ergebnis jahrelangen Sitzens auf ungeeigneten Büro-, Eß- und sonstigen Stühlen. Richtiges Sitzen, Stehen und Gehen, mit geraden Schultern, aufrechtem Nacken und entsprechender Beckenhaltung kann man wieder erlernen und damit auch Beschwerden lindern oder sogar verhindern.

Die Seitenansicht zeigt, daß eine korrekte Körperhaltung offensichtlich schlanker aussehen läßt (siehe Bild). Eine gute Haltung hat außerdem noch andere Vorteile. Ein aufrechter Gang verleiht Ihnen Autorität und Selbstbewußtsein, drückt Offenheit und Kontrolle aus. Man hat eine positive Ausstrahlung auf andere und fühlt sich auch selbst besser. Außerdem wirkt man jünger, da gekrümmte Rücken automatisch mit alten Menschen assoziiert werden. Rückenschmerzen, die fast jeden von uns ab und zu plagen, verringern sich.

Obwohl der Körper vor dem Spiegel fast auf Anhieb wieder in die richtige Haltung gebracht werden kann, braucht es einige Disziplin und spezielle Übungen, damit diese korrekte Haltung verinnerlicht wird. Ohne regelmäßigen Sport kann man sie zwar für kurze Zeit einnehmen, doch die Muskeln ermüden schnell. Das hängt mit der jahrelangen Fehlhaltung zusammen, die gewisse Muskeln verkürzt und verhärtet, andere wiederum geschwächt und gedehnt hat.

## Die Beckenneigung

Der Grundstein für eine gute Haltung liegt in der richtigen Beckenhaltung. Schieben Sie zunächst mehrmals täglich das Becken vor und zurück, bis die Ausrichtung des Beckens ganz natürlich für Sie wird. Üben Sie, indem Sie das Becken nach vorne (Foto 1) und nach hinten kippen (Foto 3) und anschließend richtig in der Mitte positionieren (Foto 2).

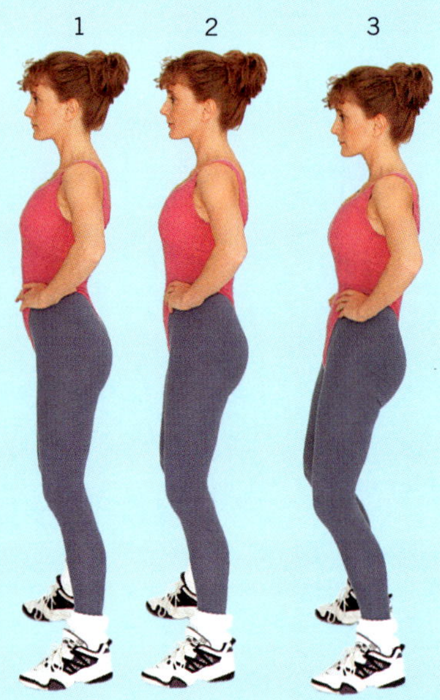


Wenn Sie Ihre „Mitte" gefunden haben, sollten die Schultern entspannt nach unten hängen, die Knie locker, der Bauch flach und die Endwirbel im angespannten Gesäß spürbar sein. Ihr Kreuz wird gerade sein (Louise hat ein angeborenes Hohlkreuz, Ihres sollte flacher sein). Der Brustkorb sollte sich weiten, das Kinn parallel zum Boden sein.

Achten Sie beim Sitzen, Liegen, Gehen und Training auf diese Beckenhaltung. Vergegenwärtigen Sie sich diese Haltung auch im Alltag, und unterstützen Sie die Muskeln durch Übungen aus diesem Abschnitt. Schon bald werden Sie diese Haltung als ganz normal empfinden.

Um diesen Prozeß umzukehren und die Muskeln wieder an ihre ursprünglichen Aufgaben zu gewöhnen, müssen Sie sie trainieren.

Bei gekrümmten Schultern ist Ihre Muskulatur im oberen Rücken und den Schultern hinten verlängert und geschwächt, während die der Brust und der Schultern vorne verkürzt und verhärtet ist. Für die langfristige Schulterkorrektur müssen Sie die schwach entwickelten Muskeln stärken und die verhärteten und verkürzten Muskelpartien dehnen. Nur dann werden Sie sich in der korrekten Haltung wohl fühlen.

Das Muskelaufbauprogramm der Seiten 36 bis 47 unterstützt eine natürliche Körperhaltung bereits deutlich, doch größere Haltungsschäden müssen mit gesonderten Übungen korrigiert werden. Wenn man sich täglich bewußt darum bemüht, kann man in 10 Wochen bereits viel erreichen. Ein paar Übungen jeden Tag bewirken aber nichts, wenn Sie die restliche Zeit in einer schlechten Körperhaltung sitzen, stehen, liegen und gehen. Setzen Sie die Übungen in Ihrem Alltag um, dann wird die richtige Haltung bald zur Routine.

Die Vorschläge in dieser Lektion sind dazu gedacht, die häufigsten Haltungsschäden im Alter zu korrigieren (siehe rechts). Falls Ihre Figurprobleme von den hier erwähnten zu sehr abweichen oder Sie persönlichen Rat zu Ihren Haltungsfehlern suchen, wenden Sie sich an eine der international anerkannten Körperschulen, die in Ihrer Region vertreten ist. Adressen hierzu finden Sie in Bibliotheken, Fitneßzentren oder im Internet.

- Feldenkrais beschäftigt sich mit dem Wiedererlernen natürlicher Bewegungsabläufe.
- Alexandertechnik steigert das Bewußtsein von Bewegung, Haltung und Gleichgewicht im Alltag.
- Iyengar-Yoga lehrt Ganzkörperbewußtsein, Atem- und Entspannungstechniken.

1

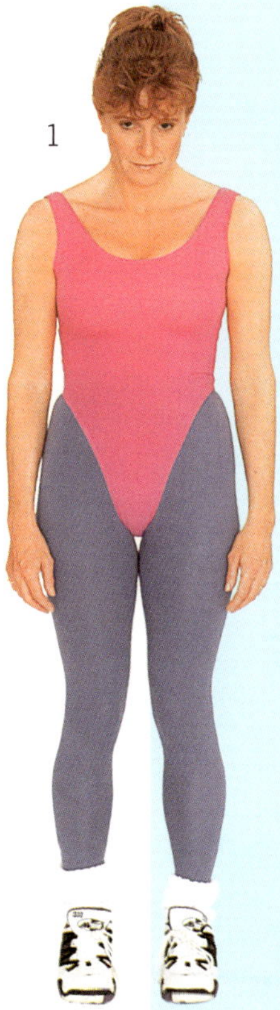

3

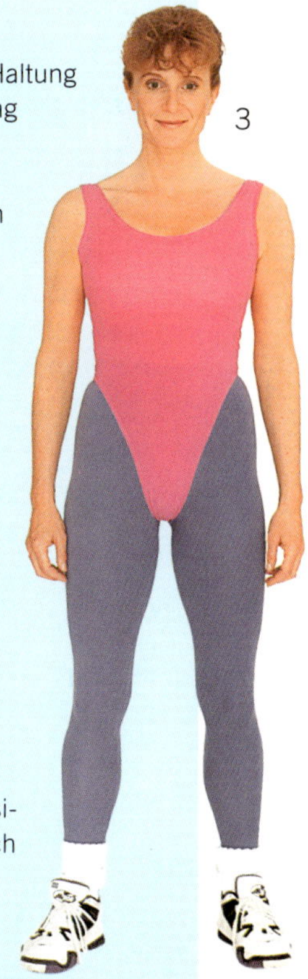

## Der Spiegeltest

Die **Fotos 1 und 2** zeigen Louise in der Haltung eines untrainierten Körpers, der jahrelang falsch gesessen und gestanden hat.

- Häufiges Vorbeugen über Tische und in Stühlen hat die Muskulatur im oberen Rücken geschwächt und gekrümmt. Der Kopf ist nach vorne geneigt.
- Schwache Bauchmuskulatur und falsche Beckenhaltung lassen den Bauch hervortreten.
- Rücken ist durch falsche Hüfthaltung gekrümmt, Hüftlendenmuskel verhärtet.
- Knie sind aufgrund schwach ausgebildeter Muskulatur an Gesäß und inneren Oberschenkeln nach innen gebogen. Eine Folge davon sind Plattfüße.
- Flacher Brustkorb und gekrümmte Schultern ergeben einen eingefallenen Oberkörper sowie eine kürzere und breitere Taille.

**Fotos 3 und 4** zeigen Louise in einer Position, die für jemanden typisch ist, der sich der Bedeutung von Körperhaltung und regelmäßigem Muskeltraining bewußt ist. Diese richtige Haltung wird sich für einen jahrelang vernachlässigten Körper zunächst alles andere als gut anfühlen.

- Das Becken ist zentriert (linke Seite), Gesäß- und Bauchmuskeln sind angespannt und vermitteln sofort einen schlankeren, stärker geformten Unterkörper. Zusätzliche Bauch- und Gesäßübungen unterstützen diese Haltung.
- Knie sind durch das Festigen der Gesäßmuskulatur wieder nach außen gerichtet. Dadurch wölbt sich die Fußsohle nach oben. Übungen zur Kräftigung der äußeren Oberschenkelmuskulatur fördern diese Haltung.
- Eine kraftvollere und dennoch lockere Bein- und Unterkörperhaltung stärkt den Rücken auf natürliche Weise. Die Schultern entspannen sich und sinken nach unten. Alle Übungen zur Stärkung der Rückenmuskulatur und Dehnung der Brustmuskulatur fördern diese Haltung.
- Aufgrund der korrekten Schulterhaltung sitzen Kopf und Nacken wieder gerade auf der Wirbelsäule und die Taille wird länger.

***Wenn Ihre Haltung gut ist, können Sie diese Lektion überspringen. Sollten Sie sich jedoch auf den Fotos 1 und 2 wiedererkennen, werden die folgenden Übungen und die Beckenübung (links) Ihre Haltung schnell verbessern.***

2

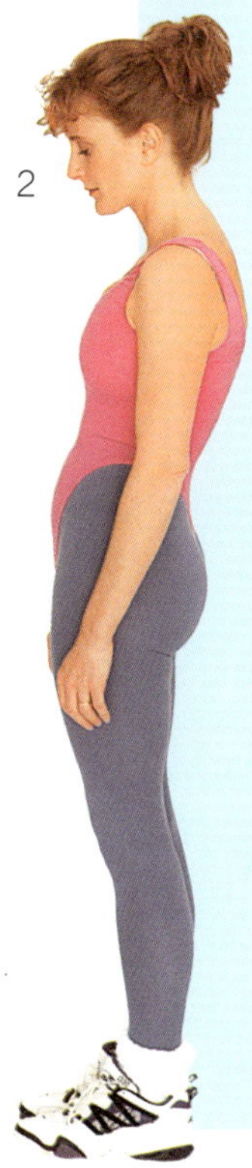

4

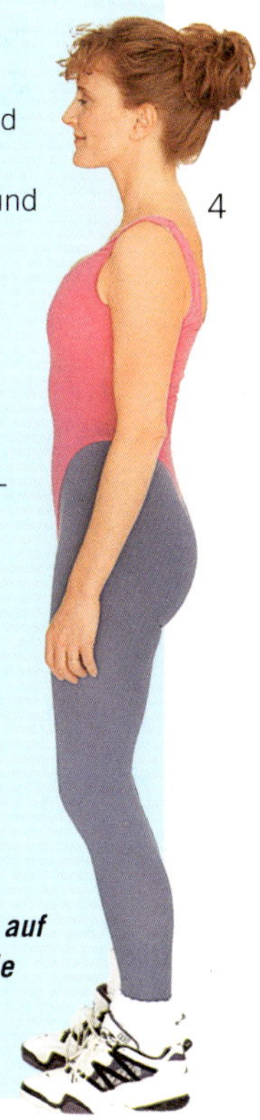

# Übungen zur Körperhaltung

Die Übungen sollten, so oft es geht, wiederholt werden. Sie können sie an das Muskelaufbauprogramm anschließen oder im Lauf des Tages einschieben, doch denken Sie vorher immer an ein kurzes Aufwärmen und Abkühlen (siehe Seiten 37 und 42 bis 43).

**Stärkung der Bauchmuskulatur**
Erhöhen Sie die Anzahl aller Sit-up-Übungen des Muskelaufbauprogramms von Seite 40, und machen Sie die Übungen für Bauch und Taille aus dem Zusatzprogramm (siehe Seite 44).

**Stärkung der Gesäßmuskulatur**
Machen Sie zusätzliche Kniebeugen (Seite 38), Ausfallschritte (Seite 39) und seitliche Beinübungen (Seite 40) aus dem Muskelaufbauprogramm sowie Zusatzübungen für Gesäß und Kniesehnen (Seite 46).

**Stärkung der Rückenmuskulatur**
Erhöhen Sie die Anzahl der Rückendehnübungen aus dem Muskelaufbauprogramm (Seite 41) und machen Sie die beiden nebenstehenden Übungen.

**Kräftigung der Brustmuskulatur**
Fügen Sie zusätzliche Waden- und Brustdehnungen aus dem Aufwärmen (Seite 37) ein, und arbeiten Sie zusätzlich mit der Brustdehnung aus dem Abkühlen des Muskelaufbauprogramms (Seite 42) und den drei Dehnübungen von Seite 51.

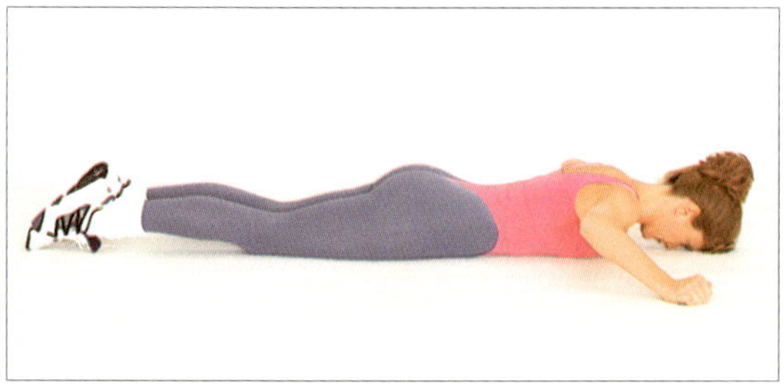

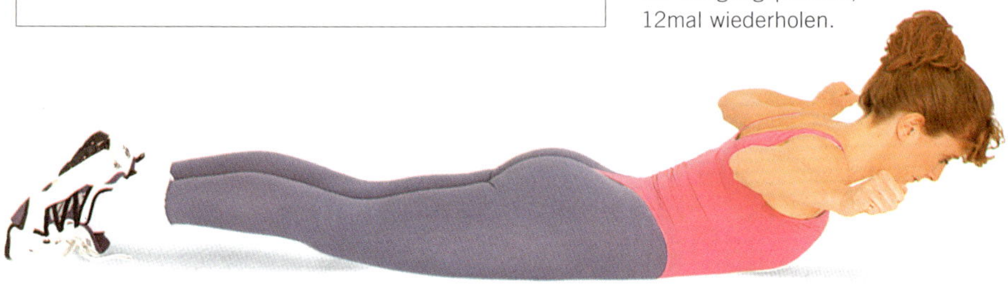

**1 Armstrecken im Liegen**
Bauchlage, Arme seitlich, Ellbogen rechtwinklig beugen, Knie locker lassen. Oberkörper und Arme vom Boden anheben. Ohne den Oberkörper abzusenken, Arme seitlich ausstrecken, den Boden berühren und zurück zur Ausgangsposition; 12mal wiederholen.

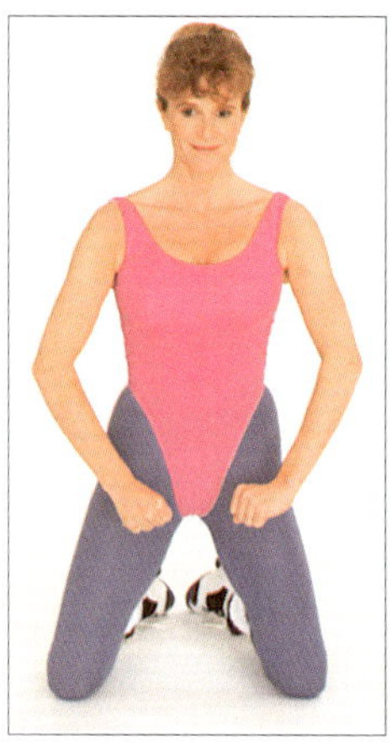

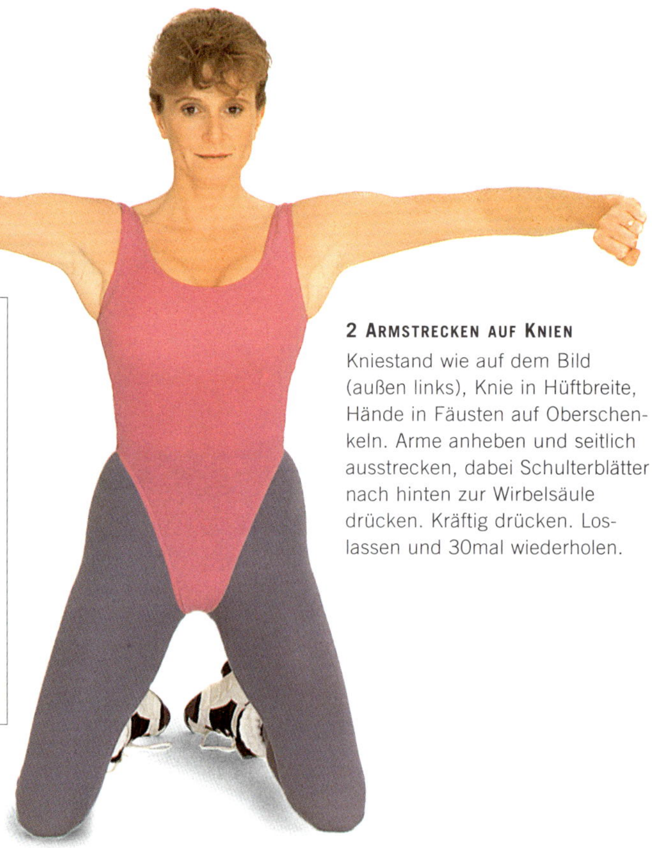

**2 Armstrecken auf Knien**
Kniestand wie auf dem Bild (außen links), Knie in Hüftbreite, Hände in Fäusten auf Oberschenkeln. Arme anheben und seitlich ausstrecken, dabei Schulterblätter nach hinten zur Wirbelsäule drücken. Kräftig drücken. Loslassen und 30mal wiederholen.

### Tips für jeden Tag

✔ Denken Sie so oft wie möglich an Ihren Körper. Gewöhnen Sie sich daran, Ihre Haltung ständig (auch beim Autofahren und im Bett) zu überprüfen.

✔
Kreuzen Sie Ihre Beine nicht beim Sitzen.

✔ Belasten Sie Ihre Beine nicht einseitig.

✔ Tragen Sie selten hohe Absätze; sie fördern Haltungsschäden und Rückenschmerzen.

✔ Geben Sie nicht auf! Jahrelange Haltungsfehler behebt man nur mit Geduld.

✔ Kontrollieren Sie Rückenlehnen von Büro- und Eßstühlen sowie anderen Sitzgelegenheiten. Viele Stühle fördern geradezu eine schlechte Haltung. Die Lendenwirbel sollen durch die Stuhllehnen gestützt werden (wenn Lehne zu weit hinten, Kissen dazwischen schieben).

**3 Brustdehnung 1**

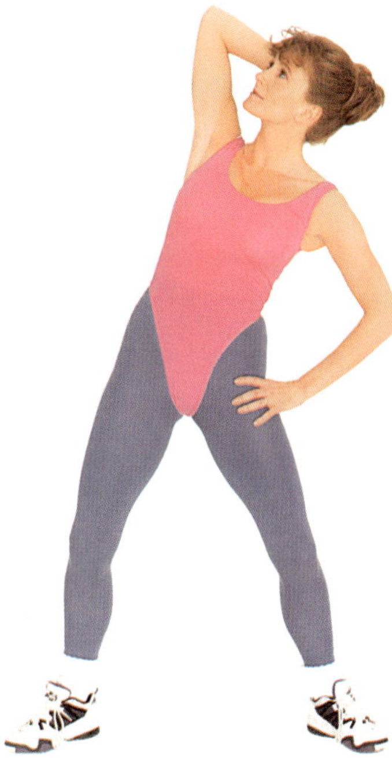

Linke Hand auf linken Oberschenkel, rechte Hand hinter den Kopf legen. Langsam zur linken Seite strecken (Rücken in einer Linie mit den Hüften). Je weiter der rechte Ellbogen nach hinten gestreckt wird, desto stärker ist die Dehnung rechts zu spüren. Halten und entspannen. Seite wechseln.

**4 Brustdehnung 2**

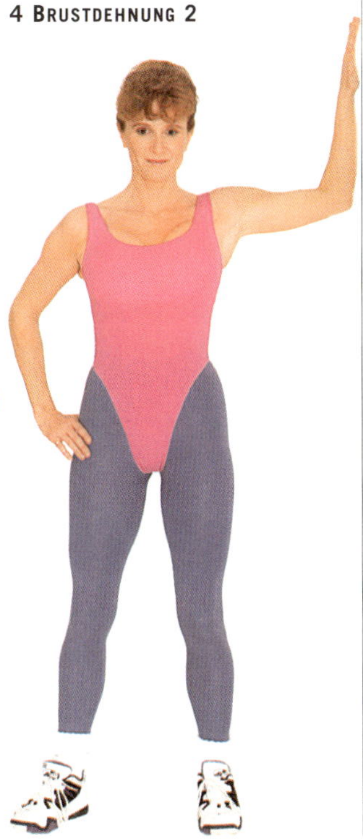

Mit der linken Seite an eine Wand stellen, wobei Unterarm und Handfläche flach aufliegen. Dehnung in der Brust spüren. Brust leicht nach vorne bewegen (nur Brust) und erneute Dehnung spüren. Kurz halten und entspannen, zur anderen Seite wechseln.

**5 Ganzkörperdehnung**

Die hier abgebildete Ganzkörperdehnung unterstützt die gesamte Körperhaltung und ist nicht so einfach, wie sie aussieht!
In Rückenlage auf einer Matte, Arme seitlich ablegen, Füße ausstrecken. Gesäßmuskeln anspannen, Zehenspitzen nach vorne strecken. Taille so weit wie möglich strecken (Gesäß dabei auf dem Boden hin und her bewegen) und Arme lang über dem Kopf ausstrecken, bis die Handrücken den Boden berühren (u.U. gelingt das nicht auf Anhieb, dann nur so weit gehen, daß der Rücken nicht gekrümmt wird). Dehnung in Schultern und Brustkorb spüren und wie der Bauch sich in den Boden senkt. Tief und langsam ein- und ausatmen. Dehnung 30 Sekunden lang halten, dabei die Lendenwirbelsäule nicht anheben. Arme nochmals nachdehnen. Dehnung lösen, seitlich abrollen. Mit der Zeit kann diese Übung auf zwei bis drei Minuten ausgedehnt werden.

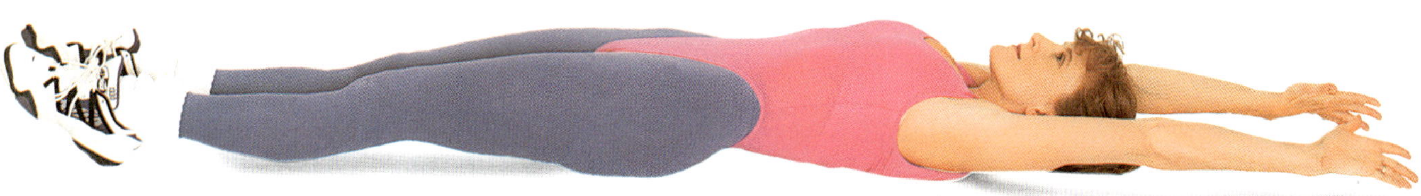

## Gelenkprobleme

Ich höre auch von Personen, die erst Mitte 40 sind, immer wieder: „Ich bin zu alt, um noch Sport zu treiben. Ich bin zu steif, meine Gelenke vertragen das nicht mehr." Arthritis kann in jedem Alter beginnen, normalerweise steigt die Anfälligkeit dafür aber.
Die meisten Spezialisten sind sich heute darüber einig, daß Sport (in vorsichtiger und leichter Form) für Arthritispatienten gut ist und helfen kann, die Krankheit in Schach zu halten. Dehnübungen fördern die Beweglichkeit, und der Muskelaufbau ist für die Betroffenen genauso wichtig wie für alle Gesunden, wenn nicht wichtiger! Ihr Arzt sollte Ihnen Übungen zeigen oder Sie zu einem Physiotherapeuten schicken. Dieser sollte Ihnen regelmäßiges Gehen in gesundem Schuhwerk (mit Fußbett) auf weichem Rasen empfehlen. Zeigen Sie ihm/ihr die Muskelaufbauübungen dieses Buches, und fragen Sie, ob die Übungen für Sie geeignet sind. Die Dehnübungen (aus dem Aufwärm- und Abkühlprogramm) eignen sich ganz sicher, da Sie selbst bestimmen, wie weit Sie gehen. Aber nicht für jedes „Wehwehchen" IST Arthritis verantwortlich. Manchmal liegt es einfach an der eigenen Antriebslosigkeit. Wenn Ihnen Ihr Arzt rät, Sport zu treiben, dann fangen Sie in Ihrem eigenen Tempo an.
Nehmen Sie sich ein Beispiel an den vielen 50-, 60- und über 70jährigen in den Yoga-, Fitneß-, Wassergymnastikkursen usw. Es GIBT kein Alter, in dem Sie Ihr Training aufgeben und sagen müßten: „Das war's. Ich bin zu alt." Mit der richtigen Einstellung und Motivation können Sie unabhängig vom Alter Ihren Körper, Ihr Wohlbefinden und Ihr Aussehen verbessern.

*Die meisten Frauen sind der Ansicht, daß sie ihre Haut gut pflegen. Doch dem ist nicht so, obwohl wir ein Vermögen für Hautreiniger und Gesichtscremes ausgeben. In dieser Lektion lernen wir, die Spreu vom Weizen zu trennen, und besprechen die Dinge, die für eine erfolgreiche Hautpflege wirklich unverzichtbar sind.*

# Lektion 5 Das Allernötigste

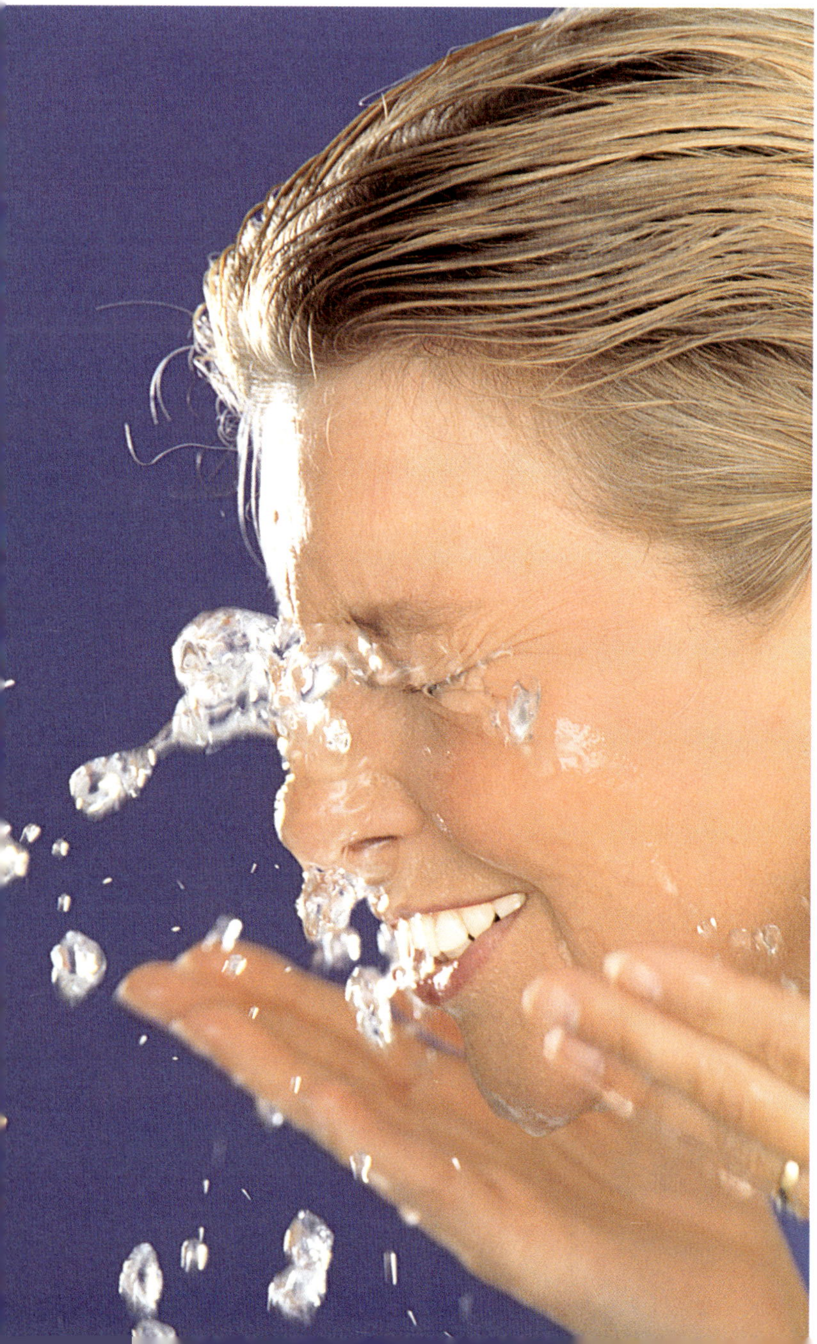

Bei einem reifen Gesicht denken wir automatisch an Falten, obwohl es eine Vielzahl anderer Faktoren gibt, die die Haut alt aussehen lassen können. Hauttaschen und -säcke, große Poren, fahle Gesichtsfarbe und dunkle Augenringe machen Sie älter als ein paar „Ausdruckslinien". Natürlich ist es einfacher, diesen Problemen vorzubeugen, als sie zu behandeln. Dennoch ist das Facelifting nicht die einzige Möglichkeit, Ihrer Haut wieder zu einem jugendlicheren Aussehen zu verhelfen. Andere, weniger drastische Methoden können zum gleichen Ergebnis wie die Schönheitschirurgie führen, manchmal sogar zu einem besseren.

## Krieg den Falten

Zahlreiche Faktoren bestimmen Anzahl, Art und Ausprägung der Falten – und die meisten dieser Faktoren können Sie beeinflussen. Wenden Sie möglichst viele der nachfolgenden Mittel und Behandlungen an, um der Faltenbildung vorzubeugen oder bereits bestehende Falten zu glätten.

- Cremen Sie sich regelmäßig ein. Die meisten Frauen über 30 haben eine Tages- und eine Nachtcreme, benutzen sie aber nicht richtig! Feuchtigkeitscremes müssen morgens und abends großzügig aufgetragen werden, um ihre Wirksamkeit zu entfalten. Wenn Sie es sich nicht leisten können, die teure Pflegeserie täglich und reichlich auf Hals und Gesicht aufzutragen, dann kaufen Sie eine preiswertere. Ich habe Frauen beobachtet, die ausgehend von der Wangenmitte einen Hauch Creme auf Stirn, äußere Augenpartien und Kinn verteilen wollten ... und genau jene Stellen, die es am nötigsten hatten, kamen zu kurz. Kaufen Sie eine Creme, mit der Sie sich einen verschwenderischen Umgang leisten können (siehe nächste Seite „Welche Creme für Sie?“).

Sie können bei der Gesichtspflege auf alles verzichten, außer auf eine schnell einziehende Feuchtigkeitspflege als Grundierung und eine fetthaltige Nachtcreme. Eine spezielle Augencreme für die empfindlichen Augenpartien trägt zur Faltenvorbeugung bei; sie ist aber nicht unbedingt nötig.

- Versorgen Sie Ihre Haut von innen und außen mit Flüssigkeit. Viel Wasser zu trinken scheint der Hautbeschaffenheit wirklich gutzutun. Ich selbst befeuchte mein Gesicht morgens vor dem Eincremen mit Mineralwasser aus einem Zerstäuber.
- Entspannen Sie sich. Ein angespanntes Gesicht neigt stärker zur Faltenbildung, vor allem an äußeren Augenpartien, Nasenrücken und Stirn. Friedlich schlafende Menschen sehen sehr viel jünger aus, da im entspannten Zustand alle Ausdruckslinien weicher werden. Ähnliches gilt für Ihr Gemüt: Ob Sie glücklich oder eher verärgert und traurig sind, reflektiert sich im Alter auf Ihrer Haut. Lachfalten sind wunderbar, aber Stirnrunzeln oder herabgezogene Falten schmeicheln weniger! Sollte Ihnen die Gesichtsentspannung schwerfallen, gewöhnen Sie sich an, Unterkiefer und Zähne zu lockern und die Augenpartien durch Shiatsu (Akupressur) zu entspannen: Beide Mittelfinger rechts und links der Nasenwurzel anlegen und 20 Sekunden drücken. Ein weiterer Akupressur-Punkt befindet sich an den äußeren Augenpartien am Brauenknochen.
- Hören Sie auf zu rauchen, und meiden Sie verrauchte Räume. Raucher haben eine schlechtere Durchblutung und die verengten Hautkapillaren befördern weniger Sauerstoff und Nährstoffe zur Oberhaut.
- Achten Sie bei Ihrer Ernährung auf ausreichend Vitamin A, C und E und das Spurenelement Selen (siehe Diät in diesem Buch), die antioxidative Eigenschaften haben. Antioxidanzien stärken die freien Radikalen und verzögern den Alterungsprozeß.
- Halten Sie Ihr Idealgewicht. Häufige Gewichtsschwankungen über drei Kilo können auf Ihrer Haut Spuren hinterlassen. Wenn Sie zuviel abnehmen, verliert auch die Gesichtshaut ihre natürliche Spannkraft und es bilden sich mehr Falten. Auch wenn Sie zu schnell abnehmen, treten Falten stärker hervor.
- Meiden Sie Sonne auf dem Gesicht. Entgegen der Meinung vieler Experten bin ich der Überzeugung, daß etwas Sonne für Körper und Seele gesund ist. Ich sonne mich immer nur für kurze Zeit und mit ausreichendem Sonnenschutz, aber ich lasse die Sonne NIEMALS an mein Gesicht. Ich trage eine dunkle Sonnenbrille, einen Hut und benutze eine Creme mit hohem Schutzfaktor.

Übermäßige Sonneneinstrahlung schadet den dünnen oberen Hautschichten und zerstört das Collagen und Elastin. Das führt zu Faltenbildung und geplatzten Äderchen. Sowohl UVA- als auch UVB-Strahlen beschleunigen den Alterungsprozeß der Haut. Behandeln Sie Gesicht und Hals zweimal wöchentlich mit Selbstbräunungscreme (viele Produkte sind mittlerweile hervorragend), statt Ihr Gesicht der Sonne auszusetzen.

- „Wettergegerbt“ ist ein treffender Ausdruck, bei dem jeder sofort ein entsprechendes Bild vor Augen hat. Jede Art von aggressivem Wetter, nicht nur die Sonne, ist für die Haut schädlich. Schützen Sie Ihre Haut durch eine Feuchtigkeitspflege und Make-up gegen Wind und Kälte. Achten Sie auch auf die klimatischen Verhältnisse in geschlossenen Räumen – Heizungsluft trocknet die Haut aus und verursacht Fältchen. Benutzen Sie bei trockener Luft Mineralwasser im Zerstäuber und cremen Sie Ihr Gesicht tagsüber zusätzlich ein.

Das beste Wetter für Ihr Gesicht? Wenig Wärme und Regen. Im Regen spazierengehen ist also gar nicht schlecht!

## Kampf den Hautsäcken

Obwohl wir die Falten so sehr fürchten, sind sie doch nicht unsere Hauptfeinde. Alt machen vielmehr die „Säcke und Taschen“ auf dem Gesicht: hängende Augenlider, Tränensäcke und Doppelkinn oder Unterkieferfalten. Doch auch dagegen können Sie sehr wohl etwas unternehmen.

### Wie?

- Halten Sie ein vernünftiges Gewicht. Vermeiden Sie große Gewichtsschwankungen oder rapides Abnehmen, denn der Gewichtsverlust wird für Ihre Gesichtshaut zum Problem.

- Trainieren Sie Ihre Gesichtsmuskeln *(siehe Seite 55)*. Die Gesichtsmuskulatur wird oft vernachlässigt, kann aber wie die Körpermuskulatur aufgebaut werden.

- Tränensäcke zweimal täglich mit einer Augenpackung behandeln. Kalte Kräuterteebeutel oder Gurken- und Kartoffelscheiben einige Minuten auf geschlossene Augenlider legen und einwirken lassen. Dadurch geht die Schwellung zurück. Es gibt auch Augengels zu kaufen, die, unter dem Make-up aufgetragen, den ganzen Tag über eine ähnliche Wirkung entfalten.

### WELCHE CREME FÜR SIE?

Wie um Himmels willen finden Sie unter Tausenden von Gelen, Ölen, Lotionen usw. die für Ihr Gesicht geeignete Creme heraus?

Anläßlich dieses Buches habe ich eine Reihe unterschiedlicher Tages- und Nachtcremes zwischen 15 und 150 DM gekauft und an die Testpersonen entsprechend ihres Hauttyps verteilt. Die meisten Produkte versprachen Anti-Falten-Wirkung und führten auf den Beipackzetteln lange, wissenschaftlich klingende Inhaltsstoffe auf. Die Ergebnisse waren nach 10 Wochen unterschiedlich. Den größten Erfolg erzielten jene Frauen, die zuvor noch keine regelmäßige Tagespflege benutzt hatten. Vor diesem Hintergrund und aufgrund meiner persönlichen Erfahrungen können Ihnen folgende Ratschläge vielleicht helfen:

- Wählen Sie für die Tagespflege eine leichte Feuchtigkeitscreme mit Antioxidanzien wie Vitamin C und E sowie mit UVA- bzw. UVB-Schutz.
- Verlangen Sie eine Probepackung, bevor Sie eine kostspielige Pflege kaufen.
- Probieren Sie eine oder zwei billigere Marken aus, denn der Preis ist kein Kriterium für die Qualität.
- Aus der Vielzahl der abenteuerlichen Inhaltsstoffe von Nachtcremes stechen Vitamin E, das aus eigener Erfahrung die Haut geschmeidig macht (und Langzeitschutz vor Schädigung freier Radikale und vor Umweltschmutz bietet) und Retinol hervor. Cremes auf Retinolbasis rufen im Gegensatz zu vielen anderen fruchtsäurehaltigen Lotionen (Alphahydroxy-Säuren, kurz AHA) keine Hautirritationen hervor. Retinol beschleunigt die Zellerneuerung und Collagenproduktion, wirkt langfristig auf tiefer gelegene Hautschichten (Dermis) und läßt Altersflecken auf den Händen verblassen.
- Vitamin-E-Öl versorgt Ihre Haut am besten mit Vitamin E. Kaufen Sie Kapseln, die Sie anstechen und abends großzügig auf Gesicht, Hals und Hände verteilen. Vitamin-E-Öl in der Flasche muß an einem dunklen Ort kühl gelagert und zügig aufgebraucht werden, da die antioxidativen Eigenschaften schnell verlorengehen.

## Hautbeschaffenheit

Gewebe, Farbe und Zustand der Haut können sich mit zunehmendem Alter verändern. Zu den häufigsten Erscheinungsformen einige Tips:

**Trockenheit**

Trockene, rauhe und schuppige Hautpartien können weitgehend durch die Anti-Falten-Pflege (siehe vorhergehende Seiten) behoben werden. Ansonsten versuchen Sie ein mildes Gesichtspeeling, aber verwenden Sie nur wirklich sanfte Produkte für die empfindliche Haut. Alternativ dazu zwei- bis dreimal wöchentlich ein wenig Haferschrot mit Honig mischen, auftragen, einwirken lassen, gründlich abwaschen. Gesicht danach eincremen. Bei unempfindlicher Haut können Sie anstelle der Vitamin-E- oder Retinolcreme auch eine milde AHA-Pflege über Nacht verwenden. Fruchtsäurehaltige Cremes tragen abgestorbene Hautpartikel ab und erneuern somit die Haut. Ich rate aber von einem täglichen Gebrauch der AHA-Cremes ab.

**Offene Poren, Mitesser**

Offene Poren sind nicht nur eine Plage der Pubertät, sondern oft auch der Wechseljahre. Im Gegensatz zu manchen Expertenaussagen schließt Gesichtswasser die Poren nicht. Die Haut fühlt sich nur straffer an durch die adstringierende oder kühlende Wirkung. Wenn Sie eine sanfte Gesichtsseife oder Reinigungsmilch benutzen, können Sie vor allem bei trockener Haut auf Gesichtswasser ganz verzichten. Entfernen Sie letzte Schmutzreste mit Mineralwasser.

Große, verschlossene Poren sprechen auf drei Dinge an: Übungen, Dampfbad und Masken. Ihre Haut ist ein Organ, das Sauerstoff, also gute Durchblutung, benötigt. Das gewährleisten z. B. regelmäßige Aerobic-Übungen. Inzwischen machen Sie ja bereits die Ausdauerübungen der Seiten 105 bis 107, die Ihrer Haut einen frischen Teint verleihen.

Zweimal die Woche sollten Sie das gereinigte Gesicht zwei Minuten über eine Schüssel mit heißem Wasser halten. Danach reinigen Sie Ihr Gesicht nochmals und tragen auf die offenen Poren eine Reinigungsmaske (siehe unten) auf. 15 Minuten einziehen lassen, abwaschen und eincremen.

**Blasser Teint**

Im Alter verliert die Haut rosa Farbanteile und wird grauer. Dem können Sie durch ausreichenden Schlaf, eine gesunde, vitamin- und mineralstoffreiche Ernährung und regelmäßige Gymnastik entgegenwirken. Stimulieren Sie die Durchblutung Ihres Gesichts durch Massage und Gesichtsübungen (siehe rechts und Selbstmassage auf Seite 110). Auch Streß verursacht häufig eine graue Gesichtsfarbe und dunkle Augenringe (Entspannungsübungen auf den Seiten 108 bis 111).

**Augen**

Augen gehören zwar nicht zur Haut, aber da gesunde, leuchtende Augen unser Aussehen beeinflussen und uns Jahre jünger aussehen lassen, hier einige Tips für den klaren, strahlenden Blick: ausreichend Schlaf (nicht zuviel), eine Vitamin-C-reiche Ernährung, Lebenslust (Depressionen trüben den Blick) und für besondere Gelegenheiten ein paar Augentropfen, die das Weiß der Augen aufhellen.

## Gesichtsmasken

Sie können Gesichtsmasken kaufen oder selbst herstellen. Wenn Sie eine Mischhaut haben, z. B. große Poren an Nase oder Kinn, aber ansonsten trockene Haut, tragen Sie zwei verschiedene Masken gleichzeitig auf. *Nährstoffreiche Feuchtigkeitsmasken:* zerdrückte Avocado mit Honig und Sahne; zerdrückte Banane mit Eigelb; Mayonnaise, Honig und Weizenkeimöl. *Aufbaumasken für fettige und normale Haut:* Eiweiß und Haferschrot; Eiweiß und Zitronensaft; Kaolin, Joghurt und Haferschrot.

# Facelifting fast umsonst

Trainieren Sie zwei bis drei Minuten täglich die Gesichtspartien, die rasch erschlaffen. Innerhalb weniger Wochen merken die meisten Frauen einen Unterschied in ihrem Aussehen, da sich Muskeln bilden und die Haut straffer wird.

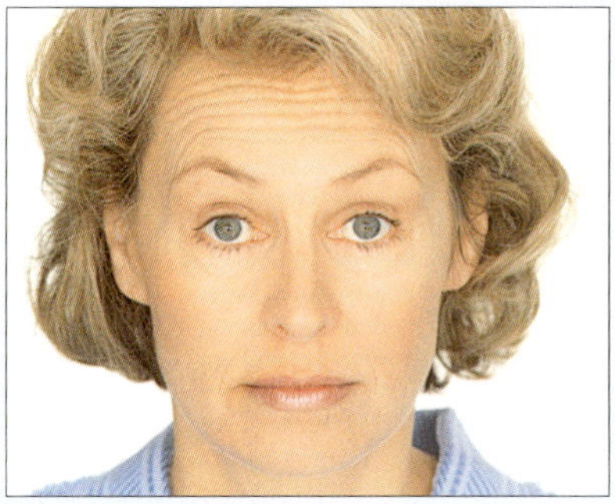

**AUGENBRAUEN ANZIEHEN**
Hängende Brauen lassen Sie müde und traurig aussehen. Im Sitzen Gesicht, Unterkiefer und Zähne entspannen und geradeaus blicken. Augenbrauen so hoch wie möglich ziehen, ohne den Rest des Gesichtes zu verändern. Bis fünf zählen, entspannen, insgesamt eine Minute lang wiederholen.

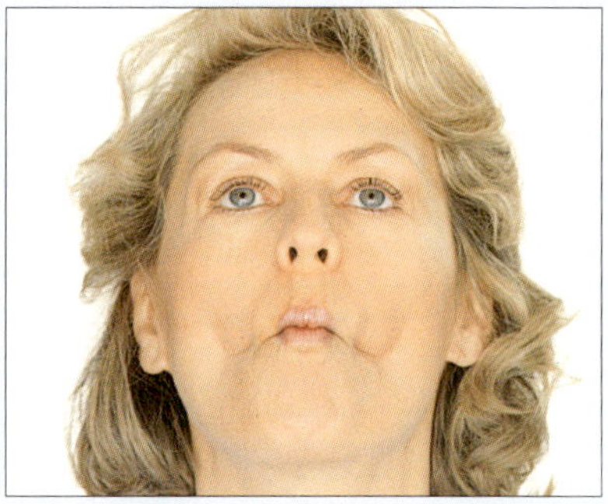

**WANGEN FORMEN**
Geeignet für wenig ausgeprägte Wangen. Im Sitzen Kinn anheben, Wangen so stark wie möglich nach innen saugen und bis zehn zählen. Loslassen und eine Minute lang wiederholen.

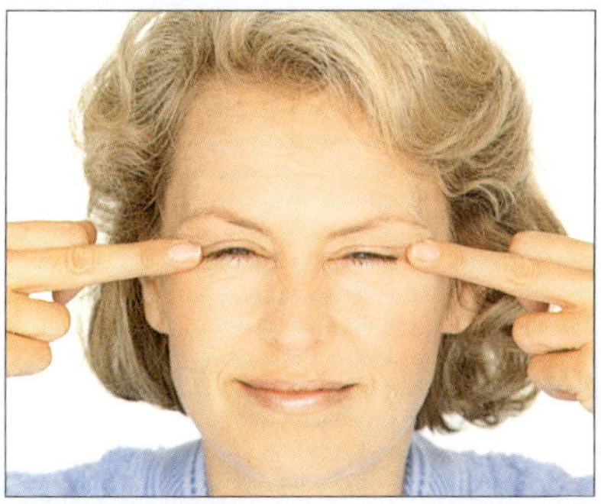

**OBERLIDER STÄRKEN**
Hängende Lider machen alt und verdecken die Augen. Im Sitzen Mittelfinger an den äußeren Rand der Oberlider anlegen (Brauenknochen spüren). Mit den Fingern einen mittelstarken Druck ausüben. Unterlider fest nach oben drücken und Muskelkontraktion unter den Fingern spüren. Zehnmal schnell hintereinander ausführen, entspannen und wieder zehnmal; eine Minute fortfahren.

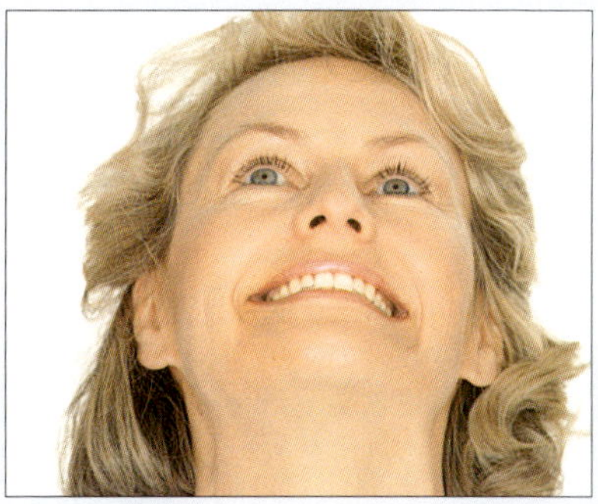

**KINN UND UNTERKIEFER FORMEN**
Geeignet für Doppelkinn, Hautsäcke und Hautfalten am Unterkiefer. Im Sitzen Kopf nach hinten lehnen und leicht anheben. Kinn etwas nach außen schieben, Mund weit öffnen, indem Unterkiefer gesenkt wird. So breit wie möglich lächeln, Zähne dabei aufeinander bringen. Immer noch lächelnd Unterkiefer zehnmal absenken und wieder anheben. Entspannen und wiederholen, dabei Muskelarbeit wahrnehmen.

## FALLGESCHICHTE

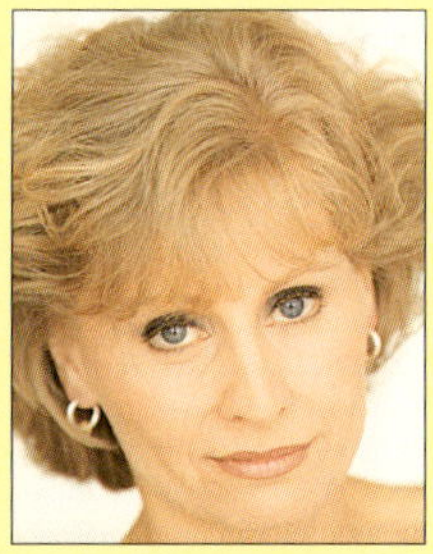

**Hilary** ist mit 43 Jahren mit einer relativ faltenfreien Haut gesegnet, hatte aber jahrelang Probleme mit Hautveränderungen. Sie machten sich durch schuppige, äußerst empfindliche Stellen bemerkbar, die auf die unterschiedlichen Gesichtscremes eher schlimmer als besser reagierten. Nach Ablauf der 10 Wochen trat eine deutliche Besserung dieser Hautbeschwerden ein. Hilary und ich führen das auf eine ausgewogenere Ernährung, bessere Durchblutung und die Verträglichkeit der Pflegeprodukte zurück, die ich ihr zu testen gab.

*„Ich habe die Pflegeprodukte regelmäßig benutzt, was sicherlich einen Unterschied macht. Ich bin froh, denn jetzt kann ich wieder Make-up auftragen, wenn ich es möchte, oder gar nichts auftragen, ohne dabei ein schlechtes Gewissen wegen meiner schuppigen Haut zu haben."*

## Schöner Körper

Ihre Körperhaut benötigt ebensoviel Aufmerksamkeit und Pflege. Also nicht vergessen:

**Hände und Nägel**

IMMER Handcreme benutzen und beim Abwasch oder Putzen Handschuhe tragen.

Braunen Altersflecken, die manchmal auf Handrücken entstehen, beugen Sie durch Retinolcreme oder selbstgemachte Handmasken aus Zitronensaft und Avocado vor. Maniküren Sie Ihre Nägel regelmäßig; ein positiver Nebeneffekt Ihres fortgeschrittenen Alters ist die zunehmende Festigkeit der Nägel.

**Füße**

Wenn Sie gerne barfuß gehen, sorgen Sie für gepflegte Füße. Auch Füße sind empfänglich für Cremes, Massagen und Sport. Schmerzende Füße schlagen sich auch auf Ihrem Gesicht nieder. Wenn Sie hohe Absätze tragen müssen, gönnen Sie Ihren Füßen ab und zu eine Pause.

**Lippen**

Schützen und pflegen Sie Ihre Lippen mit Balsam oder Lippenstift gegen UV-Strahlung.

**Zähne und Zahnfleisch**

Regelmäßige Besuche beim Zahnarzt und Dentalhygiene sind genauso unerläßlich wie gute Ernährung, Vitamin C für gesundes Zahnfleisch und konsequentes tägliches Putzen. Bei Bedarf Zahnweiß für ein strahlendes Lächeln verwenden.

**Körperhaut**

Halten Sie Ihre Körperhaut durch ständige Pflege jung. Testen Sie das 20-Minuten-Programm und benutzen Sie pflegende Badeöle und Duschcremes.

**Entspannende ätherische Öle**

Bergamotte, Kamille, Jasmin, Clary (Muskatellersalbei), Lavendel, Neroli (Orangenblüte), Sandelholz.

**Belebende ätherische Öle**

Basilikum, Zimt, Zitrone, Pfefferminze, Pinie, Rosmarin. Ätherische Öle sind in Apotheken, Bioläden oder per Postversand erhältlich.

## Das 20-Minuten-Programm

**1** Ziehen Sie Ihren Bademantel an. Reinigen Sie Ihr Gesicht mit sanfter, dem Hauttyp entsprechender Reinigungsmilch und Wattebausch oder Waschlappen.

**2** Zweiminütiges Dampfbad für Ihr Gesicht.

**3** Feuchtigkeitsspendende Reinigungsmaske auflegen

**4** Baden oder Duschen mit ein paar Tropfen beruhigendem oder belebendem ätherischen Öl. Kräuterteebeutel, Gurken- oder Kartoffelscheiben auf die Augen legen und zehn Minuten vollkommen entspannen.

**5** Körper mit großen Handtüchern trocken reiben. Körperlotion auf gesamten Körper auftragen, solange er noch warm ist. Besonders viel Feuchtigkeit für Füße, Knie, Ellbogen und Hals.

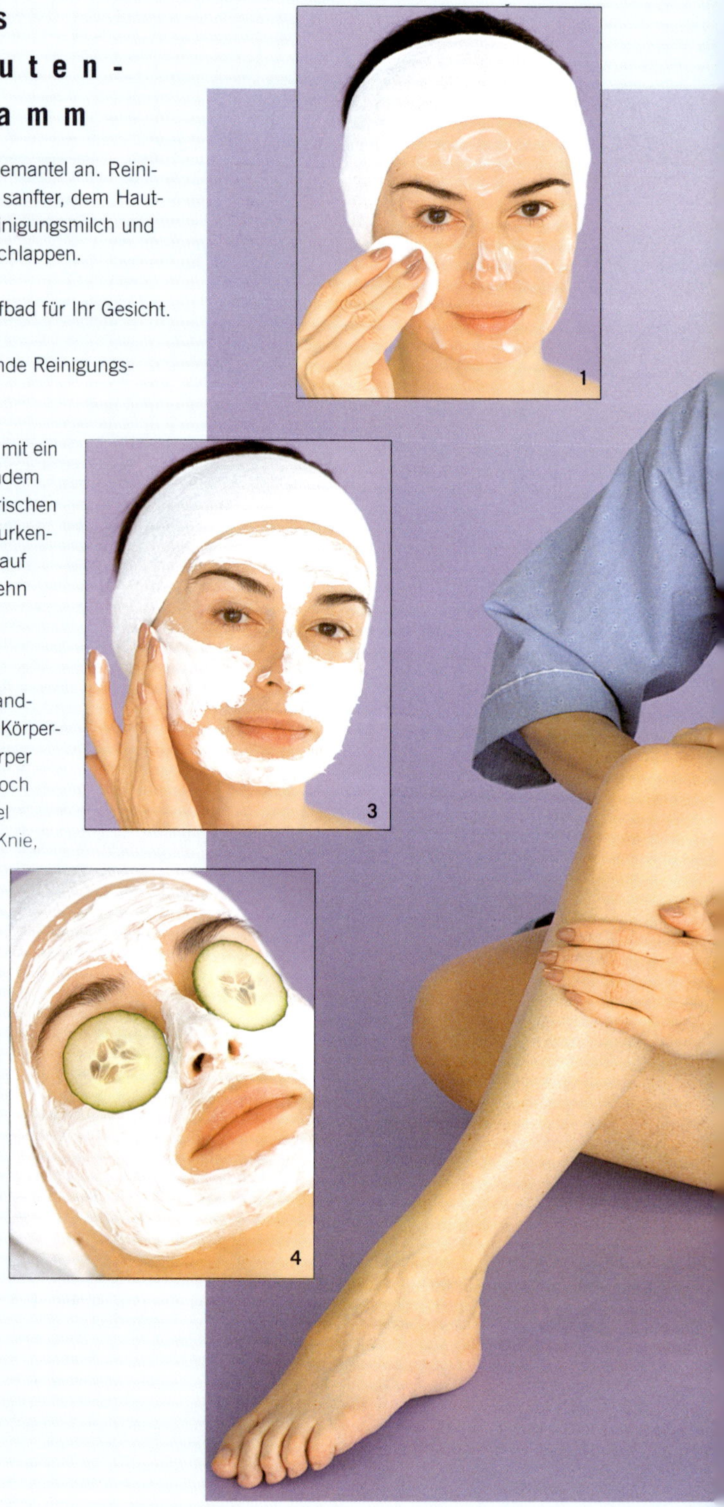

1

3

4

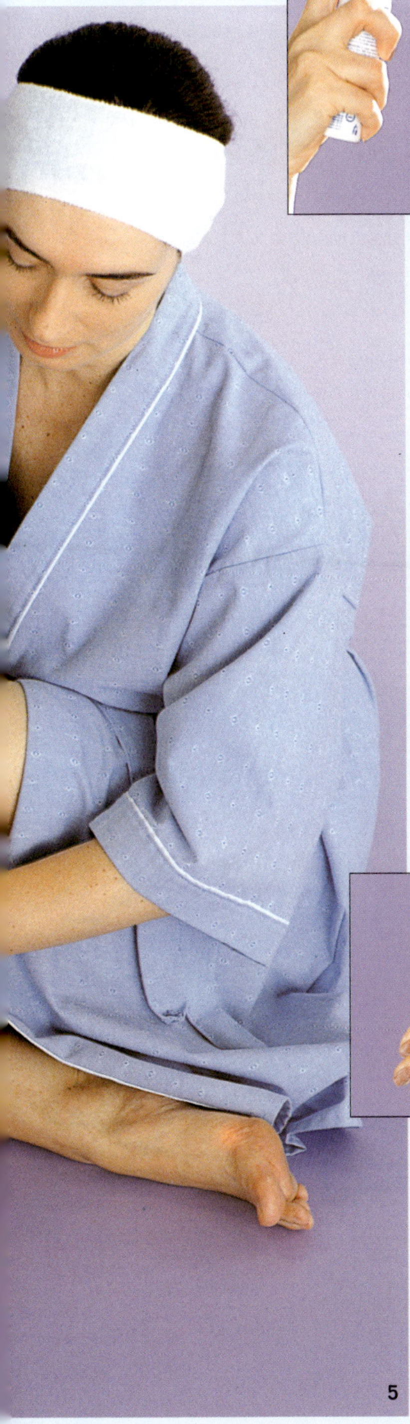


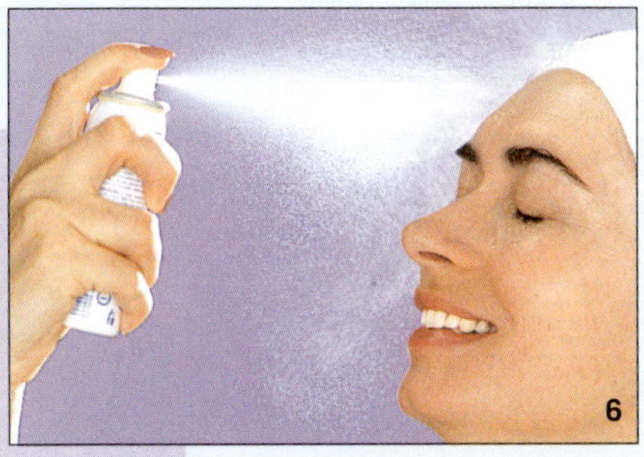


**6** Maske mit warmem Wasser abwaschen und Gesicht mit Mineralwasser befeuchten.

**7** Creme gegen Augenfalten oder Nachtcreme an den Augenpartien und Lidern auftragen (je nachdem, ob Sie ausgehen oder zu Bett gehen).

**8** Wenn Sie noch ausgehen, Feuchtigkeitspflege verwenden, ansonsten Ihre bevorzugte Nachtcreme bzw. Öl (ich empfehle Vitamin-E-Öl) auftragen.

**9** Handcreme und Nagelcreme für die Nagelhaut anwenden.

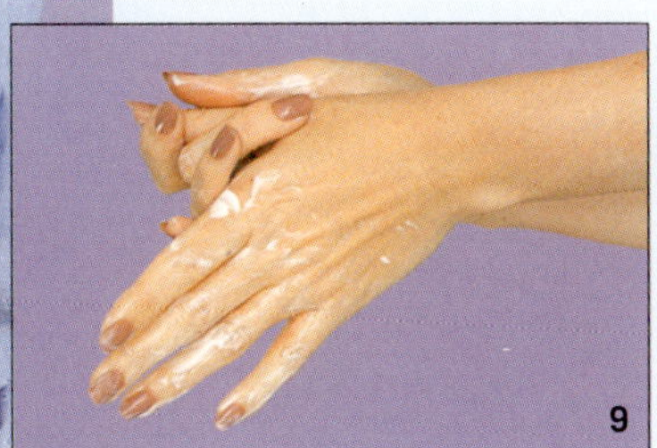


## CELLULITIS – WAS HILFT?

Cellulitis oder Orangenhaut sind jene grübchenartigen Fettablagerungen, die viele, auch nicht unbedingt übergewichtige Frauen, am Unterkörper haben. Sie ist nicht leicht zu bekämpfen, aber man kann es schaffen. Versuchen Sie es mit den folgenden Methoden, und Sie werden nach 10 Wochen eine deutliche Besserung erkennen – aber hören Sie dann nicht auf.

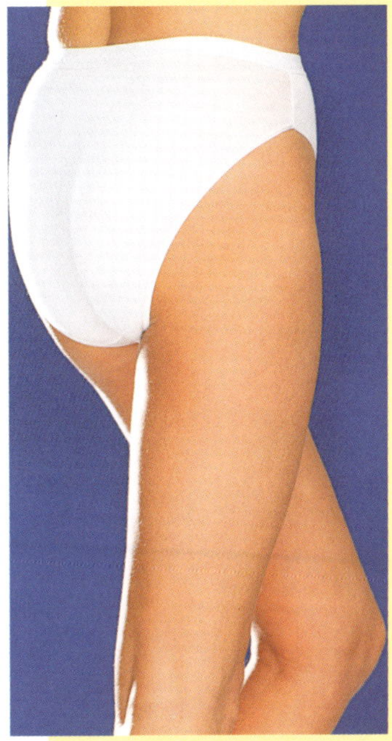

- Gymnastik für den Unterkörper ist der wichtigste Aspekt der Cellulitiskontrolle. Regelmäßige Aufbau-, Dehn- und Aerobic-Übungen (siehe 10-Wochen-Programm) sind unverzichtbar für die Beine. Der Beweis? Schauen Sie Frauen an, die ein Normalgewicht haben und regelmäßig Sport treiben – Sie werden selten Orangenhaut entdecken.
- Halten Sie ein vernünftiges Körpergewicht. Ja, es stimmt. Auch dünne Frauen sind vor Cellulitis nicht gefeit, aber bei Übergewicht wird die Cellulitis erst verschwinden, wenn Sie ein paar Pfunde abnehmen.
- Gesunde Ernährung – ich glaube zwar nicht daran, daß Cellulitis durch in Fettzellen abgelagerte Gifte entsteht – , doch eine an Antioxidanzien, Vitaminen, Mineralstoffen und essentiellen Fettsäuren reiche Aufbau-Ernährung (siehe Seite 103) kann sich nur positiv auf die Haut auswirken.
- Massieren Sie die betroffenen Stellen regelmäßig. Tests haben ergeben, daß die tägliche Massage mit einem Sisalhandschuh o. ä. und Auftragen einer weich machenden Lotion über Wochen die Orangenhaut erheblich verringert. Sie können die betroffenen Stellen auch regelmäßig mehrere Minuten fest bürsten. Es gibt eine bunte Palette an Massagebürsten, die kein Vermögen kosten. Kaufen Sie sich einen rauhen Schwamm und eine normale Körpermilch, oder mischen Sie etwas Vitamin-E-Öl mit Mandelöl und die Massage kann beginnen.

*Das richtige Make-up kann Sie Jahre jünger aussehen lassen. Umgekehrt können aus der Mode gekommene Techniken und Farben sowie Substanzen, die für die reifere Haut ungeeignet sind, Sie um Jahre ÄLTER machen. In dieser Lektion zeigt Ihnen Celia Hunter, eine der renommiertesten Kosmetikerinnen, wie Sie das meiste aus IHREM Typ machen.*

# Lektion 6 Make-up-Zauber

Celia rät reiferen Frauen, ihr Aussehen von Zeit zu Zeit zu überprüfen. Viele Frauen schminken sich seit ihrer Jugend mit den gleichen Farben und Kosmetikprodukten. Aber wenn Sie einmal einen Blick auf Ihr Gesicht und die heute verfügbare Produktpalette werfen, stellen Sie wahrscheinlich fest, daß Sie, was die Auswahl Ihrer Kosmetika wie auch Ihrer Schminktechnik betrifft, mehr für sich herausholen könnten.

*Selbst die beste Hautpflege, wie auf den Seiten 52 bis 57 beschrieben, kann nichts daran ändern, daß sich Haut und Teint im Alter verändern und daß die Schminktechnik einer 25jährigen nicht mehr zu der einer 45jährigen paßt. Die häufigsten Fehler haben wir hier (rechts) zusammengefaßt.*

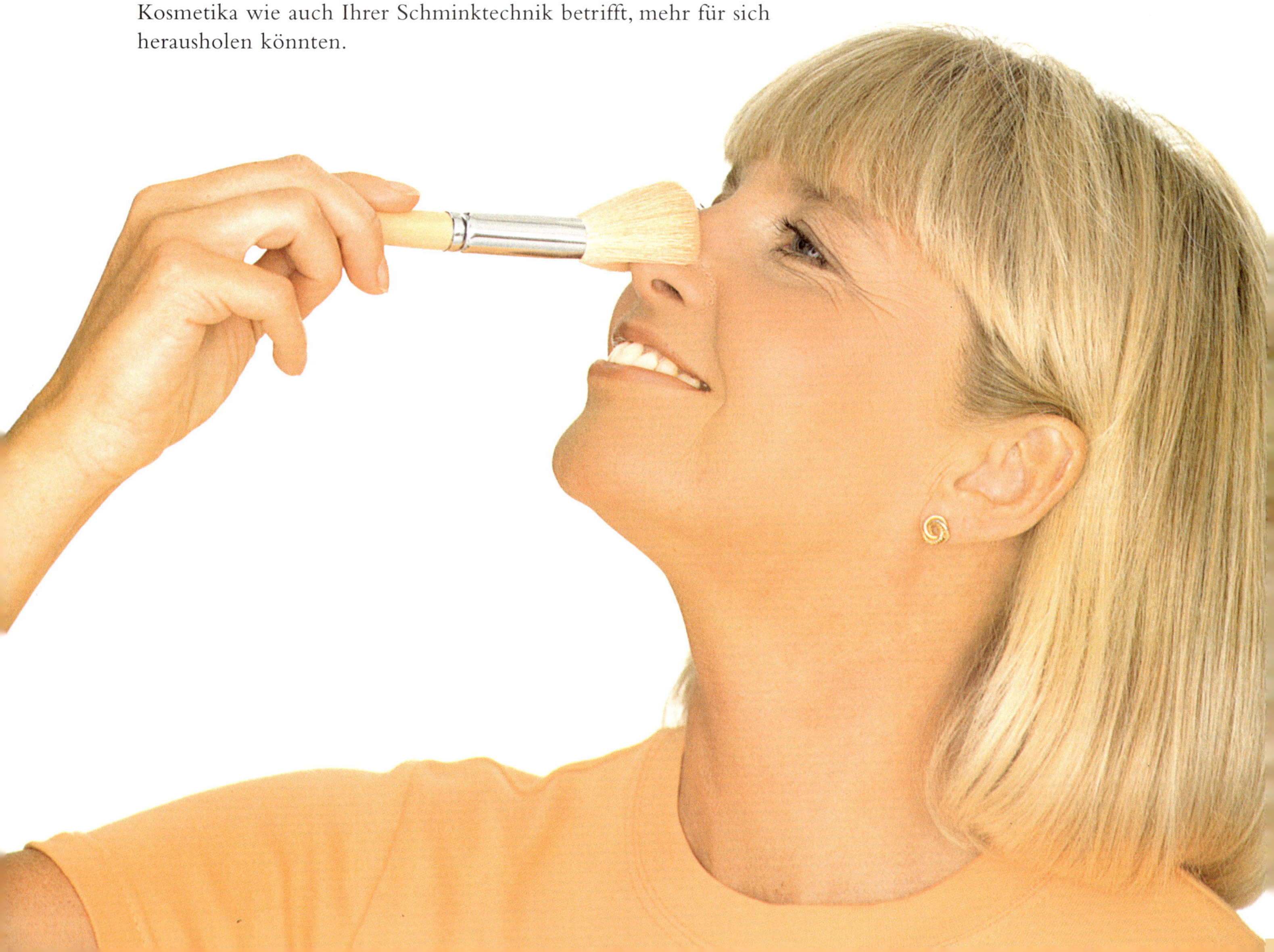

## Überdenken Sie Ihr Aussehen neu

### Zuviel auftragen

Je mehr Alterserscheinungen, wie Farbflecken, geplatzte Äderchen, Augenringe und Fältchen, auf der Haut sichtbar werden, desto größer ist die Versuchung, durch Auftragen dicker Grundierungs- und Puderschichten, kräftiges Augen-Make-up und Lippenstift davon abzulenken.

Kennen wir nicht alle Frauen mit über 45, die wie Porzellanpuppen geschminkt sind? Sie bieten wahrhaftig keinen erfreulichen Anblick. Zuviel Make-up und Farbe schmeicheln weder einer 35jährigen, geschweige denn einer 50- oder 60jährigen. Allgemein gilt: „weniger ist mehr", und je älter Sie sind, desto behutsamer sollten Sie mit Make-up umgehen. Sie sollten vor allem nicht versuchen, Ihre Falten „zuzuspachteln", als wären es Löcher in einer Wand. Die folgenden Schminktips werden Ihrem Gesicht zu einem frischen, jugendlicheren Aussehen verhelfen, ohne die reiferen Züge zu übertünchen (siehe „Kleine Make-up-Kunde", Seite 60).

### Schwaches Licht am Schminktisch

Wenige Frauen schminken sich bei geeignetem Licht. Ein gelungenes Make-up im Halblicht eines schummrigen Schlafzimmers ist ein Ding der Unmöglichkeit. Das Tageslicht verrät schlecht nachgezogene Augenbrauen, zuviel Rouge usw. sofort. Lassen Sie die Finger davon. Investieren Sie lieber in eine ordentliche Beleuchtung rund um Ihren Spiegel. Im Sommer sollten Sie Ihr Make-up vor dem Verlassen des Hauses an einem hellen Fenster überprüfen.

### Zu wenig Zeit

Im Alter erfordern die Details unseres Gesichts größere Aufmerksamkeit, doch wenige Frauen nehmen sich entsprechend Zeit dafür. Wahrscheinlich liegt es an der Routine, mit der wir dieses Gesicht seit Jahren schminken, so daß die ganze Sache nun etwas langweilt. UND wir glauben, dieses Gesicht in- und auswendig zu kennen, so daß wir in zwei Minuten das schaffen, wofür wir als Jugendliche 30 Minuten gebraucht haben. Schließlich kommt noch das schlechte Gewissen hinzu – es gäbe so viele andere, wichtigere Dinge zu tun, also beeilen wir uns. Nein! Eine Grundierung muß gut verteilt sein, überschüssiger Puder muß entfernt werden, Lidschatten muß sorgfältig aufgetragen werden, und die Wimpern sollten mit der Mascara lieber zweimal vorsichtig nachgetuscht werden.

Sehen Sie Ihr Gesicht in einem neuen Licht und schenken Sie ihm so viel Aufmerksamkeit, als würden Sie es das erste Mal in Ihrem Leben schminken.

### Falsche Farbwahl

Haut und Haare verändern im Alter ihre Farben. In der Regel werden wir blasser. Paßt man das Make-up farblich nicht entsprechend an, wirkt der Teint hart und/oder ausgelaugt. Ich habe früher immer dunkelbraunen Lidschatten getragen, um meine leicht hervortretenden Augen zu verkleinern und Augenhöhlen zu schaffen, wo keine waren. Vor kurzem habe ich zum Spaß einen ähnlichen Lidschatten aufgelegt und sah absolut schrecklich aus, als käme ich gerade übel zugerichtet aus dem Boxring.

Dunkle Farben sind für die meisten älteren Gesichter unvorteilhaft, und sofern Sie nicht einen dunklen Teint haben, ist schwarz absolut tabu. Auf schwarzen Kajalstift und schwarze Wimperntusche können Sie getrost verzichten. Das haben Sie nicht mehr nötig.

Kräftige Farben können ebenso unpassend, weil zu hart und zu kontrastreich, sein. Sie denken, das sei Unsinn, weil Sie schwarze Haare und einen dunklen Teint haben und gerne knallroten Lippenstift benutzen. Versuchen Sie einmal ein sanfteres Rot mit einem größeren Rosa-, Blau- oder Braunanteil. Ich wette, das steht Ihnen besser. Blonde Frauen tragen ebenfalls häufig roten Lippenstift, aber über 40 sieht das in den seltensten Fällen noch gut aus. Ideal sind neutrale Farbmischungen in hellen oder mittleren Schattierungen (gibt es vom Hersteller bereits gemischt!). Mehr zu Ihnen und Ihren Farben auf den Seiten 76 bis 85.

Ein zartes Make-up sticht nicht in die Augen, sondern schmeichelt.

### Glanz und Schimmer

Als Faustregel gilt: je älter, desto weniger Schimmer, Glanz und Glitzer. Schimmer und Glitzer heben Falten, Tränensäcke und Hautunebenheiten hervor. Vor allem sollten Sie die Finger von perlmuttschimmerndem Lidschatten auf faltigen Lidern lassen.

Trennen Sie sich von all diesen Dingen, und kaufen Sie seidenmatte Farben für Augen, Lippen und Gesicht. Die moderne Kosmetik (siehe Kasten „Kleine Make-up-Kunde" auf der nächsten Seite) bietet ideale Produkte für die reife Frau an, warum sie nicht nutzen?

### Veraltete Techniken

Sollten Sie seit 20 Jahren die gleiche Rougetechnik anwenden und niemals Abschied von Lidstrich und schwarzem Kajal genommen haben, sind Sie nicht mehr auf dem neuesten Stand. Informieren Sie sich in dieser Lektion (und in Frauenzeitschriften usw.) über neue Schminktechniken. Vermeiden sollten Sie: Rouge zur Betonung der Konturen; eine wesentlich dunklere Grundierung als Ihre eigentliche Hautfarbe, um gesünder auszusehen; dunkel umrandete Lippen mit hellerer Innenfarbe und andere zweifelhafte

Make-up-Tricks. Einer 16jährigen läßt man das noch durchgehen, einer 45jährigen nicht mehr.

**Ihr Gesicht nicht wirklich sehen**

Da Sie Ihr Gesicht täglich sehen und die Veränderungen in ihm allmählich vor sich gehen, mögen sie Ihnen entgangen sein. Ihre Schminkweise haben Sie seit Jahren nicht verändert, aber wird sie Ihrem Gesicht von heute noch gerecht? Blicken Sie in einen großen Spiegel und machen Sie von Ihrem Spiegelbild eine ehrliche Bestandsaufnahme. Sie sollte umfassen: Gesichtsform (Haare nach hinten binden und ggf. die Umrisse mit Lippenstift auf den Spiegel malen), Hautverhältnisse und Teint (Entscheidungshilfe für richtiges Make-up und Puder), Augentyp (groß, klein, tiefliegend, weit geöffnet usw.), untere Augenpartie (dunkle Ringe, Tränensäcke, tiefe Falten) und Lippen (voll und weich oder dünn und gekräuselt; gleich große oder unterschiedlich große Unter- und Oberlippen) usw. Schreiben Sie alle guten und weniger guten Punkte auf. Mit der richtigen Schminktechnik können Sie Positives hervorheben und Negatives herunterspielen. Gegen einige der weniger guten Punkte läßt sich noch mehr tun (siehe Informationen auf den folgenden Seiten dieser Lektion).

Am besten gehen Sie in die Kosmetikabteilung eines Kaufhauses in Ihrer Nähe oder in eine gut sortierte Drogerie und probieren so lange wie nötig alle möglichen Kosmetika aus, versuchen Farben und sehen, was Ihnen steht und was nicht. Testen Sie Make-ups mit hoher Deckfähigkeit und dünner Konsistenz und was es sonst noch gibt. Das ist der beste Weg, um das eigene Aussehen aufzufrischen. Nutzen Sie die kostenlosen Make-up-Demonstrationen, die viele Kaufhäuser anbieten. Sie werden gewiß viel lernen. Und falls Sie sich seit langem nicht mehr geschminkt haben, ist das ein guter Weg, um sich wieder damit vertraut zu machen.

## KLEINE MAKE-UP-KUNDE

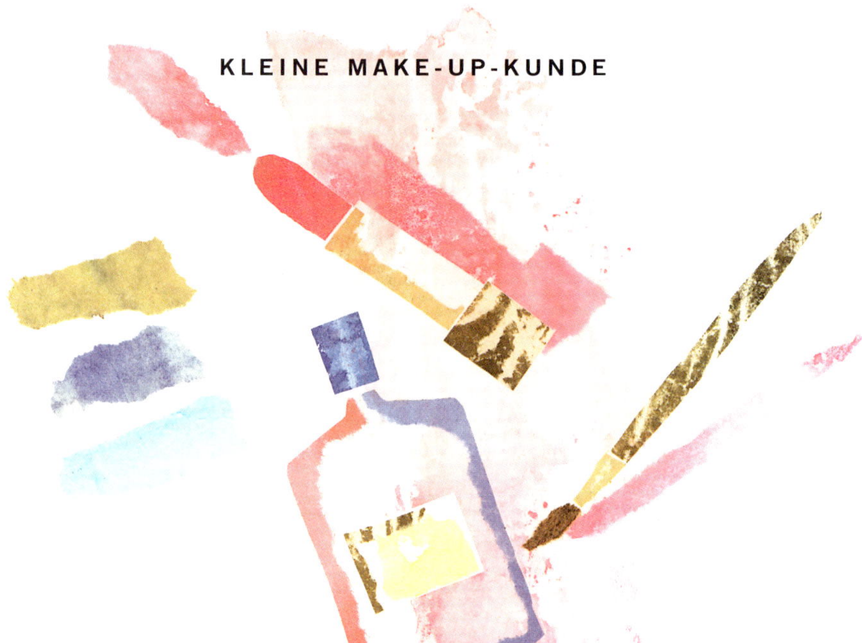

In den letzten Jahren ist die Qualität der Kosmetikprodukte enorm gestiegen, was Farben, Zusammensetzungen, Abdeckung, UV-Schutz, Haltbarkeit, Handlichkeit und vieles mehr betrifft. Die meisten Verbesserungen sind äußerst vorteilhaft für ältere Haut. Hier einige der besten Neuerungen, die in Ihre Schminktasche Einzug halten dürfen:

***Lichtdiffundierende Puder und Grundierungen***

„Lichtdiffundierend“ (lichtzerstreuend) bedeutet, daß feine Fältchen, Hautunebenheiten und Flecken weniger sichtbar werden. Moderne Make-ups und Puder sind heute wesentlich feiner beschaffen, so daß weniger besser abdeckt – ideal für ältere Haut. Viele Grundierungen bieten zusätzlich UV-Schutz und andere Vorteile wie Antioxidanzien.

***Abdeckstifte und -cremes***

Vor zehn oder 15 Jahren war mein Abdeckstift dick, steinhart, mit einem hellen und einem dunklen Farbton zur Auswahl, und ein größerer Schandfleck als alles, was ich zu verdecken suchte: Unreinheiten und Augenringe. Heute sind Abdeckstifte und -cremes wunderbar, vor allem die, die man mit dem Finger oder einem Applikator auf dem Gesicht verwischen kann.

***Seidenmatter Puder***

Für großporige oder fettige Haut im Stirn-Nasen-Kinn-Bereich eignet sich der mattierte Puder hervorragend. Er ist EXTREM fein und deckt hervorragend ab, ohne dabei zu klumpen.

***Individuelle Farbpalette***

Viele Kosmetikhersteller liefern mittlerweile leere Lidschattenbehälter, die Sie mit zwei oder mehreren Farben Ihrer Wahl bestücken können. Dadurch brauchen Sie nicht mehr ein ganzes Farbsortiment zu nehmen. Nehmen Sie zwei oder drei verwandte Farbtöne, z. B. cremeweiß, beige und hellbraun oder drei Grautöne.

***Puderpinsel***

Augenbrauen werden mit zunehmendem Alter dünner und verlieren an Farbe. Sie müssen nachgezogen werden, um die Harmonie im Gesicht zu bewahren. Auch hier können im Alter Augenbrauenstifte zu hart und offensichtlich wirken. Die Lösung liegt in der Benutzung einer Farbe in Pulverform. Zum Auftragen dieser Farbe gibt es mittlerweile eigene Pinsel. Ansonsten nehmen Sie einen grauen oder mattbraunen Lidschatten.

***Eyeliner***

Nicht allen Frauen über 35 steht der kontrastreiche Oberlidstrich, der dickflüssig mit dem Pinsel aufgetragen wird und auf der Stelle eintrocknet (und zumeist zu viel davon). Wenn Ihre Augen eine sanfte Unterstreichung benötigen, kaufen Sie einen hellbraunen oder grauen Eyelinerstift. Einige lassen sich vor dem Eintrocknen sogar noch verwischen, so daß der harte Abschlußrand vermieden werden kann.

***Lippenpinsel***

Im Alter nehmen die Fältchen um den Mund zu, in die Lippenstift während des Tages leicht „auslaufen“ kann. Das sieht schrecklich aus. Benutzen Sie daher einen Konturenstift für die Lippenränder und malen Sie die Lippen mit einem Pinsel aus (mehr hierzu in den folgenden Make-up-Vorschlägen für unsere Teilnehmerinnen). Es gibt inzwischen spezielle „Antiverlauf-Stifte“.

***Lippenstifte***

Da ich den „Erdbeermund“ gar nicht mag, kann ich mich für die neuen Lippenstifte in zarten Farben sehr begeistern. Sie passen zu den meisten reiferen Gesichtern besser. Lippenfarben, die man mit dem Pinsel aufträgt, haften häufig nicht so lange wie Lippenstifte.

# DIE 30JÄHRIGEN

## Make-up-Vorschlag für Sue

***1*** Sues Haut braucht kein kräftiges Make-up. Nur eine leicht getönte Tagespflege passend zu ihrem Teint, mit den Fingern oder einem Schwämmchen gut auf dem Gesicht verteilt.
***2*** Ein Hauch Abdeckcreme für Augen und Nase hellt die wenigen dunklen Schatten auf Sues Gesicht auf.
***3*** Celia hat einen sehr feinen Puder mit einem dicken Pinsel über die Grundierung aufgetragen und den Überschuß vorsichtig abgewischt.
***4*** Ein rostfarbener Lidschatten wird auf dem Unterlid aufgetragen und nach oben und außen schwach verwischt, so daß er kaum merklich ist.
***5*** Dunkelbraune Wimperntusche wird zweimal dünn aufgetragen, um die Augen abzurunden.
***6*** Celia hat eine Nuance beige-rosa Rouge auf die Wangenknochen verteilt, um die natürliche Gesichtsform und Sues Augen zu betonen.
***7*** Zum Abschluß wird ein cremiger roséfarbener Lippenstift ohne Pinsel aufgetragen, da Sue keine Fältchen um den Mund hat.

*VORHER*
Sue vollkommen ungeschminkt

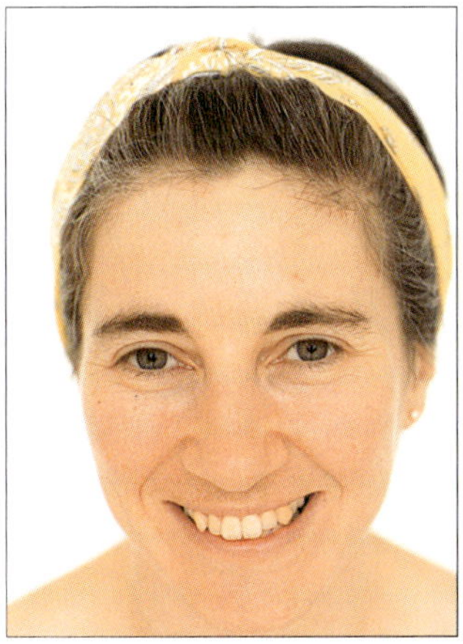

Sue, 39, schminkt sich gewöhnlich nicht. „Ich habe nie Make-up benutzt und bin auch unsicher, wie es anzuwenden ist.“ Celia hat ein natürliches Aussehen versprochen, das auch Sue leicht erreicht.
**Celias Analyse:** „Sue hat ein ausdrucksstarkes Gesicht mit hohen Wangenknochen und schöner ovaler Form. Ohne Schminke lenken die Augenbrauen zu sehr von den Gesichtszügen ab und verstecken die Augen, die je nach Lichteinfall grünlich, bläulich oder grau schimmern. Ihre Nase ist etwas zu lang, die Oberlippe etwas zu dünn.

Sue hat eine normale Haut mit einem relativ gleichmäßigen Teint, vereinzelt ein paar Flecken. Viele Frauen haben im dritten Lebensjahrzehnt wunderbare Haut, vor allem wenn sie in ihrer Jugend unter fettiger Haut litten. Solange die Haut regelmäßige Pflege erhält, bilden sich wenige Falten. Das Make-up sollte schon dezenter sein, aber die Hautfarbe wird erst blasser, so daß die Schminkweise noch nicht sehr geändert werden muß.“

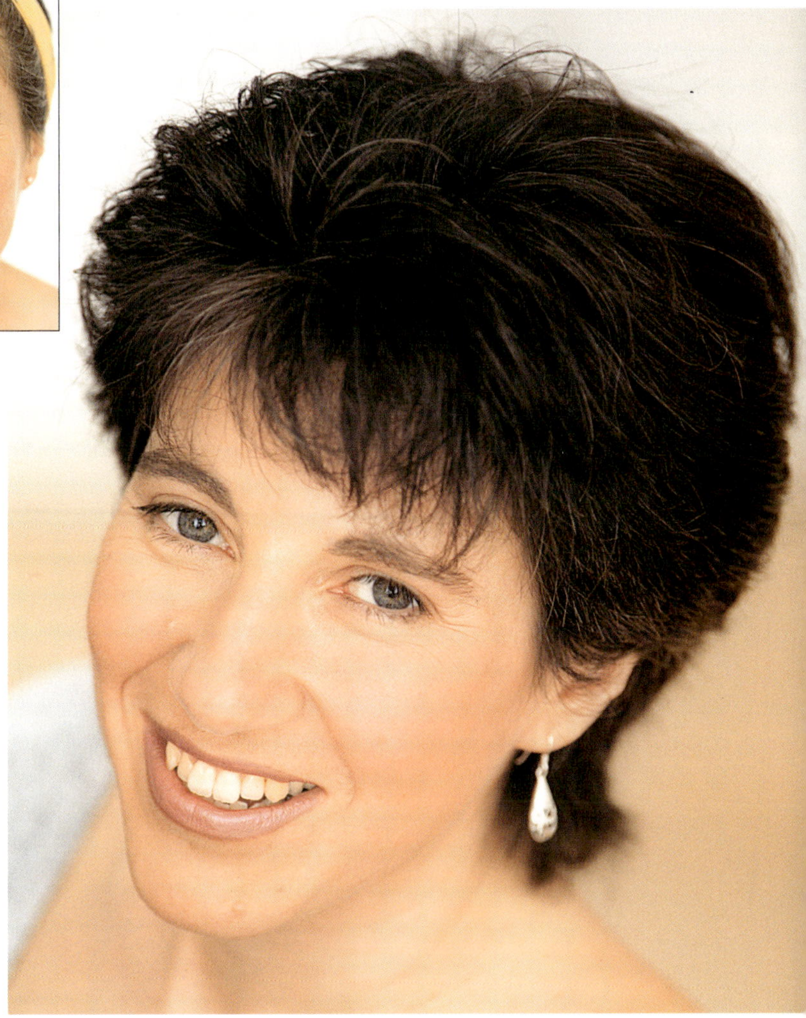

*DANACH*
Durch die schmaleren Augenbrauen (Celia hat sie etwas ausgedünnt) und die Lippen, die nun die Aufmerksamkeit auf das hübsche, schmale Kinn lenken, kommt Sues Gesicht besser zur Geltung.

Celia:
*„Das ist ein einfaches Make-up in sieben Schritten, das jede Frau in fünf Minuten zu Hause auflegen kann.“*

Sue:
*„Ich fühle mich wie neu geboren. Ist es nicht erstaunlich, wie sehr Make-up verändert?“*

# DIE 40JÄHRIGEN

## Hilarys neuer Look

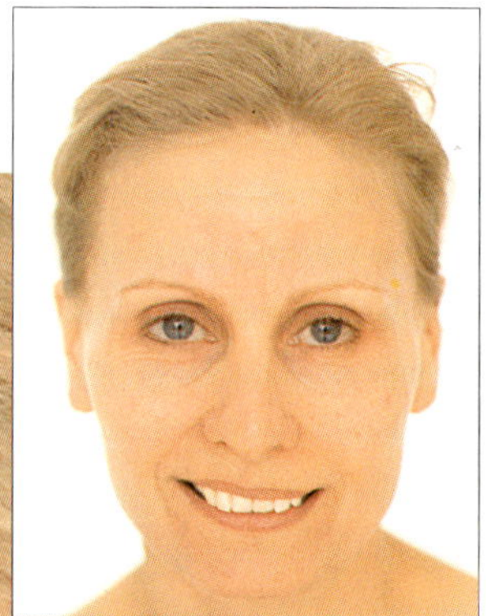

*VORHER*
Hilary ungeschminkt

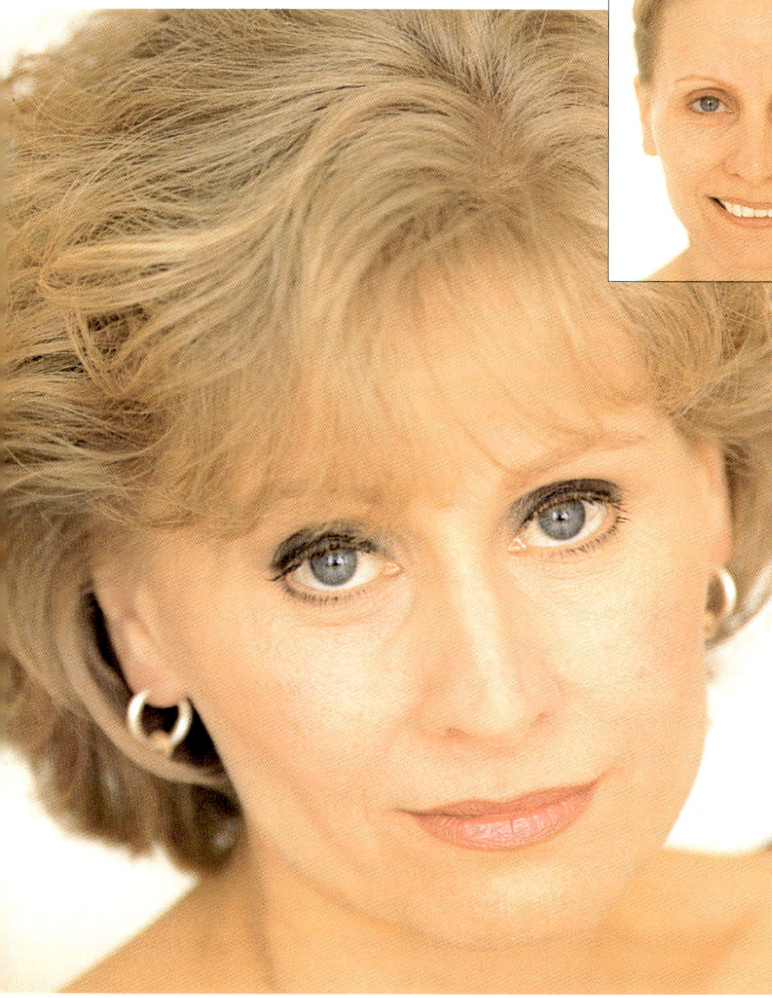

*NACHHER*
Ein elegantes und doch zartes Make-up unterstreicht Hilarys natürliche Schönheit.

Celia:
*„Frauen über 40 mit hellem Teint und blassen Augen stehen selten dunkelbraune oder schwarze Farben. Wie ich angenommen habe, schmeicheln die hellen Töne Hilarys Gesicht mehr und lenken nicht davon ab."*

Hilary:
*„Ich habe jahrelang die gleichen Farben benutzt und bin so froh, daß Celia mir gezeigt hat, was noch besser zu mir paßt."*

Hilary, 43, hat sich immer gerne geschminkt, doch mit Mitte Vierzig sollte sie ihre Vorliebe für dunkle Lidschatten überdenken. Sie bezweifelt allerdings, daß ihr hellere Töne stehen.

**Celias Analyse:** „Hilary hat ein sehr hübsches Gesicht, zwar quadratisch, aber ausgewogen, mit fantastischen Wangenknochen und starken Gesichtszügen. Ihre Augen sind schön, groß, blau und ausdrucksvoll. Sie hat einige dunkle Schatten und Augenringe, die aber leicht abgedeckt werden können. Ihre Haut und Lippen trocknen ohne regelmäßige Feuchtigkeitspflege leicht aus. Ich werde deshalb möglichst viel Feuchtigkeit bei ihrem Make-up verwenden.

Hilarys Haut ist typisch für ihr Alter und die helle Haarfarbe. Ein paar Fältchen um Mund und Augen (die durch dunklere Farben noch hervorgehoben werden), aber keine tiefen Falten. Vereinzelt einige rote Äderchen, die aber keinen Grund zur Sorge geben. Da ihre Haut empfindlich ist, benutze ich hypo-allergene Produkte, die sehr sanft aufgetragen werden. Reinigen Sie Schwämmchen, Pinsel, Puderquasten usw. regelmäßig, denn Make-up-Rückstände, Schmutz und Fett können Hautprobleme verursachen."

***1*** Celia hat eine feuchtigkeitsspendende flüssige Grundierung mit mittlerer Deckfähigkeit über das Gesicht verteilt. Die Partien rund um Augen und Mund werden nur vorsichtig grundiert.
***2*** Abdeckstift wird an inneren Augenpartien, Augenringen und roten Äderchen aufgetragen. Die Abdekkung immer NACH der Grundierung und vor dem Pudern auftragen.
***3*** Zum Schluß ein Hauch extrafeiner, loser Puder, um den Glanz von Nase und Stirn zu nehmen.
***4*** Celia hat mit einem kleinen feuchten Pinsel und dunkelgrauem Lidschatten einen sanften Lidstrich am oberen Wimpernrand entlanggezogen und leicht verwischt.
***5*** Hilary hat eine sehr schöne Augenpartie, die Celia durch einen zarten, rötlichbraunen Lidschatten, der seitlich verrieben wird, hervorgehoben hat.
***6*** Etwas dunkelgrauer Lidschatten für den unteren Wimpernrand.
***7*** Braunschwarze Wimperntusche leicht aufgetragen. „Vermeiden Sie Mascara, die die Wimpern miteinander verklebt."
***8*** Ein warmer Terracottaton als Rouge für die Wangen verleiht Hilarys hellem Hautton ein gesundes Aussehen.
***9*** Die Lippenkonturen werden mit einem extrafeinen Pinsel nachgezogen, und die Lippen mit einem hellen, leuchtenden Pfirsichrosa ausgemalt. Mit einem Kosmetiktuch abtupfen, wirkt natürlicher.

# DIE 50JÄHRIGEN

## Eleganz für Pam

Viele Frauen versuchen im Alter Hautprobleme und Blässe durch mehr Schminke zu überdecken. Tun Sie das nicht! Dickes Make-up verklebt Falten und betont sie zusätzlich. Aber Sie können noch immer strahlend und schön aussehen, wie Pam mit 57 Jahren beweist.

**Celias Analyse:** „Pamela hat für ihr Alter eine gute Haut, etwas trocken mit einigen geplatzten Äderchen, aber insgesamt in Ordnung. Mit 50 müssen die meisten Frauen noch weicher in ihren Farben werden. Pams Gesicht hat eine runde Herzform und ihre Züge sind weich und sanft. Ihr derzeitiges Make-up ist etwas ‚eingefahren und altbacken' – wir müssen modernere Farben und Produkte verwenden, um mehr Frische und Konturen in ihr zierliches Gesicht zu bringen.

Während und nach den Wechseljahren können Hautveränderungen wie große Poren und trockene Stellen auftreten. Falten bilden sich stärker aus. Bei großporiger Haut empfehle ich für die betroffenen Stellen regelmäßige Masken. Eine mildes Peeling für trockene Haut ist ebenso geeignet. Behandeln Sie die trockenen und/ oder faltigen Stellen regelmäßig mit einer feuchtigkeitsspendenden Tages- und Nachtpflege.

Falten, vor allem Lachfalten, deckt man am besten sehr vorsichtig ab. Beginnen Sie mit der Grundierung in der Gesichtsmitte und bei der Nase, und schwächen Sie sie zum Rand hin ab."

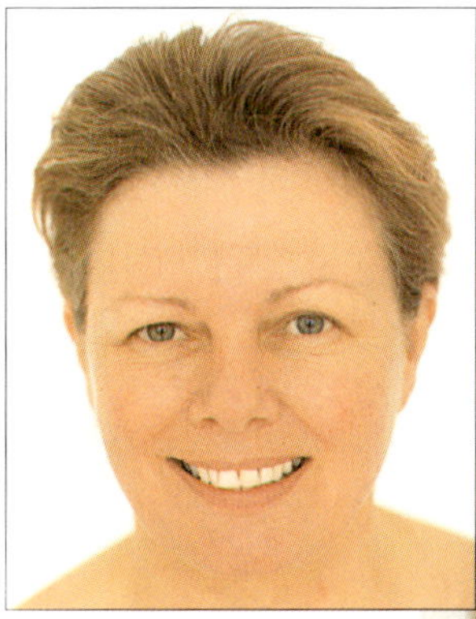

*VORHER:*
Pam vor der Make-up-Sitzung

***1*** Celia hat einen mittleren, etwas wärmeren Farbton als Grundierung benutzt, wobei die äußeren Augenpartien fast ausgespart wurden.
***2*** Darüber hat sie sehr feinen, losen Puder aufgetragen und dessen Reste mit einem Pinsel entfernt.
***3*** Der mittelbraune Lidschatten am Brauenknochen und entlang der Augenwinkel zieht die hängenden Lider optisch nach oben.
***4*** Ein zarter korallenrosa Lidschatten wird auf die Lidmitte aufgetragen und verrieben.
***5*** Der mittelgraue Lidstrich am Außenrand der unteren Wimpern betont die Augen.
***6*** Dunkelbraune Wimperntusche läßt die Augen größer erscheinen.
***7*** Warmes, rosa Rouge frischt die Wangen auf.
***8*** Celia hat Pams Lippenkonturen eine Nuance dunkler als ihre natürliche Lippenfarbe nachgezogen und einen cremigen, korallenfarbenen Lippenstift aufgetragen.

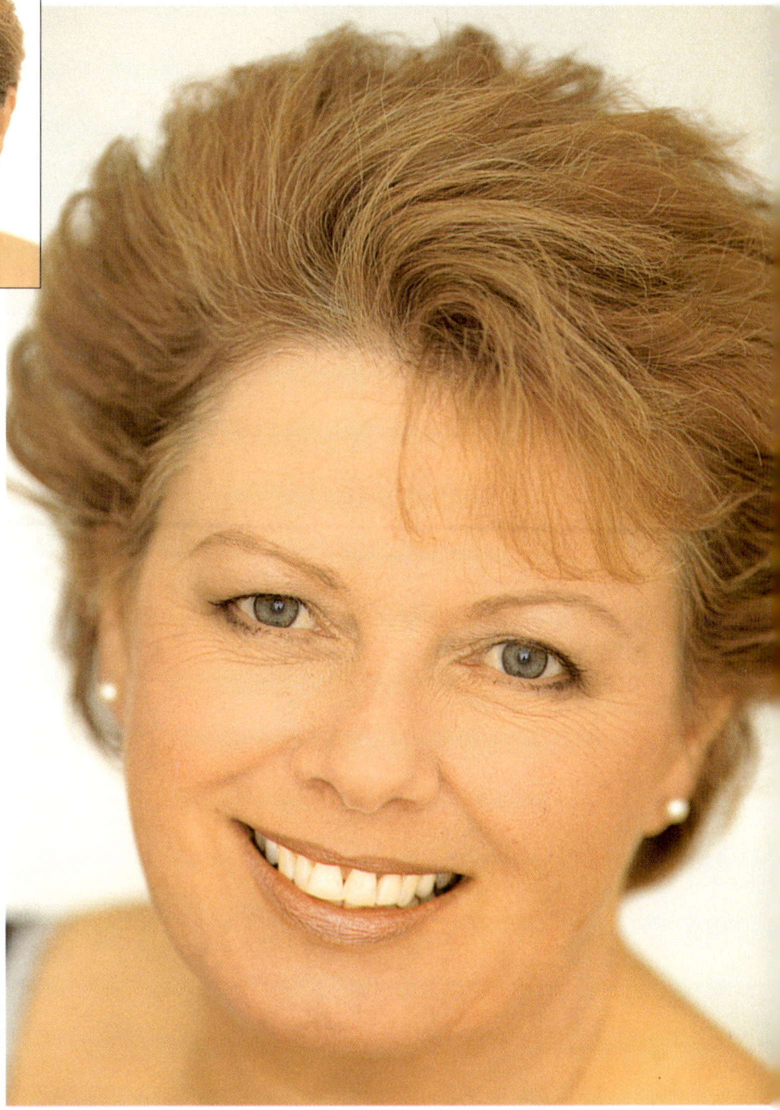

*NACHHER*
Celia:
*„Ich stelle fest, Pam sieht fantastisch aus! Hier sieht man, wie viel ein paar kleine Veränderungen bewirken können."*

Pam:
*„Ja, es gefällt mir gut. Es ist zwar mehr Make-up, als ich sonst trage, aber man spürt und sieht es nicht."*

# GESICHTSACCESSOIRES

**Mehr als die Hälfte der über 40jährigen sind (zumindest zeitweise) Brillenträgerinnen. Dennoch schenken wir dieser Tatsache wenig Beachtung. Die richtige Brille sollte dem Gesicht schmeicheln und nicht jedesmal beim Aufsetzen einen Schreck auslösen.**

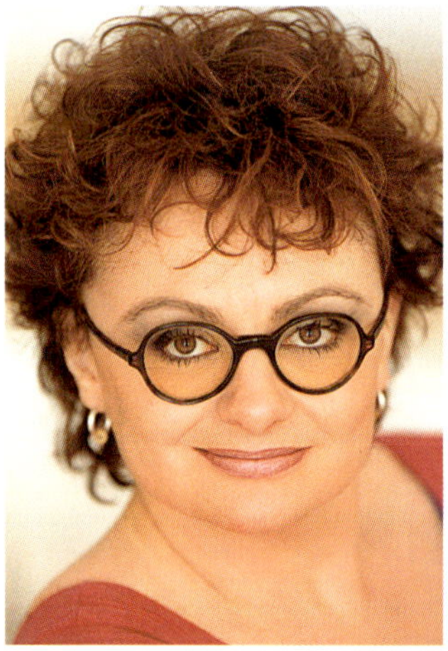

**Sal Housten,** oben, trägt seit Jahren eine Brille, die mit ihren schweren, runden Gläsern und dem schwarzen Gestell in Abstimmung auf ihr dunkles Haar ausgesucht wurde. Diese Brille ist aber keineswegs vorteilhaft für Sal. Ceril Campbell, Stilberaterin, meint: „Sal muß sich nicht hinter einer Brille verstecken. Diese Brille verdeckt und vergrößert gleichzeitg ihr Gesicht." Wir testen unten einige Brillen an Sal aus, um herauszufinden, welche ihr steht und welche nicht.

*Das ist die ideale Brille für Sal; sie paßt zu ihr und ihrer neuen Frisur. JETZT sehen wir dein Gesicht, Sally!*

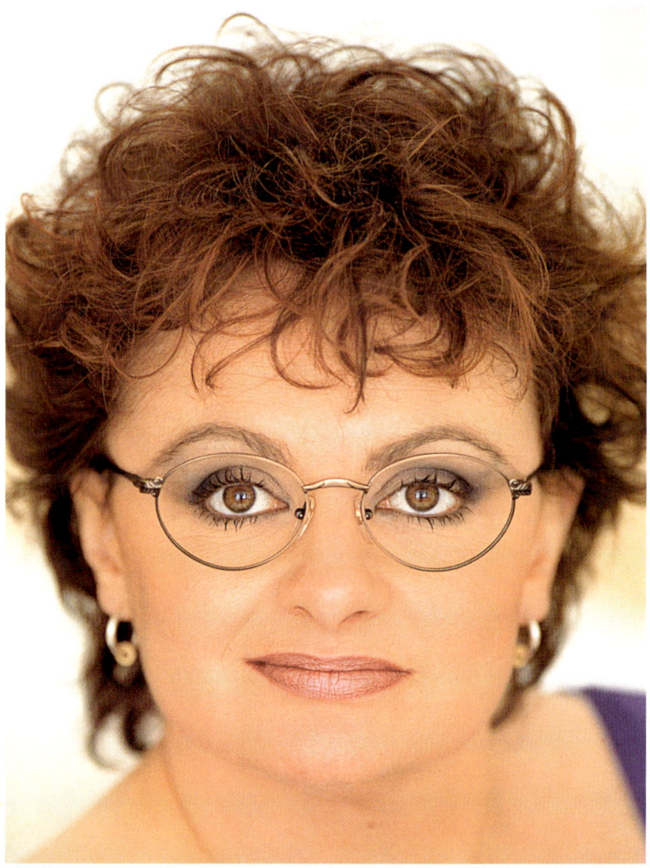

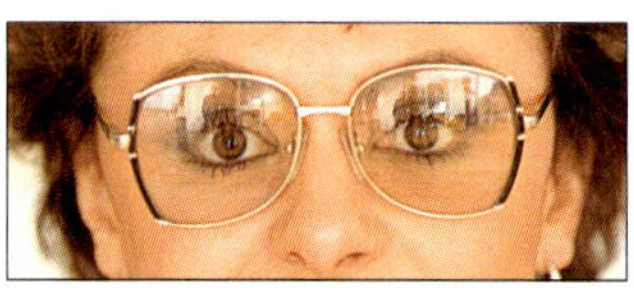

**1** Dieses Brillengestell ist zu groß und eckig für Sals zierliches Gesicht. Ihre eigenen Brillengläser haben eine bessere Form. Ein runderes Gestell macht ihre ausgeprägten Kieferknochen etwas weicher. Versuchen wir eine leichtere, ovale Brille.

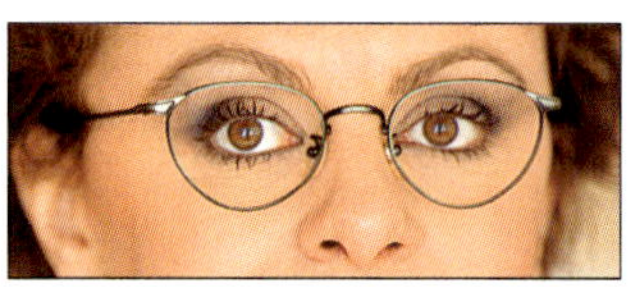

**2** Dieses grüne Gestell steht Sal gut. Wenn Sie Brillenträgerin sind, sollten Sie vielleicht mehrere Gestelle passend zur Kleidung oder der jeweiligen Gelegenheit in Betracht ziehen. Wenn Sie sich das nicht leisten können, empfiehlt sich ein Modell in einer neutralen Farbe, das Ihnen gut steht.

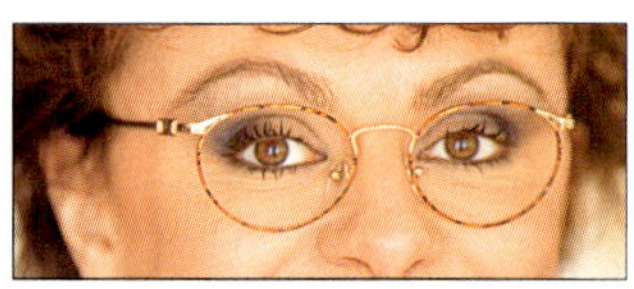

**3** Diese Brille ist unvorteilhaft: Die Brillenoberkante sollte immer zur Form der Augenbrauen passen. Hier sitzt sie zu tief.

**Tips:**

- *Kaufen Sie sich möglichst oft eine neue Brille. Brillen sind modische Accessoires, was nicht heißt, daß Sie jeden Modegag mitmachen sollen.*
- *Stimmen Sie die Brillenform auf Frisur und Gesichtsform ab. Faustregel: kurze Haare, zierliches Gesicht – kleine Brille. Lange Haare, breites Gesicht – große Brille!*
- *Denken Sie an Ihre Augen-, Haut- und Haarfarbe. Schwere, schwarze Brillengestelle stehen nur wenigen.*
- *Wählen Sie keine Farbe aus, die nicht zu Ihrer Kleidung paßt (außer bei mehreren Gestellen). Warum ein blaues Gestell kaufen, wenn man Blau sonst nie trägt?*
- *Denken Sie an Ihren Schmuck. Wenn Sie gerne Silberschmuck tragen, dann wählen Sie kein goldenes Gestell, und umgekehrt.*
- *Probieren Sie vor dem Kauf mehrere Brillengestelle – Sie werden schnell herausfinden, welche Formen Ihnen stehen.*
- *Versuchen Sie es mit Kontaktlinsen. Obwohl man mit Brille sehr gut aussehen kann, sind vor allem über Nacht tragbare Kontaktlinsen eine wirkliche Alternative, und sei es auch nur für das Selbstvertrauen.*

## Schnelle Tricks für jüngeres Aussehen

Ihr Gesicht verändert sich im Laufe der Jahre. Make-up und die auf den Seiten 52 bis 57 erwähnten Dinge kaschieren diese Veränderungen.

**Falten an Kinn/Unterkiefer:** Im Alter erschlafft die Gesichtshaut, so daß die untere Gesichtshälfte stärker hervortritt. Schwächen Sie das durch starkes Augen-Make-up ab (nicht zu dunkel) und lenken Sie die Aufmerksamkeit durch Rouge auf die obere Gesichtshälfte. Abends kann ein leichter Konturenpuder auf Kinn und entlang der Unterkieferkante aufgetragen werden. Vorsicht im Umgang damit, nicht tagsüber benutzen.

**Kleine oder müde Augen:** Im Alter erschlaffen die Lider, wodurch der Eindruck kleiner oder müder Augen entsteht, selbst wenn dies gar nicht der Fall ist. Das läßt sich durch einen weißen oder cremefarbenen Augenstift beheben. Farbe an den inneren Augenwinkeln vor dem Pudern gut über die Grundierung auftragen und verwischen. Benutzen Sie den Stift auch zwischen oberem und unterem Wimpernrand an den äußeren Augenwinkeln. Ein dunkler Lidstrich sollte niemals die Lücke zwischen unterem und oberem Wimpernrand füllen und nach außen gezogen werden, benutzen Sie hier immer den hellen Augenstift. Benutzen Sie farbigen Lidschatten und Rouge, das hellt die Augen immer auf.

**Dünne Lippen:** Im Alter werden die Lippen dünner. Hier hilft ein Konturenstift in einem etwas dunkleren Ton als die natürliche Lippenfarbe. Die Lippenränder etwas (ganz wenig) außerhalb nachziehen. Auch das Innere mit Konturenstift füllen, dann einen Hauch cremigen Lippenstift auftragen. Wenn eine Lippe dünner als die andere ist, den gleichen Trick auf die entsprechende Lippe anwenden. Sie können auch eine dunklere Farbe auf der größeren Lippe auftragen, da dies optisch verkleinert.

**Auslaufen des Lippenstifts:** Lassen Sie den Lippenstift nicht in die kleinen Falten rund um den Mund „auslaufen". Verwenden Sie statt cremigem oder glänzendem Lippenstift einen Konturenstift oder Lippenfarbe. Bei Lippenstiften auf lange Haltbarkeit achten und immer mit einem Kosmetiktuch abtupfen.

**Blasser und müder Teint:** Wenn Gymnastik, frische Luft und Schlaf nicht helfen, dann frischen Sie Ihr Gesicht mit etwas Selbstbräuner und Rouge an den oberen Wangen auf. Wählen Sie Farben für Lidschatten und Lippenstifte (und Kleidung), die dem Gesicht schmeicheln und es beleben (siehe „Mut zu Farben", Seite 78).

### Tricks, die man nicht versuchen sollte...

*Von einigen Dingen läßt man lieber die Finger, als daß man versucht, sie zu korrigieren oder zu verstecken:*

„Selbst bei Fotoaufnahmen benutze ich nie Farbschattierungen zur Korrektur der Gesichtsform", erklärt Celia. Jedermann kann sofort sehen, was kaschiert werden sollte; das lenkt die Aufmerksamkeit gerade erst auf das „Problem". Für einen Nicht-Profi ist es schwierig, ein natürliches Ergebnis zu erzielen. Deshalb verzichte ich bei meinen Make-up-Demonstrationen auf alle Techniken, mit denen die Frauen dann alleine nicht zurechtkommen."

Die beste Abhilfe für hängende Augenlider und Tränensäcke, Mund-, Nasen- und Kinnfalten ist die Gesichtsgymnastik (siehe Seite 55). Tägliche Gymnastik führt zu Erfolg.

### 10 PUNKTE, DIE DAS GESICHT AUGENBLICKLICH JÜNGER MACHEN

1. Benutzen Sie Rouge.
2. Ausreichend Schlaf und Gymnastik.
3. Zupfen und färben Sie Ihre Augenbrauen.
4. Tragen Sie schicke Ohrringe.
5. Wenig Make-up und Puder.
6. Neue Frisur (siehe Seiten 66 bis 69).
7. Augentropfen.
8. Stimmen Sie Ihre Make-up-Farben auf Teint, Haare und Augen ab (siehe Seiten 76 bis 85).
9. Modernes Brillengestell.
10. Lächeln Sie.

*Diese Lektion stützt sich auf die Erfahrung des Haarspezialisten Paul Edmonds, der unsere Modelle frisiert hat. Paul wird regelmäßig für Modejournale im Fernsehen zu Rate gezogen, arbeitet für die Filmbranche, und zu seinen Kunden zählen Schauspieler, Topmodels und TV-Persönlichkeiten. Er hat eine eigene Haarpflegeserie mit ätherischen Ölen und Kräuterextrakten entwickelt. Darüber hinaus hat Paul ein selten gutes Einfühlungsvermögen für den Stil und die Haare einer Frau und weiß, daß die wenigsten unter uns die nötige Zeit und das Geld für eine aufwendige Haarpflege haben. Lesen Sie ruhig weiter und lassen Sie sich inspirieren …*

# Lektion 7 Frisuren 1 – Haarschnitte

## Viele Frisuren, die mit einem Schlag jünger machen

Ob lang, halblang oder kurz, ob gerade oder lockig – man kann es richtig oder falsch machen! Die Veränderungen in den Vorher-/Nachher-Abbildungen sind manchmal sehr klein, das Ergebnis jedoch beeindruckend!

### VORHANG ADE!

Kay ist 48 Jahre alt, will aber auf ihre langen Haare nicht verzichten. Kein Problem. Paul meint dazu: „Lange Haare kann man in jedem Alter tragen, solange sie gesund und gepflegt sind. Vorsicht aber mit dem sog. Vorhangeffekt: langes glattes Seitenhaar (siehe unten), das das Gesicht in die Länge zieht. Langes Haar liegt aufgrund seiner Schwere oftmals flach am Oberkopf an – dem Haaransatz fehlt es an Kraft."

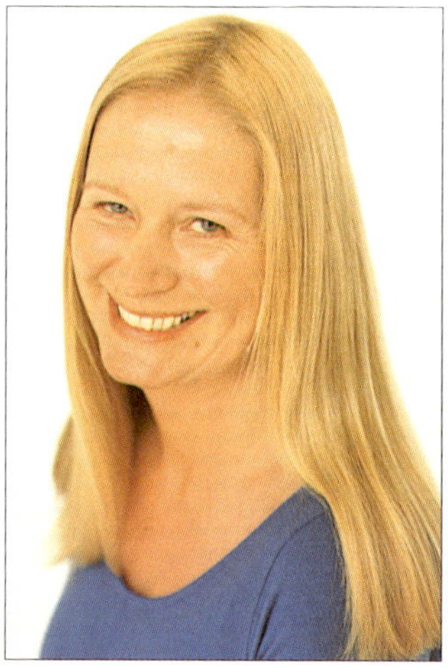

SCHNITT: Paul hat einige Zentimeter von Kays Haar weggenommen und die Seiten angepaßt. Vor dem Trocknen hat er eine Fönlotion für dünnes, mattes Haar aufgetragen und Kays Haare dann von hinten nach vorne gefönt, so daß mehr Fülle entsteht. „Kay hat schmale Schläfen und einen breiten Unterkiefer, weshalb der Haaransatz an der Stirn Halt braucht und die Enden ins Gesicht gefönt werden." Das Ergebnis: eine erstaunliche Veränderung, die Kay gefällt und mit der sie auch allein zurechtkommt. Alle zwei Monate nachschneiden – mehr nicht.

## HOCHSTECKEN

Verändern Sie Ihr Aussehen innerhalb einer Minute! Stecken Sie Ihr langes Haar hoch und Ihr Gesicht erfährt sofort eine Aufwertung. Angela, 40, hat sehr dickes, langes Haar, das sie nicht abschneiden möchte. Doch auch hier ziehen „Vorhangeffekt" und breite Stirn das rechteckige Gesicht unvorteilhaft in die Länge. Jugendliches Haar sollten Sie mit „Helle und Luftigkeit" verbinden.

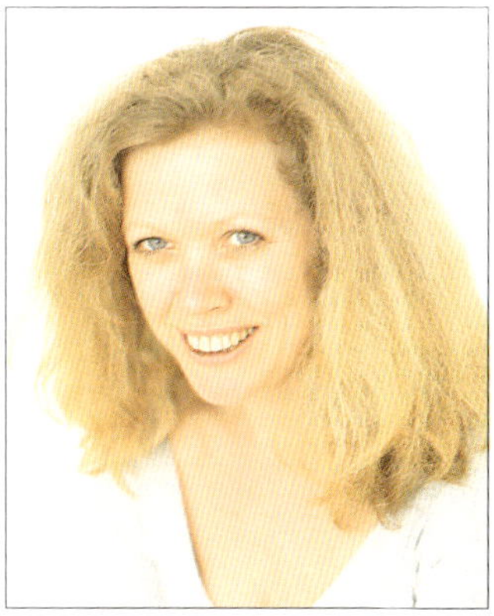

SCHNITT: Paul hat Angelas Haar gekürzt, gepflegt und gefärbt, und auch er fand, daß sie mit hochgestecktem Haar fantastisch aussieht. Am einfachsten und schnellsten geht das, wenn man alle Haare kopfüber nach vorne bürstet, am Schopf packt und ein breites Haarband darüber zieht. Lassen Sie die Haarspitzen offen oder befestigen Sie sie mit Haarnadeln. Einige Strähnen herausziehen, damit das Gesicht umschmeichelt wird, und fertig ist die Frisur für jede Gelegenheit.

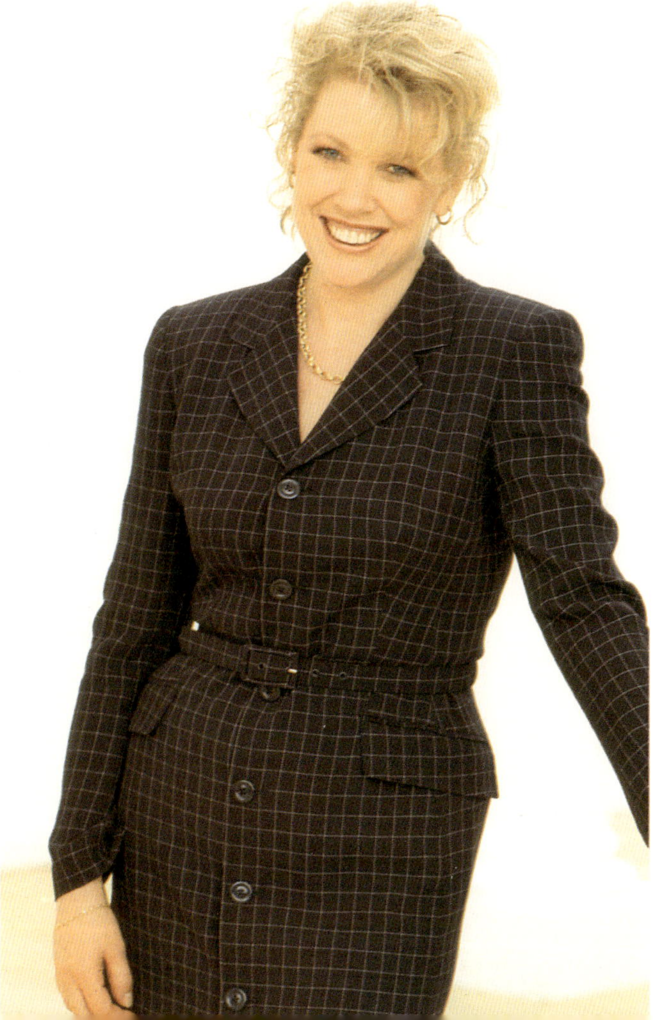

## LÄNGE MIT HALT

Halblanges, abgestuftes Haar steht den meisten Frauen sehr gut und ist ein akzeptabler Kompromiß zwischen Kays Länge und einem Kurzhaarschnitt. Oft sind diese Frisuren aber zu schwer, so daß am Kopf alles flach anliegt und die Seiten strähnig und unvorteilhaft wirken. Linda, 47, hat ein sehr attraktives Gesicht, doch die schönen Augen und die Gesichtsstruktur kommen durch das struppige Haar kaum zur Geltung. „Ich benutze fast jeden Tag den Lockenstab, ansonsten sieht es nach nichts aus", sagt sie. Paul meint dazu: „Der obere Teil paßt nicht zum unteren. Die Seiten sind etwas zu lang, zu lockig und altmodisch. Lockenstäbe haben gerne diese Wirkung, wenn man nicht ganz vorsichtig damit umgeht."

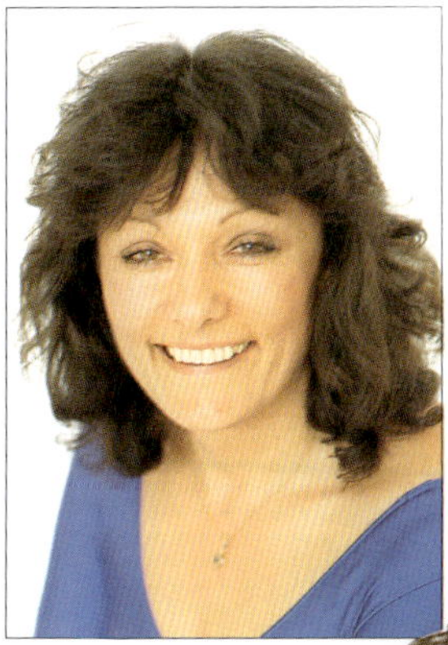

SCHNITT: Paul hat die Fülle aus den Seiten genommen, Pony und Oberhaar kürzer geschnitten und ausgedünnt, so daß Lindas Haar insgesamt leichter wirkt. Hinten wurde die Länge beibehalten. Mit einer Rundbürste hat Paul das Haar zu einer weichen, luftig-lockeren Frisur geföhnt. Linda wird dies nun zu Hause selbst versuchen und den Lockenstab für immer verbannen.

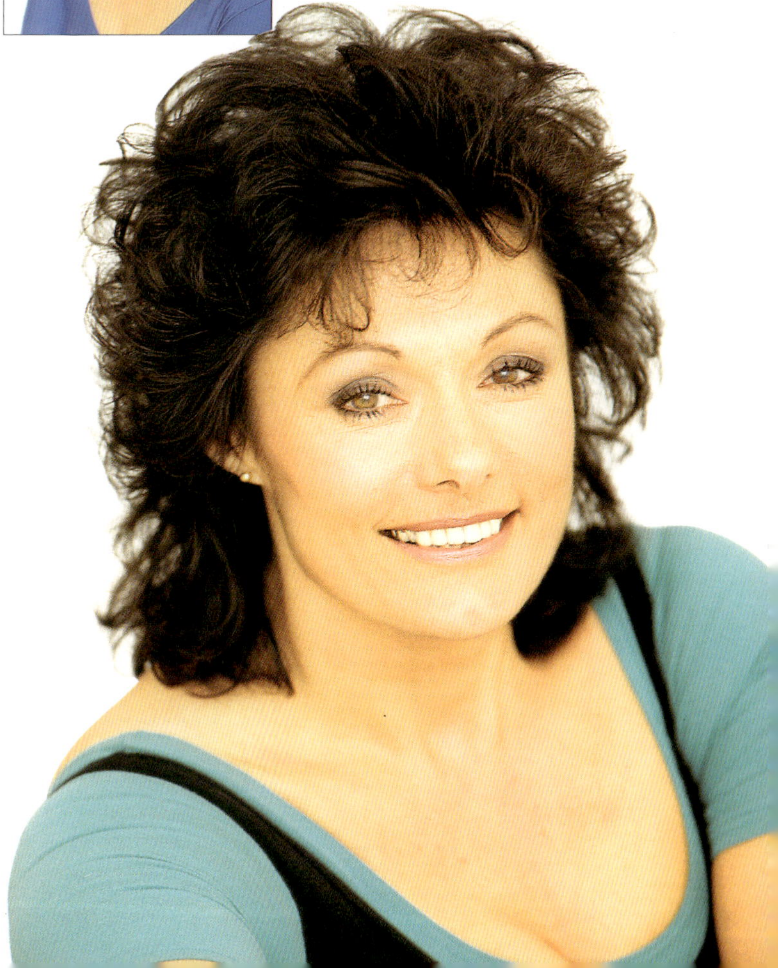

## IN DER KÜRZE LIEGT DIE WÜRZE

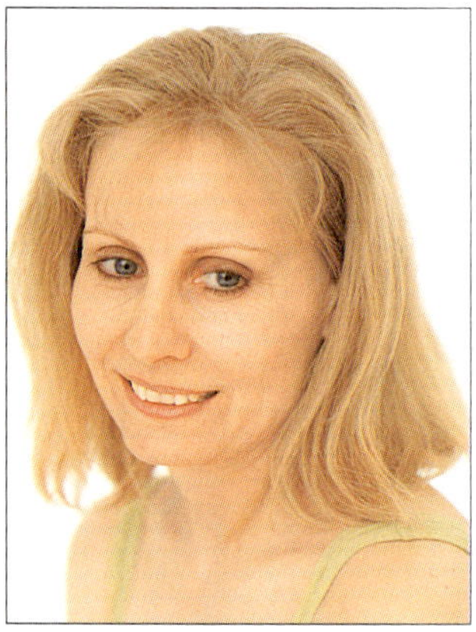

Hilary, 43, hat schönes blondes Haar, das sie seit Jahren in einem schulterlangen Bob trägt. Paul ist der Ansicht, daß diese Frisur zu schwer und schlaff ist und Hilarys ausdrucksvolles Gesicht nicht zur Wirkung kommen läßt. Besser wäre ein flotter Haarschnitt, der Hilarys Gesichtszüge betont und Augen und Wangenknochen hervorhebt.

„Sie ist eine mutige Frau, wenn sie sich jetzt auf einen Kurzhaarschnitt einläßt, nachdem sie die Haare seit Jahren lang bzw. mittellang getragen hat. Aber ich lasse genügend Länge im Deckhaar, so daß es kein allzu großer Schock für sie wird! Sie hat Fülle und Naturlocken, die der Frisur Halt geben, wenn ich die Seiten kürze und den Übergang nach hinten entsprechend abstufe."

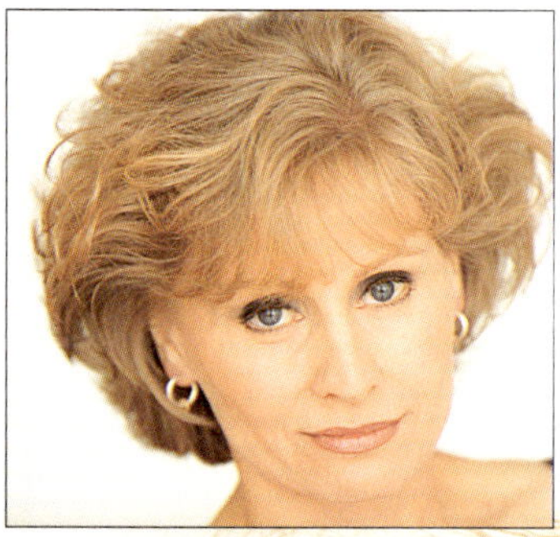

SCHNITT: Hilarys neue Frisur besticht sowohl in der Frontal- als auch in der Seitenansicht. Der luftige, zur Seite frisierte Pony läßt ihr Gesicht weicher erscheinen.

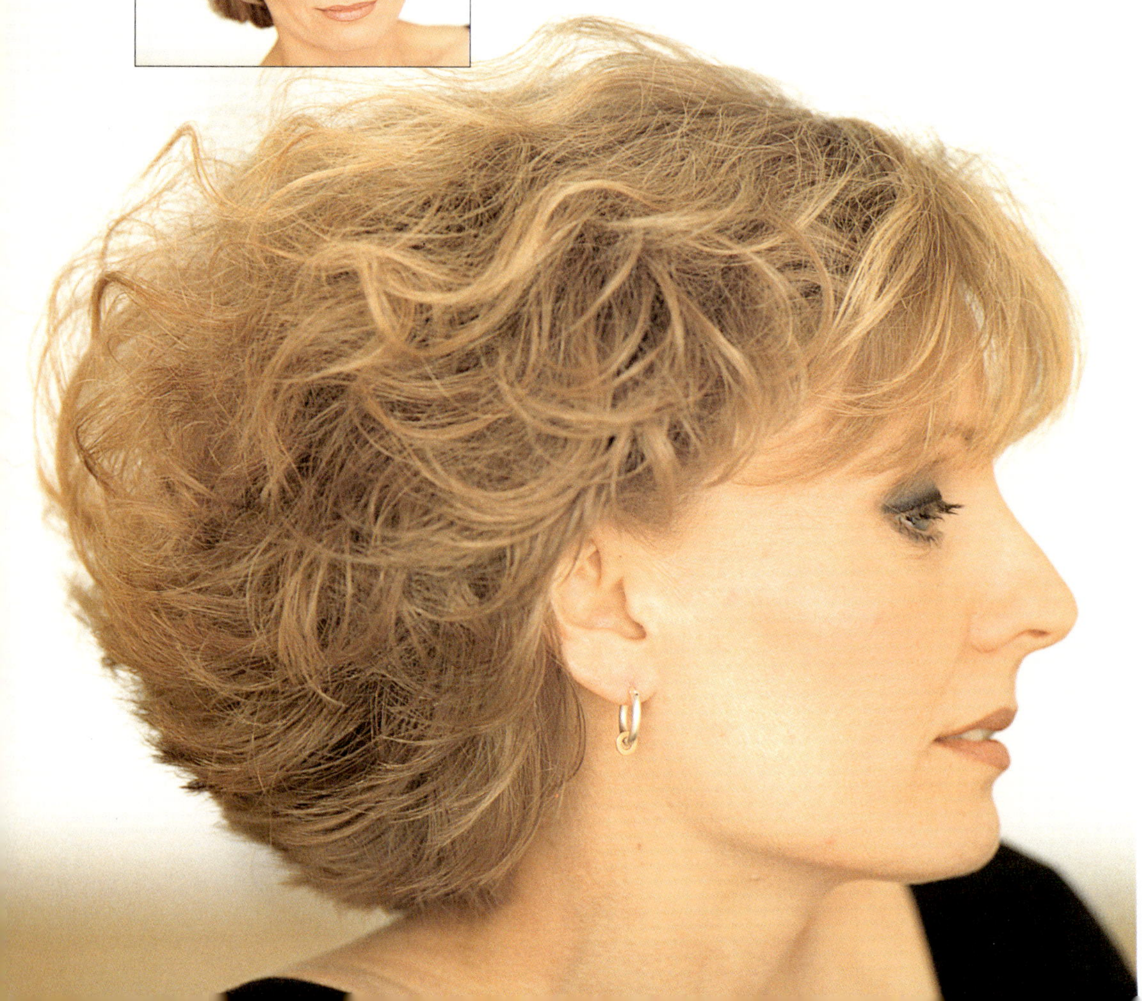

### FRISUREN FÜR EIN SCHÖNES GESICHT

- Vermeiden Sie zuviel „schweres" Haar unterhalb des Kinns.
- Leicht und lockig – Stufen, mehr Fülle auf dem Kopf als im Nacken.
- Vermeiden Sie „Vorhänge".
- Fülle statt flach anliegendem langem Haar.
- Frisieren Sie Ihre Haare nicht streng aus dem Gesicht – lockige Strähnen schmeicheln mehr.
- Ein leicht ausgefranster Pony sieht meist besser aus als ein gerader und voller.
- Bürsten und fönen Sie Ihr Haar nach oben – (wie Pams Frisur auf Seite 71).
- Haar ums Gesicht herum aufhellen (siehe Seiten 70 bis 75).

## Frischer Wind für alle Frisuren

**– ein Sammelsurium an Ideen für „neue Haaransätze“**

**Hände weg von ...**

• Dauerwelle: „Omawellen“ sind absolut unattraktiv und machen um Jahre älter. Wenn Sie feinem Haar Halt geben und unbedingt eine Dauerwelle möchten, dann achten Sie darauf, daß sie weich ist und der Friseur den „Lockenwicklereffekt“ unbedingt vermeidet. Pamelas Haar wurde häufig dauergewellt, nachdem es sehr kurz geschnitten worden war. Dadurch wurde die Kopfhaut an den Stellen sichtbar, an denen die einzelnen Haarsträhnen auseinanderfielen. Wir haben sie dazu überredet, das herauswachsen zu lassen (siehe Seite 71), und dank Pauls Fingerfertigkeit sieht ihr neuer Schnitt viel pfiffiger aus.

• „Prinz-Eisenherz-Schnitt“: Lassen Sie sich von keinem Friseur einen Helmschnitt verpassen. Moderne Frisuren haben Schwung.

• Die gleiche Frisur seit mehr als fünf Jahren. Paul: „Menschen hängen an ihren Gewohnheiten und das bedeutet oft, in überholten Mustern zu verharren. Manchmal genügt eine kleine Veränderung bei Haarschnitt oder Frisur, um ihr Haar flotter und moderner aussehen zu lassen. Zeitlose Frisuren machen alt. Frauen sind in ihrer Jugend offen für neue Haarmode, ab 30 bewegen sie sich dann in eingefahrenen Gleisen. Vielleicht steht Ihnen auch einfach der Schnitt nicht mehr. Schauen Sie sich bewußt an und prüfen Sie, ob es nicht etwas Besseres gäbe. Kaum einer kommt ein Leben lang mit der gleichen Frisur aus.“

• Lange Haare um jeden Preis. Älteren Frauen können lange Haare gut stehen, solange sie kräftig, glänzend und gepflegt sind. Eine ungepflegte „Studentenmatte“ an einer 40- oder 50jährigen Frau weckt nicht Bewunderung, sondern eher Befremden.

**Neuer Haarschnitt**

1 Orientieren Sie sich an Pauls Tips auf den vorhergehenden drei Seiten.

2 Blättern Sie Frisurenhefte durch und schneiden Sie Haarschnitte, die Ihnen gefallen, aus.

3 Achten Sie auf die Frisuren anderer Frauen. Wenn Ihnen ein Schnitt gefällt, fragen Sie nach dem Friseur, und machen Sie einen Termin aus.

4 Reden Sie mit dem Friseur. Sagen Sie, was Ihnen gefällt, und zeigen Sie ihm Fotos. Rechnen Sie damit, daß er den Schnitt Ihrem Kopf anpaßt oder Ihnen auch davon abrät. Kays Haar (Seite 66) würde sich nie so schneiden und frisieren lassen wie das von Hilary. Es ist einfach zu glatt und fein.

5 Halten Sie sich vor Augen, daß Sie mit der Frisur zu Hause zurechtkommen müssen. Suchen Sie sich also keine komplizierte Frisur aus.

6 Sprechen Sie mit Ihrem Friseur über eine zu Ihrer Gesichtsform passende Frisur. Für ein langes schmales Gesicht empfiehlt sich ein Kurzhaarschnitt mit Fülle an den Seiten. Ein rundes Gesicht (siehe Pamelas Nachher-Aufnahme, Seite 71) sieht am besten mit kurzem Haar und Fülle am Oberkopf aus. Ein quadratisches oder rechteckiges Gesicht braucht weiche, leicht gestufte Locken oder Wellen, die das Gesicht umspielen (eventuell hochgesteckt); manchmal genügt es, die Haare im Nacken um ein paar Zentimeter zu kürzen und abzustufen.

7 Die Kopfform spielt auch eine Rolle. Ein Haarschnitt mit Fülle kann einen flachen Hinterkopf überspielen. Betrachten Sie sich nach der Haarwäsche mit zwei Spiegeln von allen Seiten.

### DIE NEUESTEN PFLEGEPRODUKTE

Wenn Sie seit Jahren nur ein Shampoo und eine Pflegespülung benutzen, werden Sie über die Vielzahl der auf dem Markt erhältlichen Produkte erstaunt sein. Nicht alle halten das, was sie versprechen, aber einige können für Ihren Frisiertisch eine Bereicherung sein.

Fast jede Frisur läßt sich mit den entsprechenden Produkten zu Hause nachvollziehen. Fragen Sie Ihren Friseur, welche Pflege Ihr Haar braucht, z. B. Haarschaum, Gel, Haarspray, Haarkur, Festiger usw. ...

Kann die Frisur mit Fön und normaler Bürste zu Hause nachgemacht werden? Welche Bürste ist die beste? Rundbürsten sind zum Eindrehen der Haare und für Locken gut, Bürsten mit weit auseinanderstehenden Borsten sind für dichtes, langes Haar gedacht. Eventuell brauchen Sie einen Lockenstab, einen Haartrockner mit entsprechendem Aufsatz oder auch einen Twister.

*Informationen zu Farbe und Pflege erhalten Sie auf den Seiten 70 bis 75.*

Ein guter Friseur wird nicht versuchen, Ihnen alles mögliche aufzuschwatzen, aber im Alter muß man häufig etwas mehr nachhelfen, damit die Frisur in Form bleibt.

*Ein flotter Haarschnitt allein reicht nicht aus – in welchem Zustand ist Ihr Haar? Soll das Haar gefärbt oder getönt werden? Was macht man mit grauen Haaren? Antworten auf diese und andere Fragen gibt Paul zusammen mit seiner Farbspezialistin Tracey.*

# LEKTION 8 FRISUREN 2 – FARBE UND PFLEGE

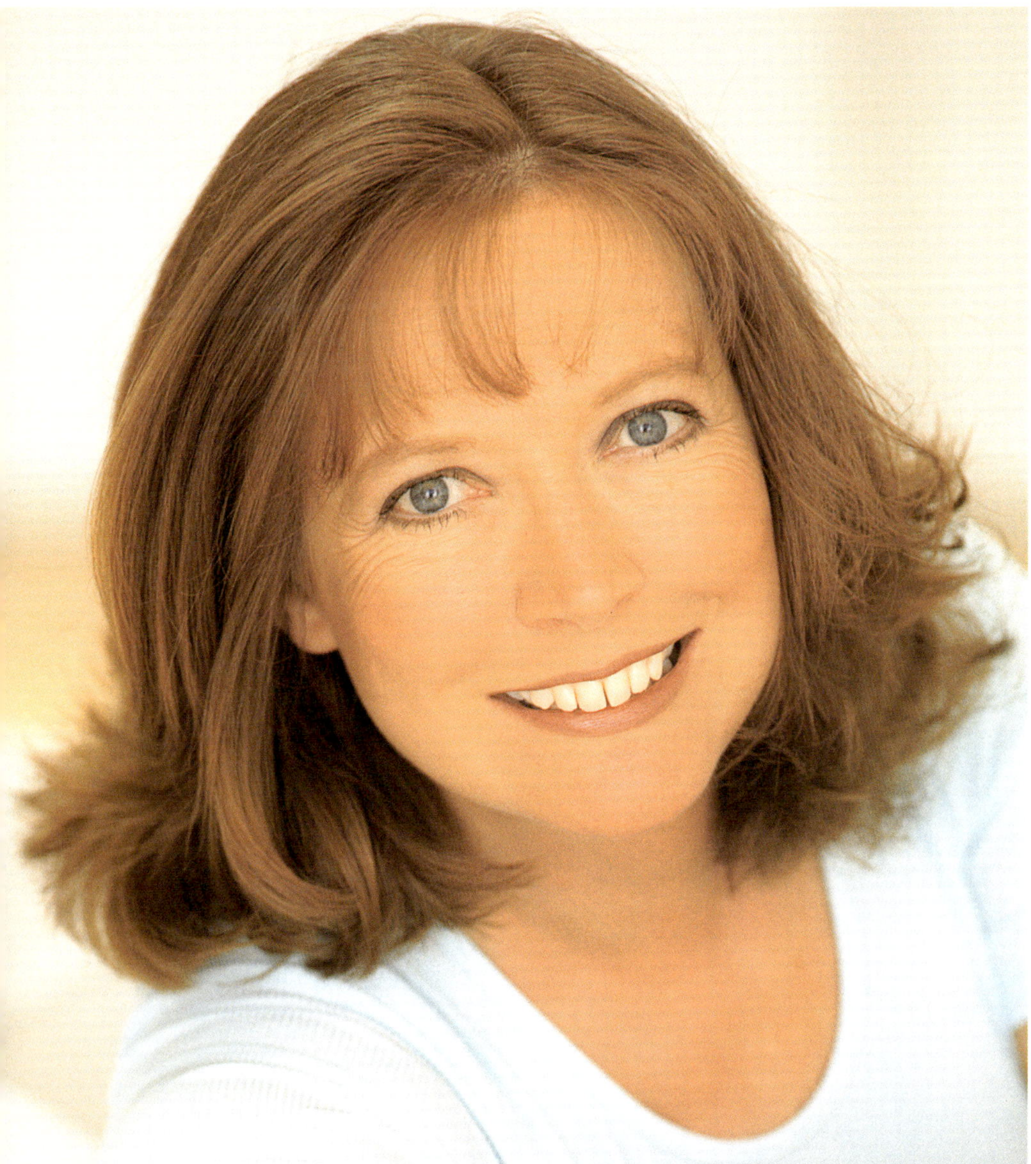

## Natürliche Haarfarbe verblaßt

Empfinden Sie es nicht gleich als Verrat an sich selbst, wenn Sie Ihre Haare nach so vielen Jahren zum ersten Mal färben möchten. Das ist auch nicht schlimmer als Make-up oder Zahnersatz. Ich hatte jahrelang dichtes kastanienbraunes Haar und habe erst vor kurzem zur Farbe gegriffen, nachdem mein Haar ein undefinierbares Braun angenommen hatte. Ich habe zunächst zweimal tief Luft geholt, bin aber jetzt von meiner neuen Haarfarbe begeistert.

Haben Sie keine Angst, daß Ihre Haare danach orange o. ä. sind. Wenden Sie sich an einen Farbspezialisten mit Ruf – auch hier ist auf Mundpropaganda Verlaß. Wenn irgend etwas leicht schiefläuft, kann das ohne Probleme behoben werden. Wenn Sie sich zunächst für eine Tönung entscheiden, wäscht sich die Farbe sowieso nach zehn Haarwäschen wieder heraus.

Die meisten Frauen, deren natürliche Haarfarbe verblaßt ist, wollen möglichst naturgetreu gefärbte Haare. Wenn Sie dunkelhaarig waren, dann ist dies die Gelegenheit für einen helleren Farbton. Schwarzes Haar ist für das Alter zu hart. Da sich die Hautfarbe ändert und das Make-up zarter wird, sollten auch die Haare einen sanfteren Ton erhalten.

# ZEIT FÜR EINEN FARBWECHSEL?

Haare und Aussehen profitieren von einer neuen Farbe bei folgenden Gegebenheiten:

- Ihre Naturfarbe ist verblaßt.
- Sie färben Ihr Haar seit langem, sind aber nicht sicher, ob die gewohnte Farbe noch gut aussieht.
- Ihr Haar ist stumpf, eine „Aufhellung" würde ihm und Ihnen guttun.
- In Ihrem Haar finden sich verschiedene Grautöne.

## An Farbe gewöhntes Haar

Ähnlich wie ein guter Schnitt sollte auch Farbe Ihrem reifen Gesicht Glanz verleihen. Nicht immer eignen sich harte und dunkle Farben. Was Ihnen vor fünf Jahren stand, muß heute nicht unbedingt gut aussehen.

Pamela hat sich die Haare jahrelang goldblond gefärbt, was ohne Aufheller sehr eintönig aussah. „Meine Naturfarbe ist aschblond, aber mittlerweile dürfte ich grau sein. Genau weiß ich das nicht, denn ich habe meine Naturfarbe seit Jahrzehnten nicht mehr zu Gesicht bekommen", sagt Pam. Paul und Tracey schlugen eine Mischung aus drei verschiedenen, aufeinander abgestimmten Farbtönen für das gesamte Haar vor, die Pams Gesicht mehr schmeicheln würde. Pam war zunächst skeptisch: „Ich will nicht wie eine gescheckte Katze aussehen!"

Eine knappe Stunde später war die Begeisterung groß. Tracey hat eine Mischung aus gelbgold, weißgold und dunkelgold auf breiten Strähnen aufgetragen. Das Ergebnis sieht ganz natürlich aus.

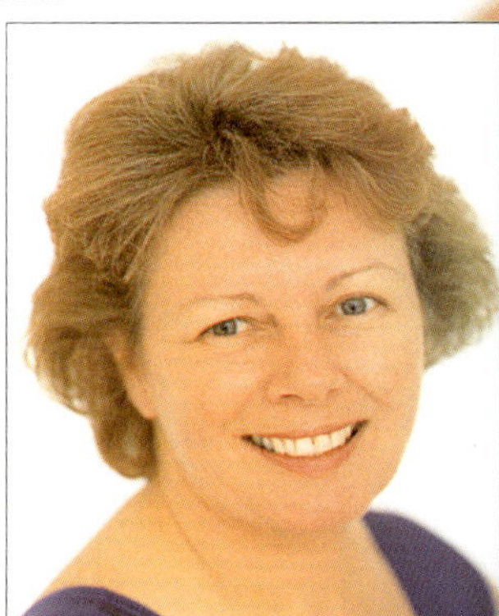

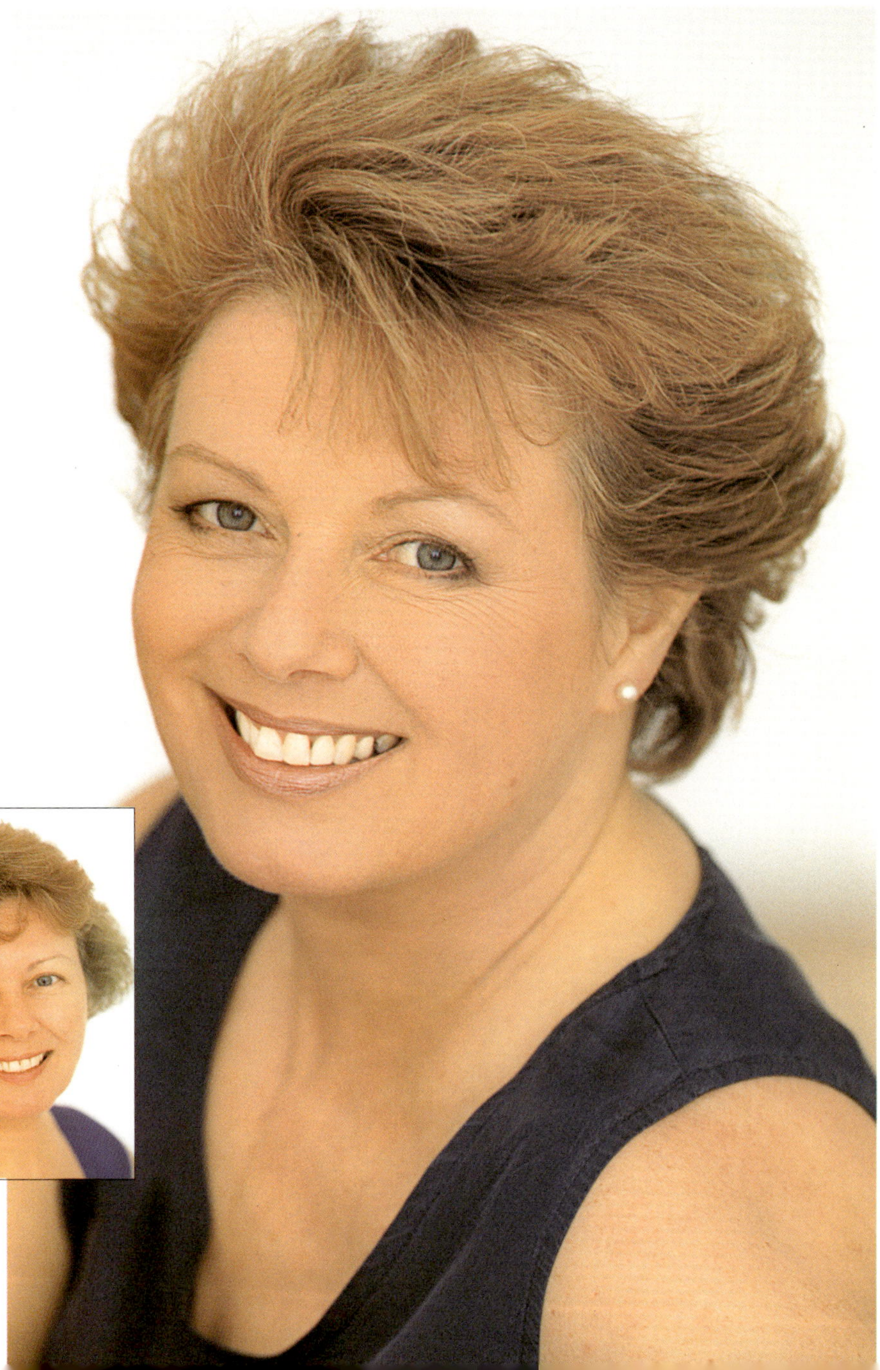

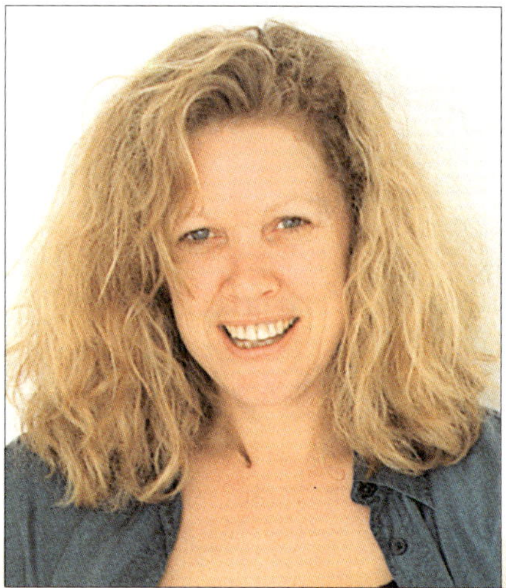

Angela hatte stumpfes blondes Haar, das sowohl Pflege wie Aufhellung brauchte. Tracey hat viele Strähnen im Deckhaar und an der Stirn aufgehellt sowie ein paar im Unterhaar, damit Angela die Haare hochstecken kann. Dann wurde das gesamte Haar mit einem weichen Blondton gefärbt. Anschließend wurde eine Intensiv-Haarkur für strapaziertes Haar verwendet, die die äußerste Schicht des Haarschaftes geschmeidig und glänzend macht.

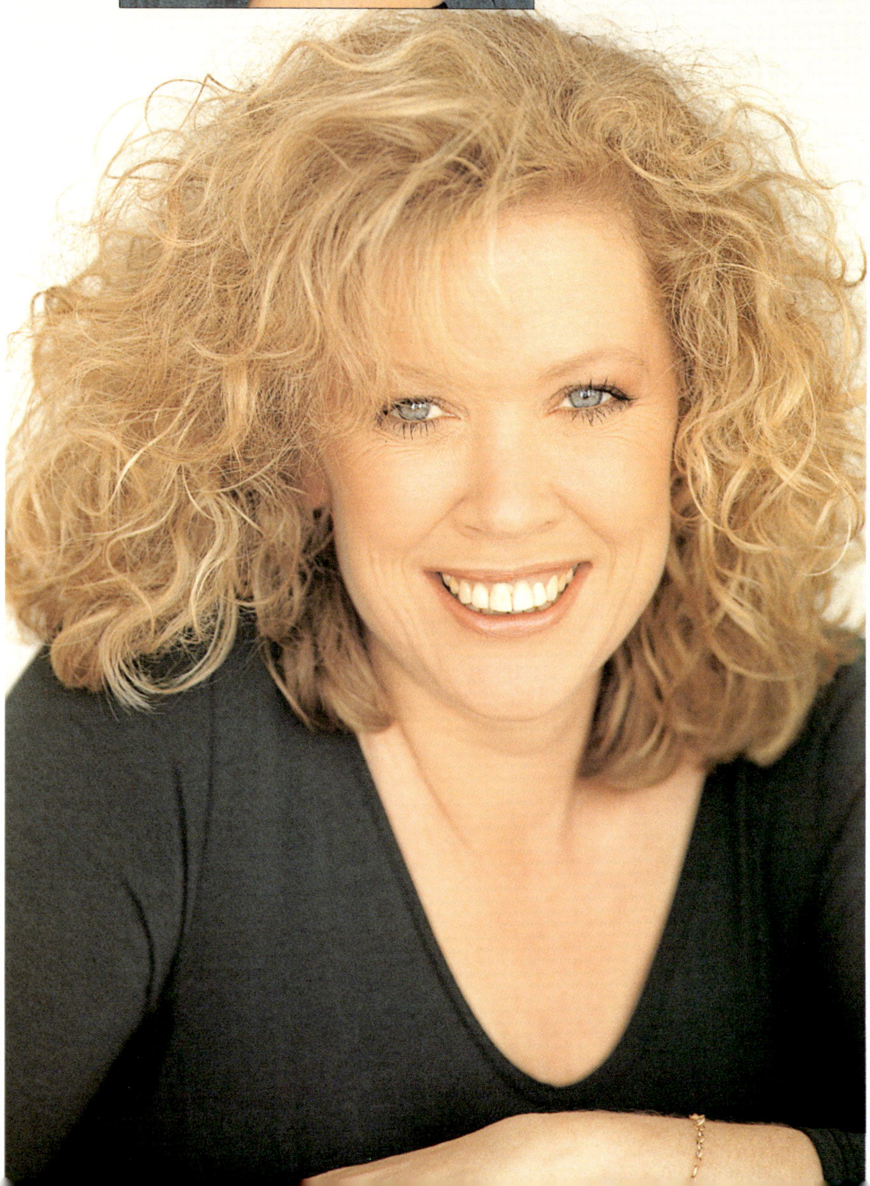

## Stumpfes Haar oder das Bedürfnis nach Aufhellung

Stumpfes Haar kann teilweise durch Pflege (siehe Seite 75) verbessert oder durch Farbe verändert werden. Die bereits erwähnten Tips für glanzloses Haar können Abhilfe schaffen; aber warum nicht einmal eine Farbe auf pflanzlicher Basis versuchen, die nach mehrmaligem Haarewaschen wieder auswäscht. Oder Sie kaufen einen Farbschaum zum Selbstkolorieren. Beides bringt Glanz und einen Hauch Farbe, der sich nach ein paarmal wieder herauswäscht (bei regelmäßiger Anwendung des Farbschaumes intensiviert sich der Farbton allerdings).

Es gibt auch die Möglichkeit, durch Strähnchen einen Kontrast zur natürlichen Haarfarbe zu setzen, wie es Tracey bei Angela gemacht hat, bzw. Strähnen zu färben, wie Sie es bei Sal sehen können. Strähnchen sind bei aschblondem, dunkelblondem bis mittelbraunem Haar sehr wirksam, da sie einen luftigen und hellen Effekt erzeugen, der um Jahre jünger macht.

Sals Haar hatte einen rotbraunen Farbton, der recht leblos aussah. Tracey entschied sich dafür, das Gesicht aufzuhellen, indem sie zunächst die Haarspitzen aufgehellt und dann das gesamte Haar, einschließlich der Strähnen, mit einem Rostbraunton auf pflanzlicher Basis gefärbt hat. Das Ergebnis ist eine glänzendere rote Farbe, die an den Haarspitzen heller wird.

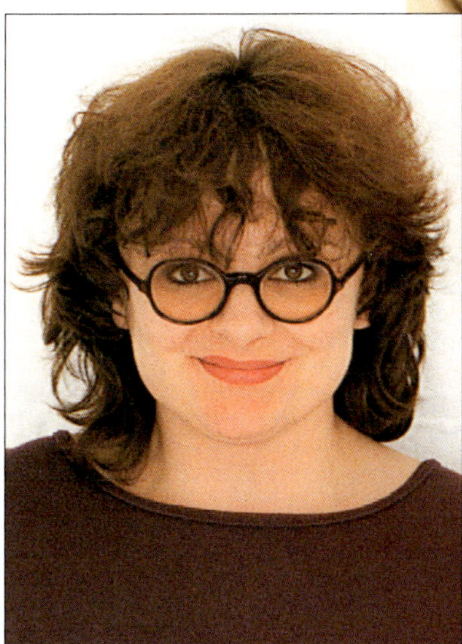

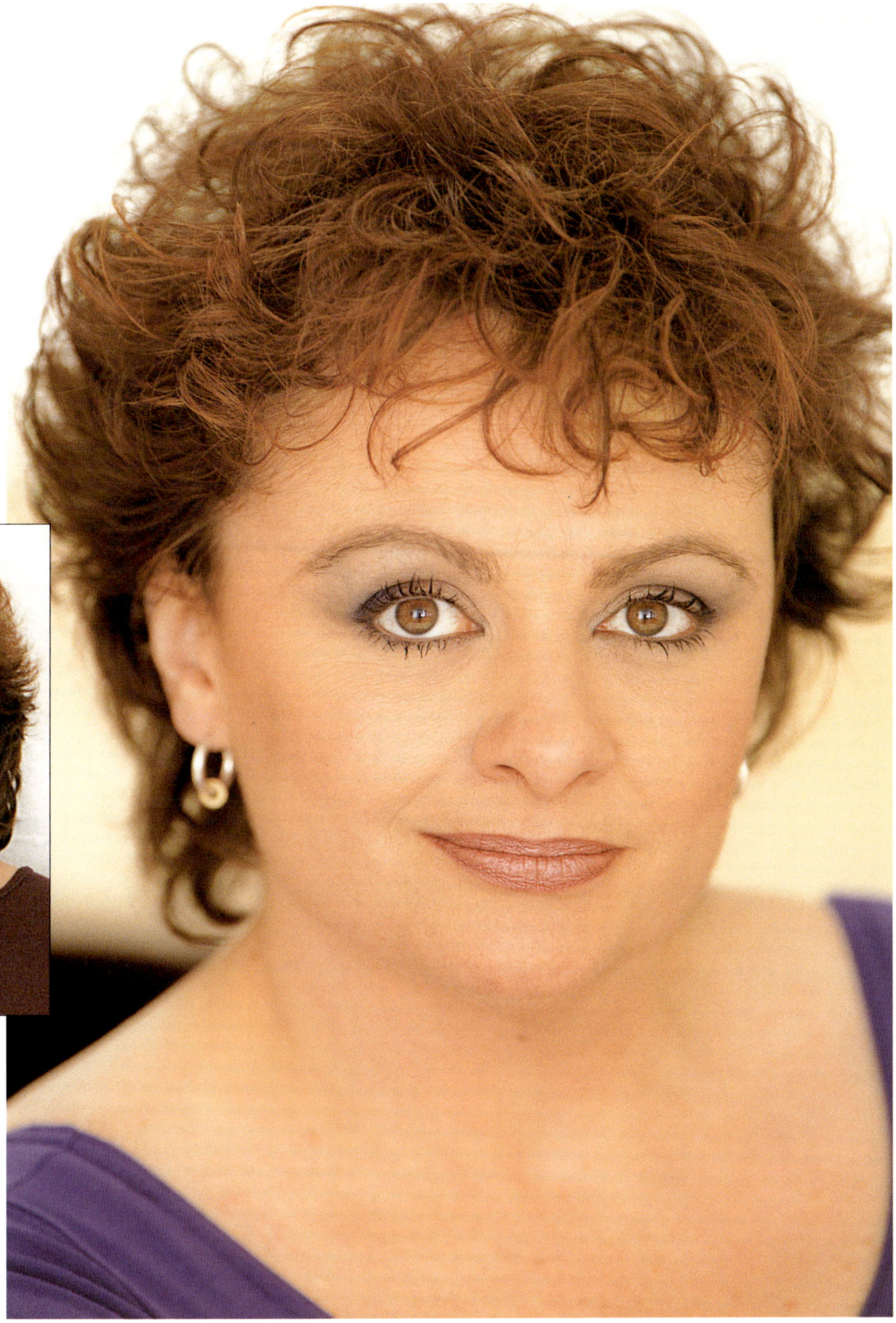

# Verschiedene Grautöne

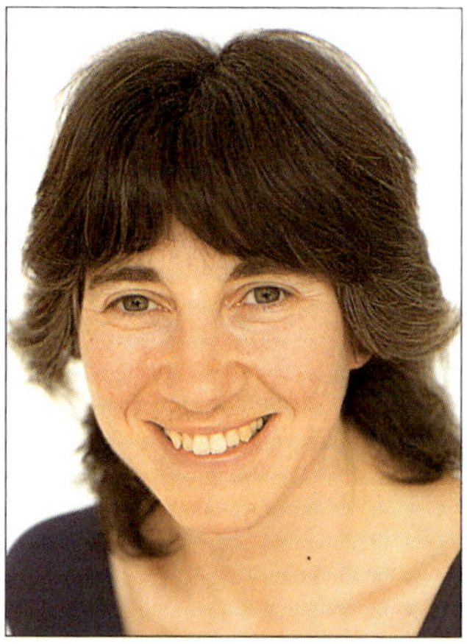

Manchen Frauen stehen graue Haare ausgezeichnet. Wenn das bei Ihnen zutrifft, dann verändern Sie nichts, vor allem, wenn die Haare einwandfrei gepflegt sind. Doch Paul weiß aus Erfahrung, daß graues Haar oft matt und glanzlos ist.

„Graues Haar ist nicht grau im eigentlichen Sinn", sagt Paul, „es ist weiß, aber in Kombination mit dem dunkleren Haar, das noch Pigmente enthält, entsteht der graue Farbton." Manchen Menschen steht Grau, weil der hellere Farbton gut zum blassen Teint einer reifen Haut paßt.

„Ich würde jedoch sagen, daß in den meisten Fällen Färben besser ist. Selten verwende ich nur eine Farbe, sondern meist mehrere, und helle diese durch Strähnen noch auf. Für graue Haare würde ich statt eines dunklen Farbtons eher einen warmen, hellen wählen."

Die meisten Frauen, die im Alter von 30 oder 40 Jahren ihre ersten grauen Strähnen entdecken, tun gar nichts oder überfärben sie mit Tönungen. Doch je mehr graue Haare, desto erfolgloser ist diese Methode.

Sue (links) hat mit 39 viele graue Haare, aber nur an den Seiten. Auch nach dem Schneiden waren diese grauen Strähnen noch sichtbar und sie wollte sie unbedingt loswerden, ohne all ihr fast schwarzes Haar färben zu müssen. Die Lösung war ganz einfach – Tracey färbte nur die seitlichen Partien dunkelbraun und tönte das gesamte Haar mit einer auswaschbaren, rötlichen Tönung auf pflanzlicher Basis, die ihrem Haar mehr Glanz verlieh. Sue war mit dem Ergebnis vollkommen zufrieden.

Achten Sie bei stark ergrautem Haar besonders auf die Farbwahl. Wählen Sie eine helle Farbe oder noch besser eine Mischung aus zwei bis drei unterschiedlichen Farbtönen, wie Tracey das bei Pamela (siehe Seite 71) gemacht hat.

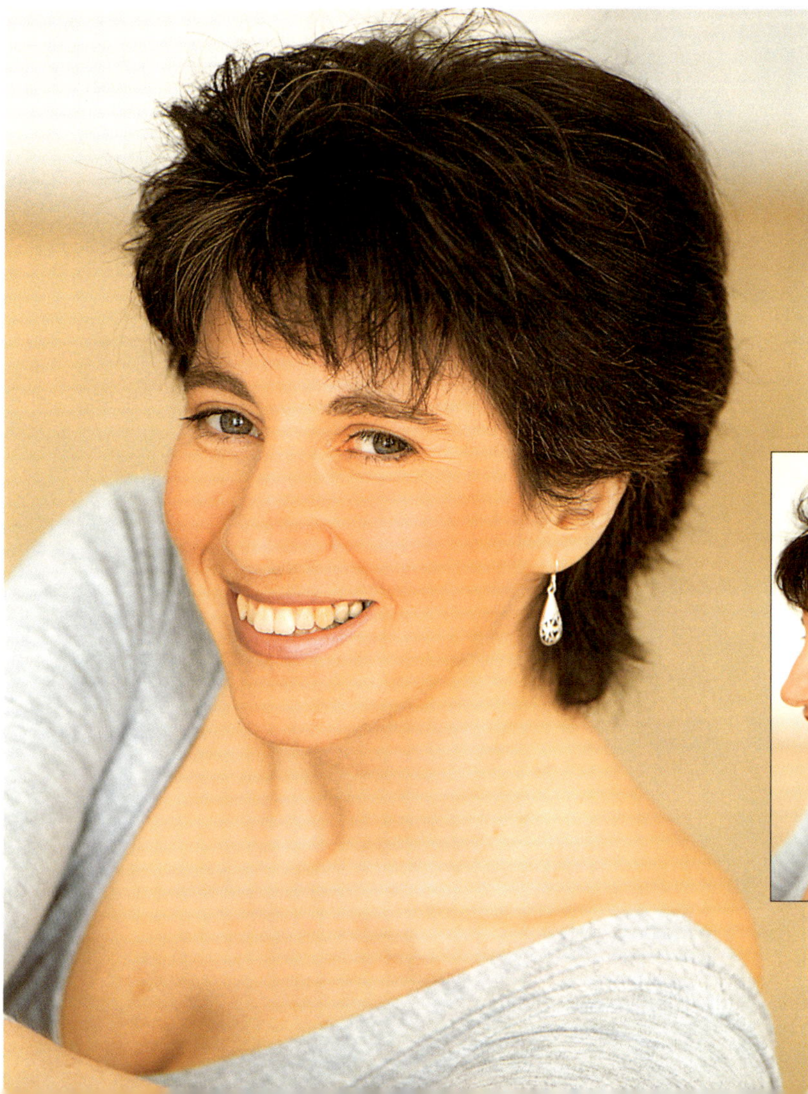

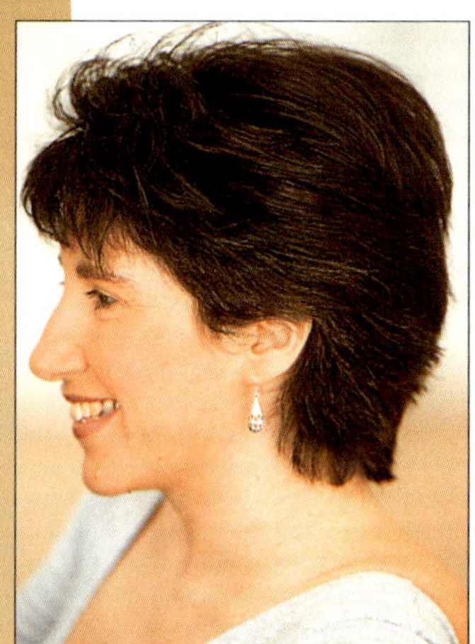

## FRAGEN ZUR PFLEGE

**Unabhängig von Ihrem Alter und dem derzeitigen Zustand Ihrer Haare können viele Probleme durch eine intensive Haarpflege behoben werden. Hier die Antworten auf häufig gestellte Fragen zur Haarpflege:**

**F** Meine Haare sind am Ansatz fettig und an den Spitzen trocken. Gibt es eine Haarpflege, die beide Probleme gleichzeitig behandelt?

**A** Manche empfehlen, die Haarkur gezielt auf die angegriffenen Stellen anzuwenden, aber meiner Erfahrung nach ist es besser, nur die Spitzen zu behandeln und den Haaransatz auszulassen. Außerdem sollten die Spitzen regelmäßig geschnitten werden.

**F** Gibt es Pflegemittelrückstände im Haar und was kann man dagegen unternehmen?

**A** Bei häufiger Anwendung von Pflegeprodukten, die nicht sofort ausgewaschen werden, wie z. B. Haarschaum oder Gel, sind Rückstände im Haar offensichtlich. Bei der nächsten Haarwäsche gehen sie jedoch heraus. Einige Shampoos werben gezielt damit, Rückstände zu entfernen, aber dazu sollte eigentlich jedes Shampoo in der Lage sein.

**F** Gewöhnt sich das Haar an bestimmte Pflegemittel, so daß mit der Zeit deren Wirkung nachläßt?

**A** Da gehen die Meinungen der Experten auseinander. Wenn die bisher verwendeten Mittel wirken, dann bleiben Sie dabei. Wenn Ihr Haar trotz all der hier angeführten Tips noch Probleme bereitet, sollten Sie ein neues Produkt benutzen (zuerst Probepackung). Schließlich verändern sich auch Haare, und Sie können nicht erwarten, daß dann die gleichen Produkte zum immer gleichen Ergebnis führen.

**F** Hat die Ernährung einen Einfluß auf die Haare?

**A** Ja, eine gesunde Ernährung, wie die Aufbau-Ernährung von Seite 103, läßt auch das Haar gesund aussehen. Sie sollte genügend Eiweiß, Vitamine, Spurenelemente und gesättigte Fettsäuren enthalten. Viele Frauen berichten von einer verbesserten Haarstruktur nach Einnahme von Nachtkerzenöl oder das Star-of-Bethlehem-Öl (Doldiger Milchstern aus der Bachblütenarznei). Nährstoffarme Ernährung kann stumpfes, trockenes und sprödes Haar verursachen.

**F** Ist Wärme für die Haarpflege schädlich?

**A** Ja, elektrische Geräte zur Haarpflege können bei zu häufiger Anwendung, zu großer Hitze und zu geringem Abstand zum Haar Trockenheit und Spliß zur Folge haben. Sie sind mit Vorsicht zu benutzen. Haartrockner in einem Mindestabstand von 20 cm halten und Fönlotion oder Haarschaum verwenden. Auf Lockenstäbe weitestgehend verzichten, ggf. nur moderne Niedrigtemperatur-Geräte benutzen.

**F** Seit ich regelmäßig schwimme, ist mein Haar angegriffen. Was kann ich dagegen tun?

**A** Chlor trocknet das Haar aus und Salzwasser und Sonne bleichen das Haar. Sie können wasserfeste Pflegemittel kaufen und Ihr Haar vor dem Schwimmen damit behandeln (Badehauben sind in der Tat weder attraktiv noch sonderlich bequem). Haarkuren haben den gleichen Effekt, sofern Sie sich nicht zu lange im Wasser aufhalten. Nach dem Schwimmen gut auswaschen und mit einer Intensivpflege behandeln. Es gibt spezielle Produkte mit Chlorschutz. Eine wöchentliche Kurpackung (Haare dabei in ein heißes Handtuch einwickeln) ist ebenso ratsam.

**F** Wie kann man Naturkrause glätten?

**A** Nach der Haarwäsche eine Pflegespülung benutzen, auswaschen und ein Antikraus-Styling-Gel, wie z. B. phytologisches Balsam zur Glättung der Haare, oder andere Produkte verwenden. Das Haar mit einem warmen Lockenstab auf NIEDRIGSTER Stufe beim Trocknen glatt ziehen. Vielleicht versuchen Sie es einmal mit Haarwasser, wenige Tropfen einer nicht fettenden Lotion wirken Wunder.

**F** Ich bin 48. In den letzten beiden Jahren ist mein Haar fester geworden. Woran liegt das?

**A** Bei manchen Frauen wird das Haar mit der Zeit fester. Andere wiederum haben dünnes Haar, das noch feiner wird. Das liegt wahrscheinlich an der hormonellen Umstellung während der Wechseljahre. Festes Haar kann man nur durch viel Pflege geschmeidiger und glänzender machen. Feines, dünnes, glattes oder strähniges Haar kann durch Kurzhaarschnitte, Festiger oder Haarschaum in Form gebracht werden.

**F** Welches ist die beste Feuchtigkeitspflege für trockenes Haar?

**A** Das ist schwer zu beantworten. Sie müssen aber kein Vermögen dafür ausgeben. Wie bei der Gesichtspflege ist auch bei der Haarpflege die Regelmäßigkeit ausschlaggebend. Tragen Sie die Haarkur auf das gesamte Haar auf (sofern Sie den Haaransatz nicht aussparen möchten) und befolgen Sie die Pflegehinweise. Haarkuren entfalten ihre Wirkung besser in einer warmen Umgebung. Benutzen Sie zunächst kleine oder Einmalpackungen, bis Sie Ihre persönliche Haarpflege gefunden haben. Wenn Sie die Pflegeprodukte Ihres Friseurs gut vertragen, können Sie in der Regel die Haarpflegemittel bei ihm kaufen. Sie können aber auch selbst eine Haarpackung anrühren: Eigelb und Mayonnaise oder lauwarmes Oliven- oder Walnußöl (sorgfältig auswaschen). Bei fettigem, sprödem Haar hilft Bier.

*Ceril Campbell ist eine der führenden Stilberaterinnen Englands. Sie kleidet die Moderatoren der BBC ein, hat eine eigene Sendung bei Sky TV und ist zahlreichen Fernsehzuschauern und Zeitschriftenlesern dabei behilflich, ihren eigenen Stil zu finden. Ceril hatte viel Spaß dabei, die Garderobe der Teilnehmerinnen am 10-Wochen-Programm neu zu gestalten. Das Ergebnis finden Sie auf den Seiten 76 bis 92*

# Lektion 9 Stilberatung 1

## Finden Sie Ihren eigenen Stil

Ihre Kleidung hat einen entscheidenden Einfluß auf Ihr Wohlbefinden, Ihre Erscheinung und Ihre Umwelt. Fast alle kennen aber die Schwierigkeiten, manchmal die geeigneten Stücke zu finden.

Die häufigsten Gründe dafür sind: „Ich habe keine Zeit zum Einkaufen." „Ich kann mir teure Kleidung nicht leisten, und wenn, dann nur Einzelstücke." „In meinem Alter legt man auf Kleidung nicht mehr soviel Wert." „Ich kann mich nie entscheiden. Ich habe eine Garderobe voller Fehleinkäufe und trage nur noch bequeme Sachen." „Ich weiß nicht, was mir in meinem Alter noch steht. Mode ist etwas für junge Leute."

Tatsächlich gehen mit 25 manche Sachen durch, die mit 50 keinesfalls mehr toleriert werden. Aber das ist kein Grund, um die Flinte ins Korn zu werfen und nur noch in Leggings und flachen Schuhen zu leben (und womöglich zu sterben) oder ab 40 nur noch „Oma-Kleider" anzuziehen.

In dieser Lektion geht es nur um Ihren persönlichen Kleidungsstil. Mit Hilfe unserer Modelle, den Teilnehmerinnen des 10-Wochen-Programms, unterstützen wir Sie bei der Farbauswahl und der geeigneten Garderobe für besondere Anlässe, besprechen Modeströmungen und zeigen Ihnen, wie man frischen Wind in die Garderobe bekommt.

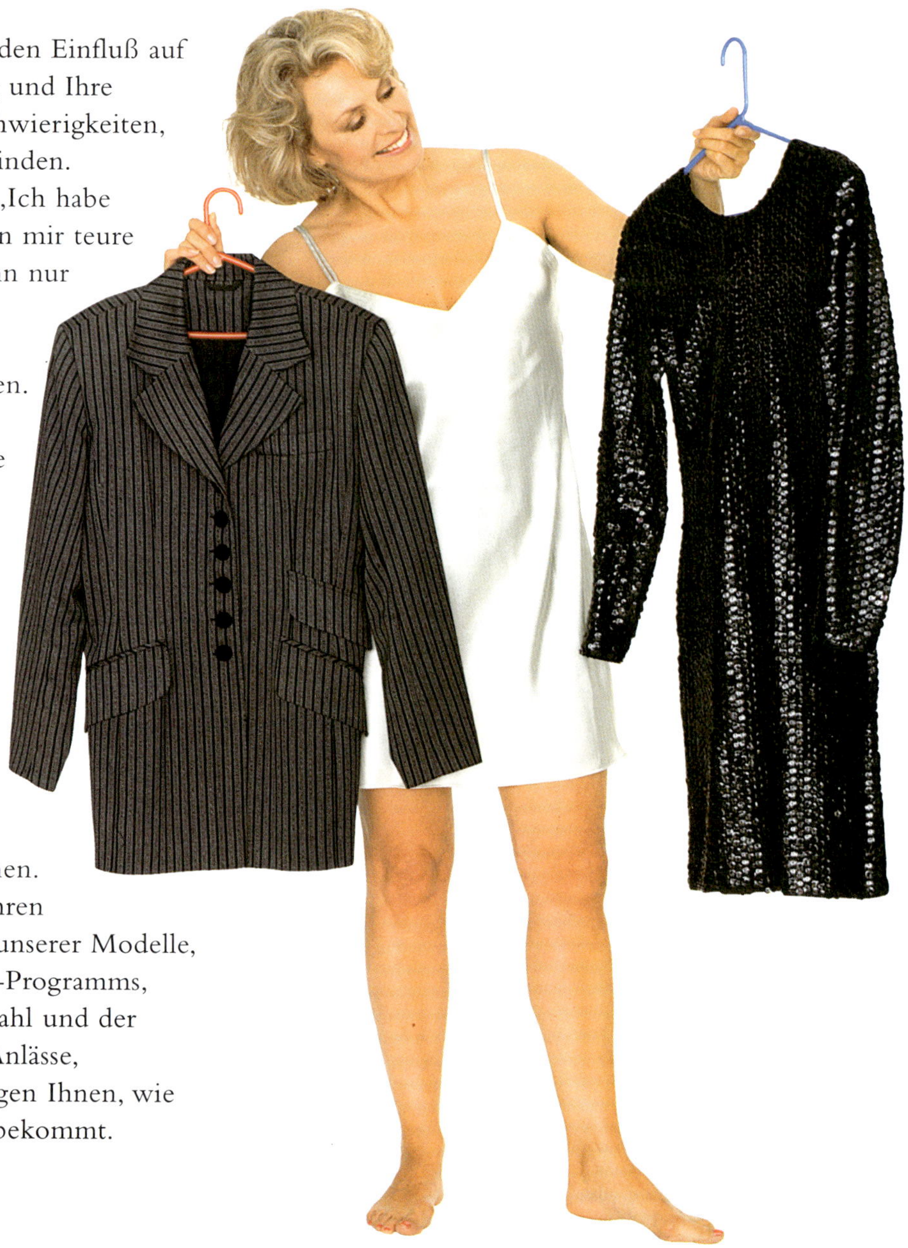

## Finden Sie zu einem neuen Stil

Sie haben abgenommen, sind trainiert und haben einen flotten neuen Haarschnitt – verderben Sie jetzt nicht alles, indem Sie weiterhin altmütterliche Röcke und Blusen oder ausgeblichene Jeans und Sweatshirts tragen. Jetzt ist es an der Zeit, sich mit ein paar neuen Kleidungsstücken zu verwöhnen. Bevor Sie allerdings loslegen, sollten Sie einige Dinge bedenken. Das wird Sie vor Fehlgriffen bewahren, die Sie zweifellos aus der Vergangenheit kennen.

Ceril: „Zuerst sollten Sie sich klarmachen, was Sie von Ihrer Kleidung ERWARTEN. Oberste Priorität hat für alle der persönliche Lebensstil, an den die Kleidung angepaßt wird. Ein extremes Beispiel: Ich habe Frauen gesehen, die hart ersparte 1.500 DM leichten Herzens für ein Ballkleid ausgaben, das sie nur bei einer einzigen Gelegenheit tragen konnten, und dann mit schlechtem Gewissen an ihrer Alltagskleidung sparen mußten."

Also gilt als REGEL NUMMER 1: Überdenken Sie jeden Kauf gründlich. Werden Sie das betreffende Kleidungsstück öfters anziehen? Paßt diese Kleidung *wirklich* zu Ihrem Lebensstil?

„Dann", sagt Ceril, müssen Sie berücksichtigen, was Ihnen steht. Die folgenden Seiten werden Ihnen bei der Wahl des Stils, der Stoffe und der Farben helfen, und Lektion 10 zeigt Ihnen, wie Sie sich figurgerecht kleiden. Vergewissern Sie sich, daß alle Neuerwerbungen diese einfachen Kriterien erfüllen.

Schließlich sollten Sie sich fragen, ob das Kleidungsstück angenehm zu tragen ist, denn unbequeme Sachen zieht man selten an. Gehen Sie damit im Laden herum, setzen Sie sich vor einen Spiegel – wie sitzt es? Strekken Sie die Arme nach oben.

Wenn es sich angenehm trägt, werden Sie es mit Freude anziehen.

Hilfreich ist auch die Frage, ob das betreffende Kleidungsstück mit der restlichen Garderobe kombinierbar ist (sofern Sie nicht bei Null beginnen, aber auch dann müssen die Stücke zueinander passen). Oft bleiben wunderschöne Kleidungsstücke ungetragen im Schrank hängen, weil nichts dazu paßt, die Accessoires eingeschlossen. Berücksichtigen Sie dies vor allem bei der Wahl einer neuen Farbe.

Wenn Sie diesen Leitfaden befolgen, brauchen Sie sich keine Gedanken darüber zu machen, ob die Kleidung Ihrem Alter entspricht. Sind Sie sich dennoch unsicher – auf den Seiten 81 und 82 stellen wir die Frage, ob es etwas wie unpassende Kleidung für ein Alter gibt und inwieweit man den Modetrends folgen soll.

Sie sollten nie vergessen: Das persönliche Erscheinungsbild erfordert mindestens soviel Aufmerksamkeit, Ausgeglichenheit und Selbstvertrauen wie Geld und Zeit.

## Mut zur Farbe

*Finden Sie heraus, welcher Jahreszeiten- und Farbtyp Sie sind und inwieweit Sie diese Informationen nutzen können.*

### SOMMER

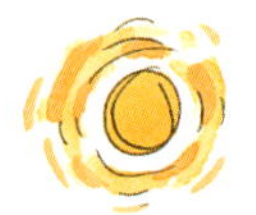

Sommerhaut hat rosa-bläuliche Untertöne; blasser Teint und Haare von hell- bis aschblond, braun oder grau; Augen hellgrau oder blaß. **Sommerfarben:** alle pastellfarbenen und bläulichen Rosatöne, Beigerosa, blaustichige Rottöne, Pflaumenblau, Lavendelblau, Malve, Himbeerrot, Weinrot, Rotbraun, Braun, Cremeweiß, helles Zitronengelb, Aquamarinblau, helles oder gräuliches Blau, helle bis mittlere graublaue Töne, Blaugrau, blaugrüne Töne.
**KEIN:** Orange, Gold, Schwarz.

### WINTER

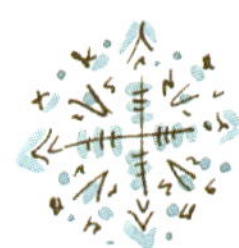

Winterhaut hat ebenfalls rosa-bläuliche Töne. Wintertypen sind dunkelhaarig und haben einen beige-grauen, bleichen Teint. Bei „Winteraugen" ist der Kontrast zwischen dem Weiß des Auges und der Iris stark.
**Winterfarben:** fast alle kräftigen Farben, Weiß, Hellgelb, hell- und dunkelblaue Rosatöne, klare Rottöne, blaustichiges Rot, Violett, Dunkelviolett, Taupe, Hellblau, Blau, Marineblau, Helltürkis, helle Grüntöne, Grau, Schwarz.
**KEIN:** Orange, Gold.

### FRÜHLING

Goldene Hauttöne; elfenbeinfarbiger Teint mit Sommersprossen oder cremeweiße Gesichtsfarbe; auch bei Sommersprossen ist die Haut immer hell, strahlend und bräunt leicht; die Augen hell und gold gesprenkelt.
**Frühlingsfarben:** Elfenbein, Goldgelb, cremefarbenes Beige, Hellgold, helle Orangetöne, Apricot, Pfirsich, Lachs, Koralle, helle Rosttöne, pfirsichfarbene Rosatöne, helle orangestichige Rottöne, Violett, Aquamarinblau, helle Blautöne, helles Marineblau, Türkis, pastellige bis leuchtende Gelbgrüntöne, warmes Hellgrau, Hellbraun, Braungold.
**KEIN:** Schwarz, Weinrot.

### HERBST

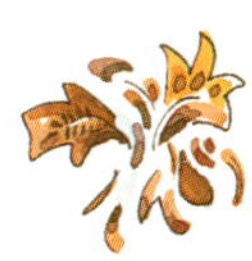

Goldene Hauttöne mit rotem oder rostbraunem Haar, Sommersprossen, heller, rosa bis bronzefarbener Teint; bei blassen Augen sehen erdige Herbstfarben besser aus.
**Herbstfarben:** Weißgold, Gelbgold, Gold, Beigegold, alle Orangetöne, dunkle Pfirsichtöne, Lachs, Rost, Terrakotta, Rotorange und dunkle Rottöne, Blau, Türkis, Grüntöne, Hellbraun, Braun.
**KEIN:** Rosa, Weinrot, Violett, Grau, Schwarz.

# Vertrauen in Farbe

## – oder ein Leben ohne schwarze Leggings ...

Sie setzen also auf altbewährte Kleidung ... weil Sie der Einfachheit halber immer Schwarz (oder eine andere dunkle Farbe) tragen und weil Leggings und T-Shirt so bequem sind.

Wenn Sie eine Farbe tragen, die Ihnen steht, geschieht etwas Tolles: Sie sehen besser aus ... Sie sehen jünger aus ... Sie sehen sogar gesünder aus ... Ihre Gesichtsfarbe wird lebendig ... und Ihre Augen beginnen zu strahlen. Wenn Sie eine Farbe, die Ihnen NICHT steht, neben Ihr Gesicht halten, geschieht das Gegenteil.

Sie glauben, Schwarz paßt zu Ihnen, u. a. weil es so schlank macht, nicht wahr? Und es hat Ihnen doch immer gestanden. Schwarz ist leider eine Farbe, die nur wenigen älteren Frauen steht. Sie sehen zwar schlanker aus, aber mit über 40 ist das auch schon alles. Außerdem gibt es andere Farben, die Sie schlank und attraktiv machen.

Versuchen Sie durch den Jahreszeiten-Test, Ihre Farbtöne herauszufinden. Dazu erklärt Ceril: „Dieser Test ist zwar nicht wissenschaftlich fundiert, aber die meisten Menschen kann man anhand ihrer Haut-, Haar- und Augenfarbe (siehe Seite 77) einer dieser Jahreszeiten zuordnen. Zu welchem Jahreszeitentyp gehören Sie? Halten Sie einige Stoffe in den Farben der Ihnen entsprechenden Jahreszeit neben Ihr Gesicht. Wenn sie Ihr Gesicht zum Leuchten bringen, dann haben Sie Ihren Typ gefunden. Die meisten Menschen können Farben aus unterschiedlichen Jahreszeiten tragen, zumindest einige davon stehen ihnen gut. Manche Menschen sind auch eine Mischung aus verschiedenen Jahreszeiten, aber trotzdem ist diese Einteilung eine gute Ausgangsbasis. Unter den Farben Ihrer Jahreszeit sind sicher einige, die Sie bevorzugen. Vorlieben haben natürlich Priorität. Sie dürfen auch andere Farben anziehen, wenn Sie sie mit einer ‚Ihrer' Farben in Gesichtsnähe kombinieren."

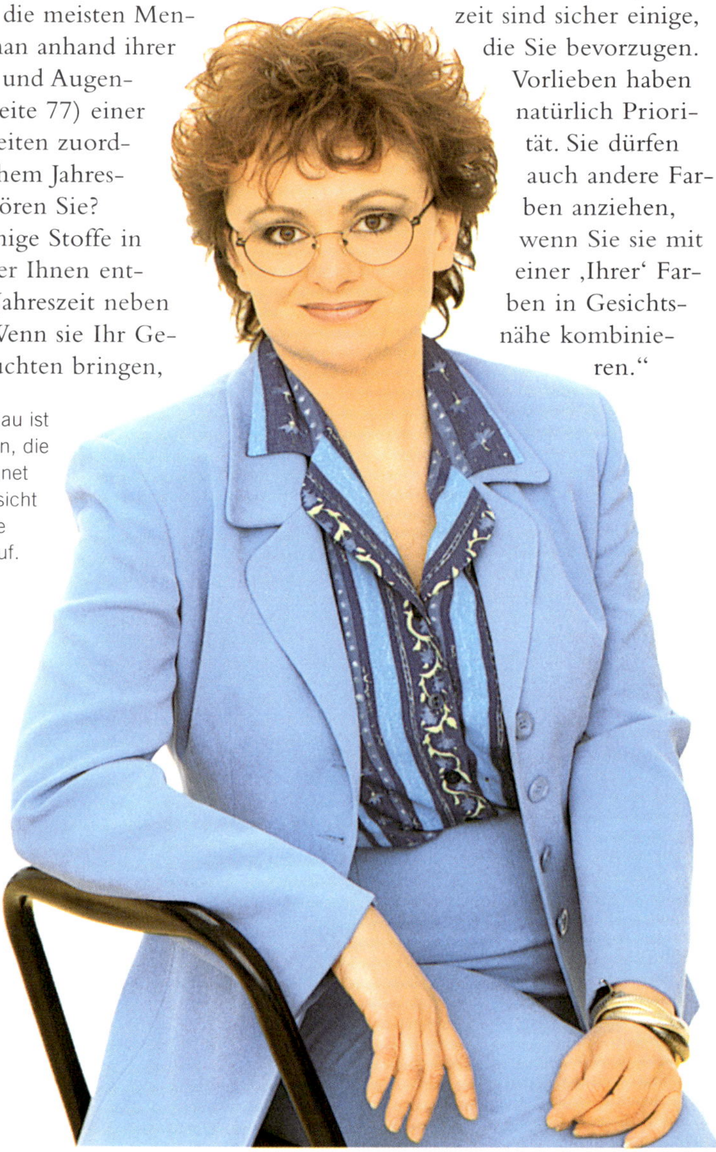

Zartes Türkisblau ist eine der Farben, die Sal ausgezeichnet stehen. Ihr Gesicht strahlt und Ihre Augen fallen auf.

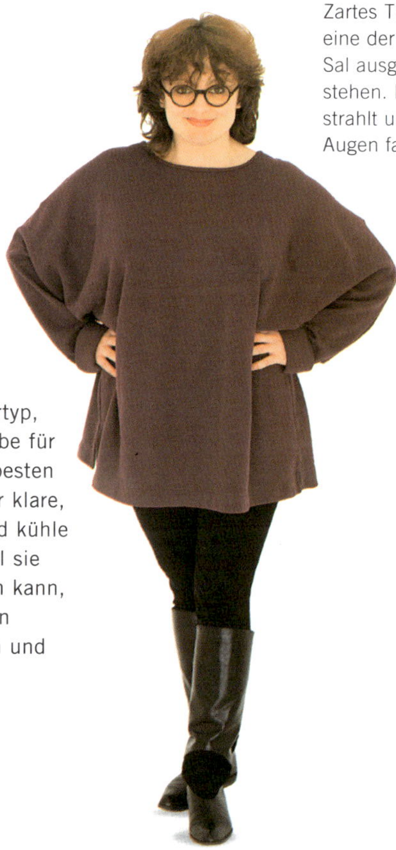

Sal, ein Wintertyp, hat eine Vorliebe für Schwarz. Am besten stehen ihr aber klare, leuchtende und kühle Farben, obwohl sie Schwarz tragen kann, weil es zu ihren dunklen Augen und Haaren paßt.

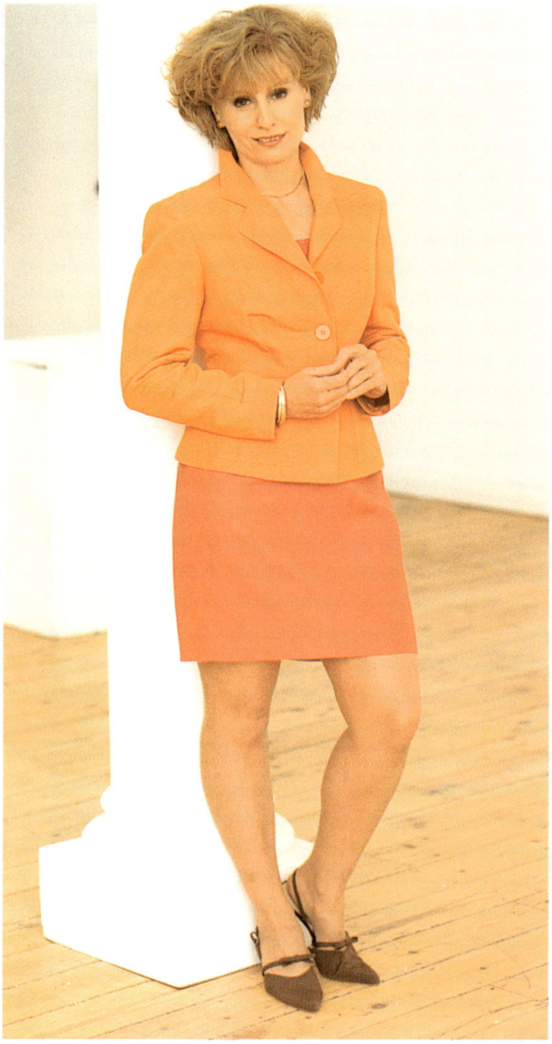

Hilary ist ein Frühlingstyp, tendiert aber zu dunkelbraunen Tönen und trägt selten helle Farben. Als wir ihr diese korallenfarbige Kombination gaben, sah sie fantastisch aus, und ihre Persönlichkeit schien aufzuleben. Koralle ist eine der besten Farben für Frühlingstypen.

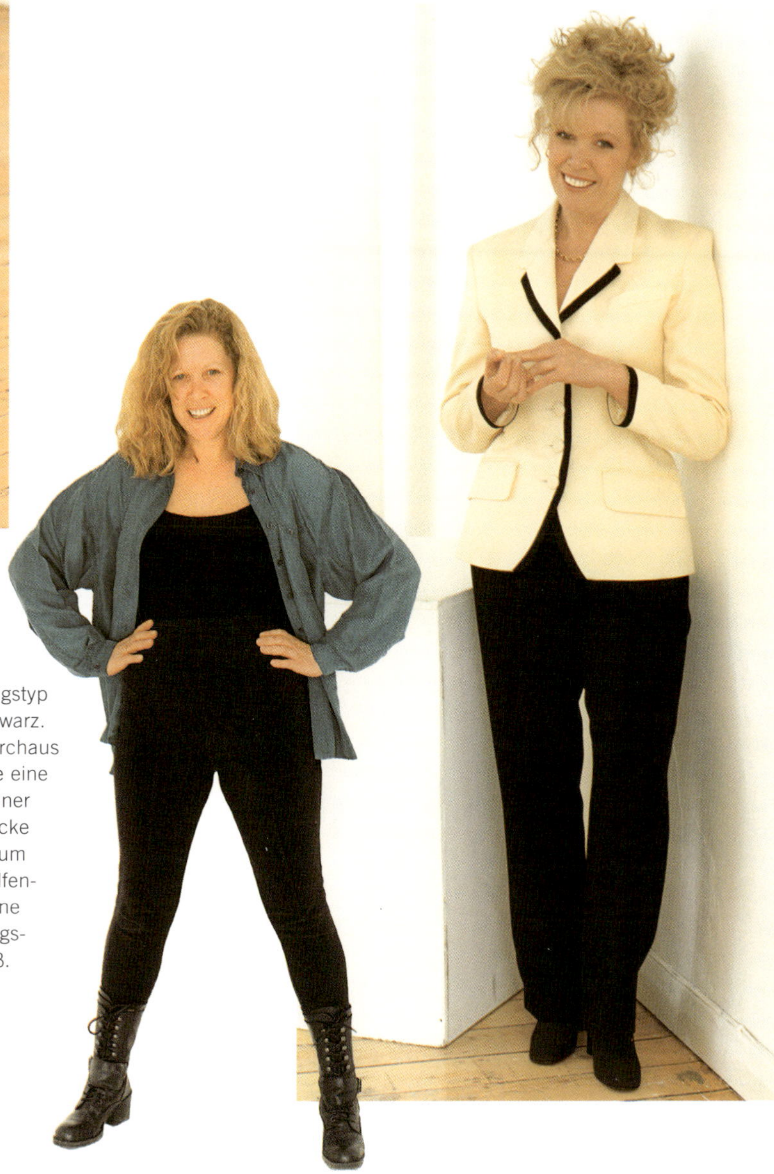

Angela ist ein Frühlingstyp und liebt wie Sal Schwarz. Sie kann Schwarz durchaus tragen, aber wenn sie eine schwarze Hose mit einer elfenbeinfarbenen Jacke kombiniert, sieht sie um 100 % besser aus. Elfenbein und cremefarbene Töne sind für Frühlingstypen besser als Weiß.

## SCHICKE FREIZEITMODE

In den letzten zehn Jahren sind Leggings von der Straßenuniform der Teenager zur nachlässigen Freizeitkleidung älterer Frauen avanciert, die sich darin wunderschön finden, aber selten so aussehen. Ganz nebenbei gesagt, selbst Leggings im gepflegten Stil sind heute passé und symbolisieren Altbackenheit mehr als jede einzelne Falte. Und der obligatorische Pulli darüber versteckt entweder eine gute Figur oder trägt bei Molligen noch mehr auf.

*Und Sie würden niemals Leggings mit hochhackigen Pumps kombinieren, nicht wahr?*

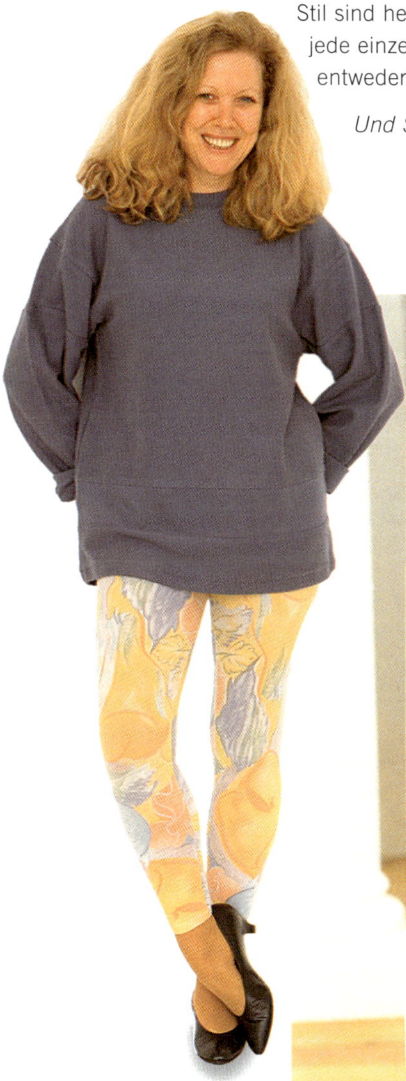

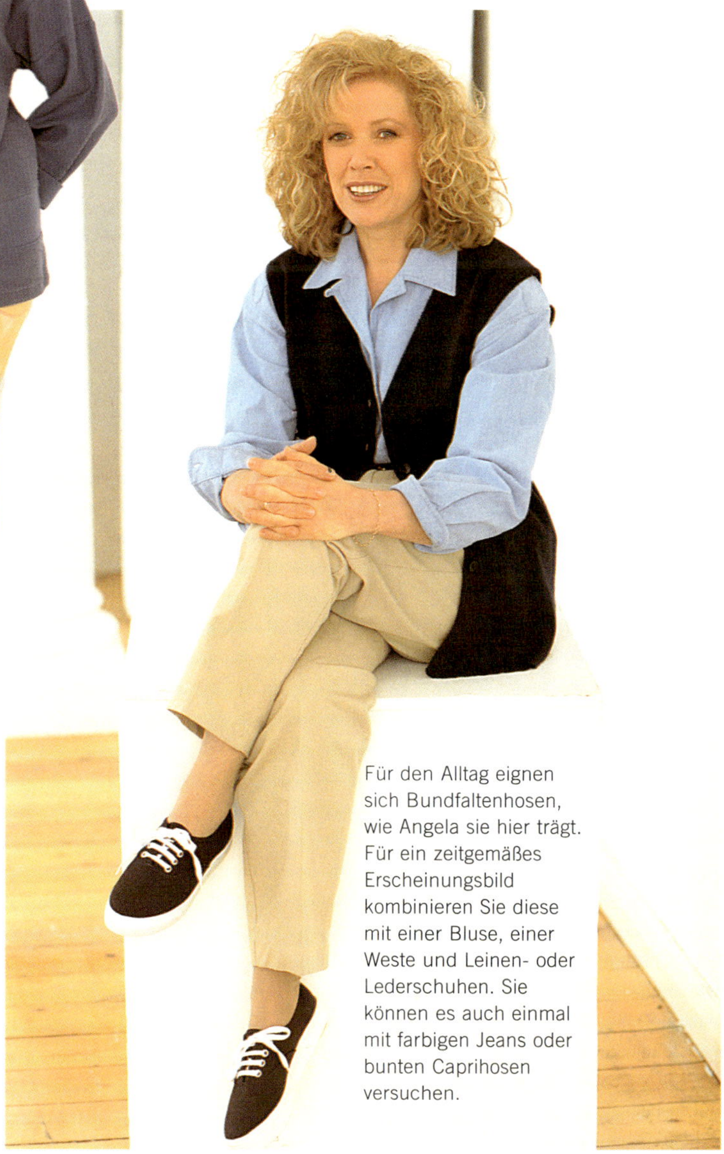

Für den Alltag eignen sich Bundfaltenhosen, wie Angela sie hier trägt. Für ein zeitgemäßes Erscheinungsbild kombinieren Sie diese mit einer Bluse, einer Weste und Leinen- oder Lederschuhen. Sie können es auch einmal mit farbigen Jeans oder bunten Caprihosen versuchen.

### FALLEN SIE DEM MODEDIKTAT NICHT ZUM OPFER

Wenn Sie nicht altbacken erscheinen möchten, dann sollte Mode nicht spurlos an Ihnen und Ihrem Kleiderschrank vorübergehen. Schenken Sie aber den verrückten Höhenflügen der Modewelt, von der andauernd wechselnden Streetwear bis zur Haute Couture, nicht zuviel Beachtung. Fühlen Sie sich von Ihrer Umwelt nicht dazu genötigt, den letzten Schrei tragen zu müssen. Wenn es sich um etwas handelt, das Ihnen steht, ist dagegen nichts einzuwenden; aber solange Sie nicht sehr reich sind, ist Vorsicht bei den allerneuesten Trends angebracht, weil sie ebenso schnell verfliegen, wie sie kommen.
Ceril empfiehlt: „Am besten ist eine Garderobe, die auf klassischen Schnitten und Farben beruht, mit ein oder zwei größeren Stücken pro Jahreszeit erweitert wird und mehreren Accessoires, die nicht teuer sein müssen, aktualisiert wird – vorausgesetzt, das entspricht Ihrem Stil. Man kann eine Garderobe relativ einfach durch T-Shirts, Schmuck, Gürtel, Schuhe und Taschen in den aktuellen Modefarben auf den neuesten Stand bringen. Lassen Sie sich durch Modemagazine und -programme, Läden und Ihre Umwelt inspirieren und erkennen Sie Trends. Entwickeln Sie ein Gefühl für das, was Ihnen steht, und IGNORIEREN Sie alles andere. Wenn eine aktuelle Modefarbe nicht zu ‚Ihren‘ Farben zählt, aber der Renner der Saison ist, dann greifen Sie sie in den Accessoires auf, aber fern von Ihrem Gesicht und in Kombination mit einem Farbton, der Ihnen gut steht.“

# Altersgemässe Kleidung

Viele Frauen haben Angst, sich zu jugendlich zu kleiden. Meiner Ansicht nach ist die Frau, die von ihrem 50. Geburtstag an nur noch „Ururgroßmutterkleidung“ trägt, genauso schlimm. Mit Hilfe unserer Modelle Linda und Angela untersuchen wir die alte Frage nach altersgemäßer Kleidung.

Die Gratwanderung besteht darin, sich jugendlich und schwungvoll zu kleiden, ohne sich zum Narren zu machen, weil man Dinge trägt, für die man wirklich zu alt ist. Aber nur sehr wenige Frauen entscheiden sich für eine zu mädchenhaft jugendliche Kleidung. Die meisten fürchten die Auffälligkeit mehr als alles andere und ziehen vorzeitig (es ist NIE Zeit dafür) langweilige und altbackene Kleider an.

Im folgenden Abschnitt geben wir Ihnen einige entsprechende Tips und weisen Sie auf Fehler hin, die Sie möglicherweise begehen könnten. Die Kommentare sind nur ein Leitfaden, passen Sie sie Ihrer Persönlichkeit, Ihrem Alter und Ihrem Lebensstil an.

### Stoffe und Farben

**Zu jung:** bunt gemischte Farben; Plastik, Gummi, einige Ledersorten

**Zu alt:** alle Beigetöne, Schwarz, „Omamuster“, Frottee (außer bei Sport)

### Rocklängen und -stile

**Zu jung:** extrem kurz, extrem eng

**Zu alt:** mittlere Wadenlänge, Volumen, Falten, Biesen

### Abendgarderobe

**Zu jung:** trägerlose Kleider, die schwabbelige Oberarme, Hals und Rücken enthüllen (außer bei sportlicher Figur, Rückenansicht prüfen!), zu tiefes Dekolleté, Rüschen, Volants

**Zu alt:** Stolen, um Schultern, Arme, Rücken abzudecken – der Trick ist allgemein bekannt

### Freizeitkleidung

**Zu jung:** kurze Shorts (sofern Ihre Beine nicht perfekt oder Sie im Urlaub sind), Durchsichtiges (altersunabhängig nicht schön), ohne Strumpfhosen (sofern Sie nicht wunderschöne Beine haben und/oder im Urlaub sind)

**Zu alt:** Freizeit-Trainingsanzug *(Sie haben doch nicht etwa einen?)*, Twinsets und Perlen, bunt bedruckte Polyesterkleider und -blusen

### Accessoires

**Zu jung:** Pfennigabsätze, Plateausohlen, weiße Schuhe, Doc Martens/Caterpillar-Schuhe (Timberlands gehen bei Freizeitkleidung durch), Baseball-Mützen, Plastik

**Zu alt:** Omaschuhe, Slipper, Kopftücher

## Zu jugendliche Kleidung

Angela zeigt, wie man es falsch macht. Ihr Kostüm hat mehrere Mängel: Das Kleid ist zu weit ausgeschnitten, der Rock ist zu kurz und zu eng. Die Jacke sitzt an den Knöpfen ebenfalls zu eng. Das Limonengrün war topmodern, als Angela Modell stand, wird aber durch die fuchsiafarbenen Umrandungen zu auffällig und zu einer „Eintagsfliege“.

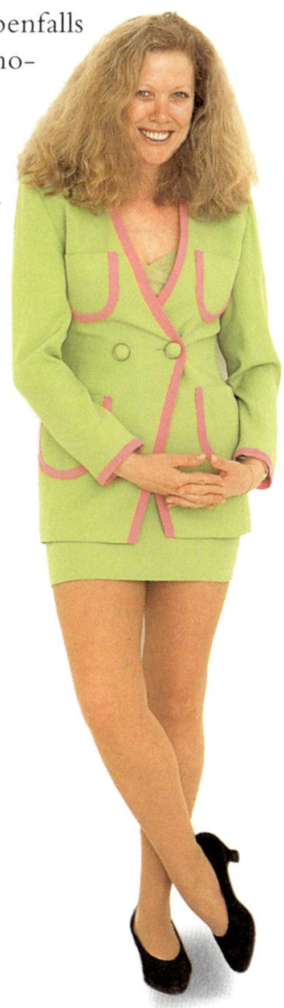

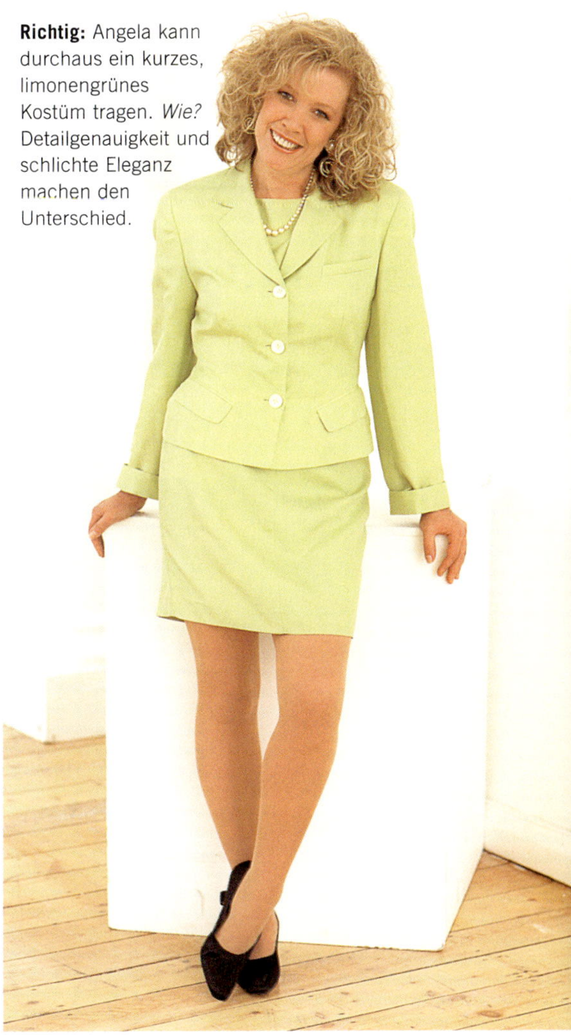

**Richtig:** Angela kann durchaus ein kurzes, limonengrünes Kostüm tragen. *Wie?* Detailgenauigkeit und schlichte Eleganz machen den Unterschied.

## Zu altbacken

Ob Sie es glauben oder nicht, das ist noch einmal Angela in Bürogarderobe, eine Zusammenstellung, die sie 20 Jahre älter macht! Die verwaschene Farbe der Bluse steht ihr überhaupt nicht und ist langweilig zu dem Kostüm. Der wadenlange Faltenrock macht sehr alt. Die Schuhform ist von vorgestern. Die ganze Kombination ist nichtssagend, und die streng nach hinten gekämmten Haare, zusammen mit der Perlenkette, verstärken den altbackenen Eindruck noch.

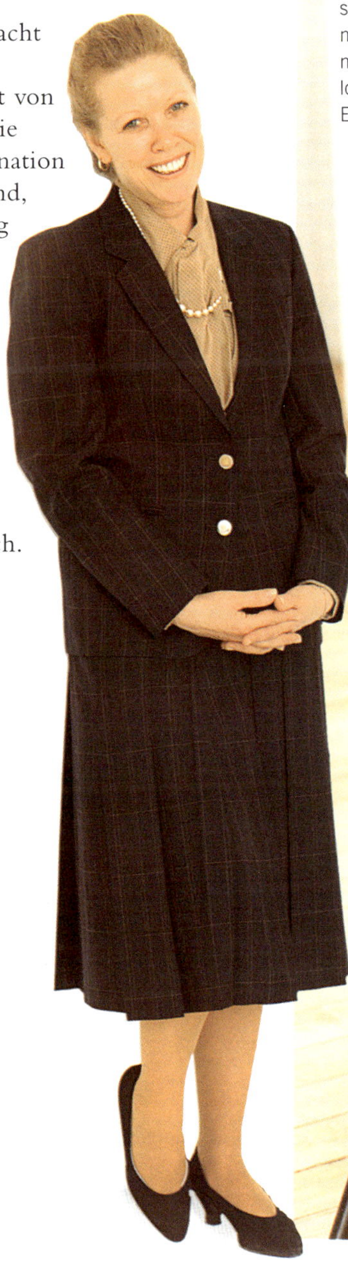

**Richtig:**
Man kann adrett, tüchtig und zugleich jugendlich aussehen! Auf diesem Bild trägt Angela ein schlichtes, dunkles Gürtelkleid mit feinen Linien und dazu moderne Pumps. Die aufgelockerte Frisur rundet die Erscheinung ab.

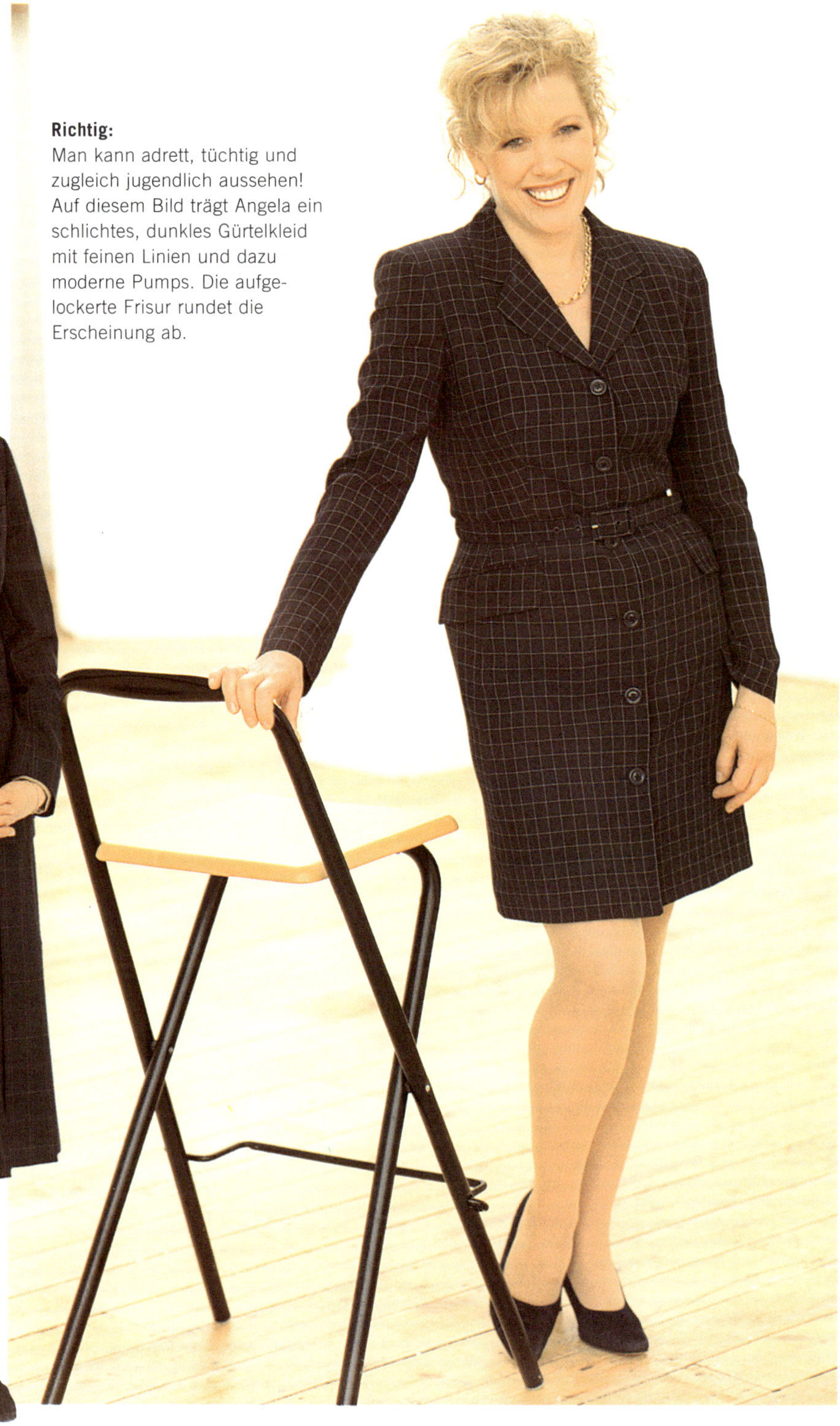

## Zu mütterlich

Dieses Kleid gehört Linda und sie hat es ins Studio mitgebracht, wohl wissend, daß es ein schrecklicher Fehlgriff war! Machen Sie einen weiten Bogen um Polyesterkleider in Wadenlänge mit Muster, Stoffgürtel, Falten oder Biesen. Umgehen Sie bunte Muster und halblange Ärmel. Das alles macht Sie doppelt so alt und zu einem modischen Schreckgespenst.

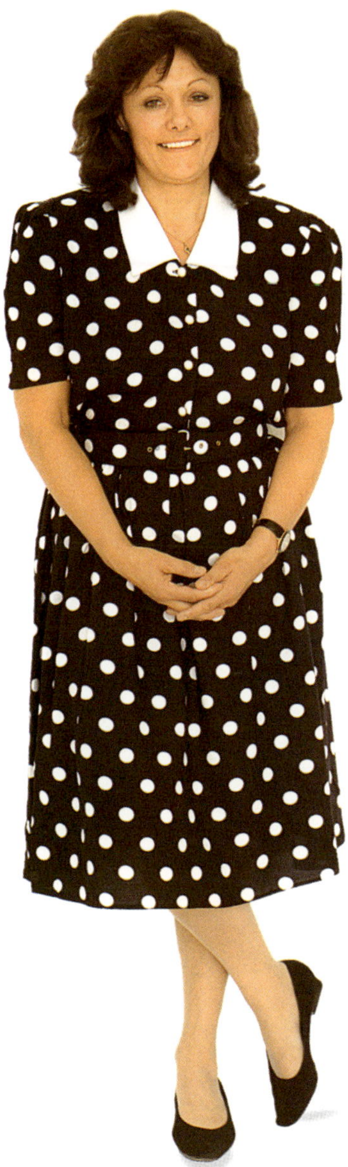

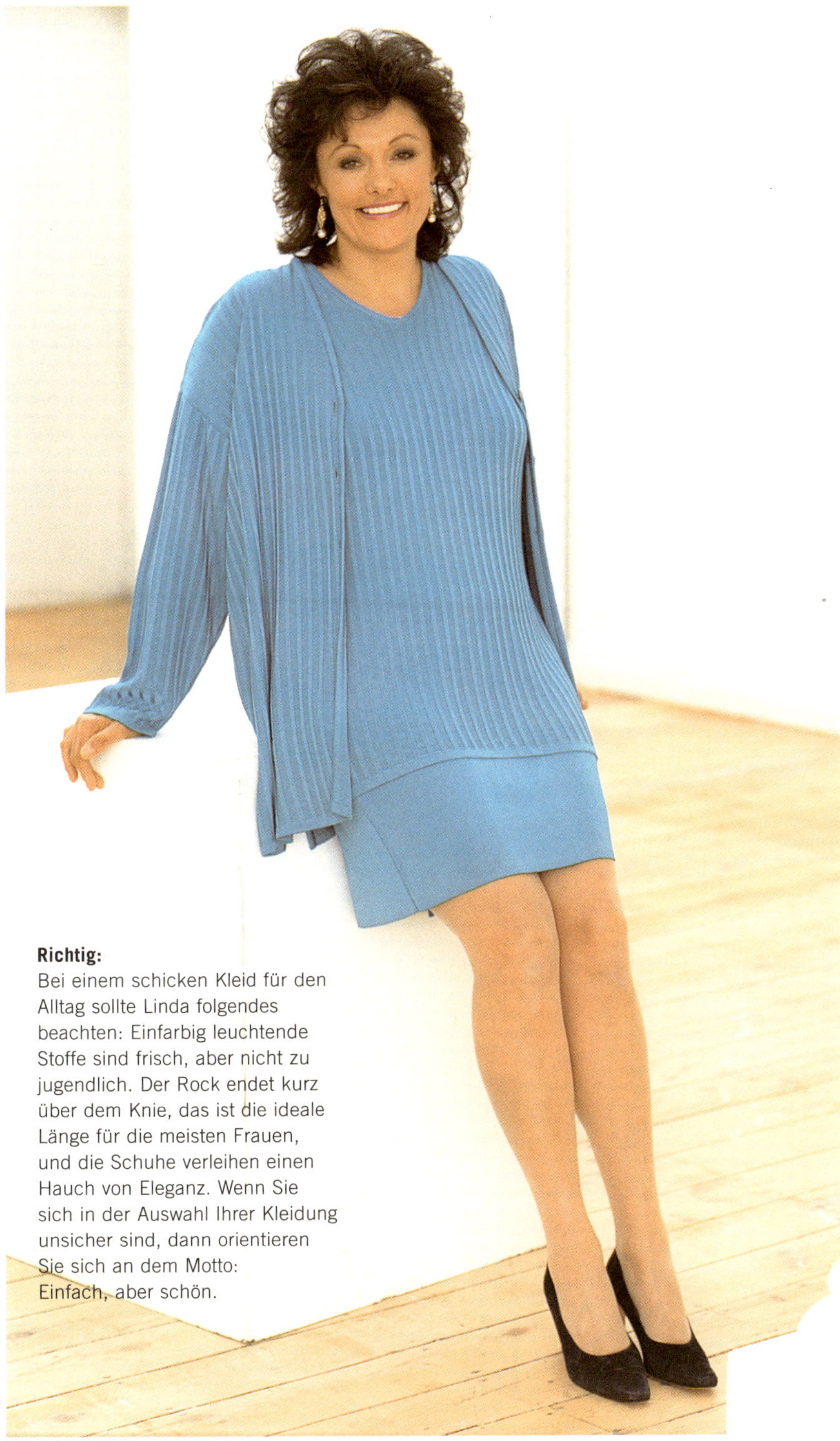

**Richtig:**
Bei einem schicken Kleid für den Alltag sollte Linda folgendes beachten: Einfarbig leuchtende Stoffe sind frisch, aber nicht zu jugendlich. Der Rock endet kurz über dem Knie, das ist die ideale Länge für die meisten Frauen, und die Schuhe verleihen einen Hauch von Eleganz. Wenn Sie sich in der Auswahl Ihrer Kleidung unsicher sind, dann orientieren Sie sich an dem Motto: Einfach, aber schön.

# AUSWAHL DER GARDEROBE

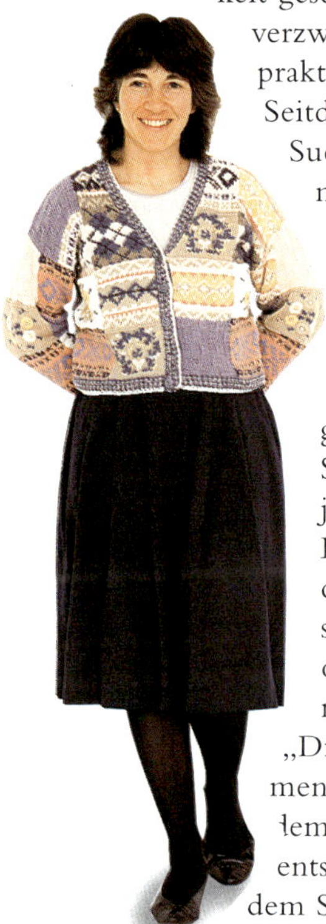

Sue, 39, ist halbtags als Ärztin tätig und hat zwei Kinder. Seit der Geburt ihrer ältesten Tochter (8) hat sie ihrer Kleidung wenig Aufmerksamkeit geschenkt und ist auf der verzweifelten Suche nach praktischen Anregungen. Seitdem sie Mutter ist, hat Sue 6,5 kg zugenommen und keine neuen Kleidungsstücke mehr gekauft. Ihre Garderobe besteht vornehmlich aus mütterlichen, halblangen Röcken, flachen Schuhen und Strickjacken – ihre typische Berufskleidung für die Praxis. Die Farben sind dunkel, gedeckt oder weiß. Ceril meint dazu: „Die Zusammenstellung auf dem Bild (links) entspricht genau dem Stil, den Sue jahrelang getragen hat. Ein unauffälliger Rock mit einer zugeknöpften Strickjacke, die sie dicker machen, als sie in Wirklichkeit ist (Kleidergröße 38 auf diesem Bild). Die Länge des Rockes, die Farbe der Strümpfe und die flachen Schuhe ergänzen das negative Bild, das Sue keinen Gefallen erweist. Sue hat unauffällige Kleidung gewählt, die ihre Figur versteckt."

„Ich weiß nicht, was ich kaufen soll", sagt Sue. „Mir ist klar, daß ich eine neue Garderobe brauche, aber die einzelnen Kleidungsstücke dürfen nicht zu teuer sein."

„Sue ist ein Wintertyp", meint Ceril. „Ihr stehen kühle Pastellfarben, Türkisblau und rosa-bläuliche Rottöne. Die trüben Mischfarben ‚verschlucken' sie. Die von mir vorgeschlagenen Farben lassen sie lebendiger aussehen und unterstreichen ihre Persönlichkeit.

Sue hat während der 10 Wochen 6,5 kg abgenommen und muß neben der Größe auch die Art ihrer Kleidung ändern. Sie ist relativ klein, 1,63 m, so daß sie sich in langen weiten Röcken und dicken Wolljacken verliert.

Sie wird auf Röcke, die kurz über dem Knie enden, und hüftlange Jacken umsteigen müssen. Schuhe mit Absatz, Strümpfe und ein wenig Make-up werden ihr neues Äußeres abrunden."

Zu Hause oder im Urlaub kann Sue diese Grün- und Blautöne in pflegeleichten Materialien wunderbar tragen.

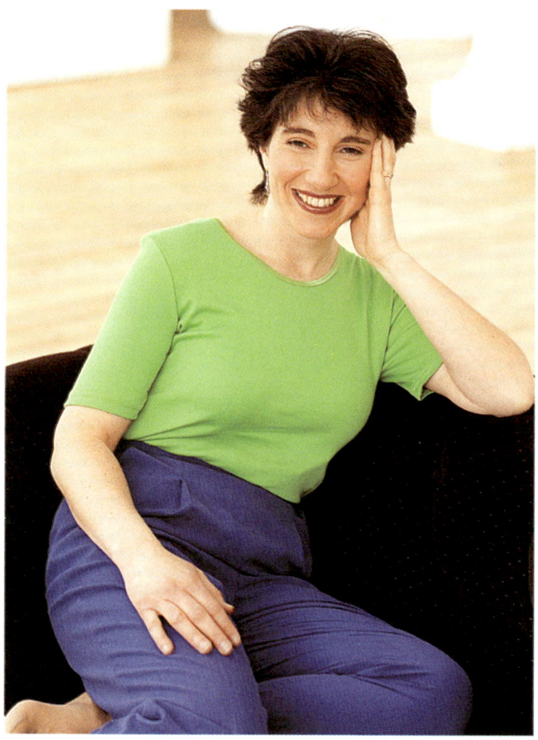

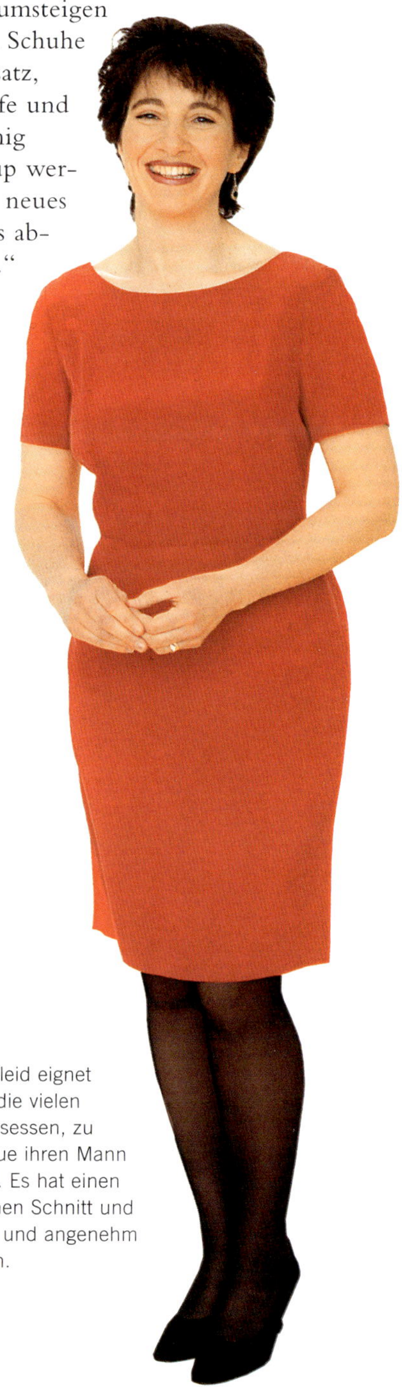

Dieses Kleid eignet sich für die vielen Geschäftsessen, zu denen Sue ihren Mann begleitet. Es hat einen klassischen Schnitt und ist leicht und angenehm zu tragen.

Sue war von diesem gar nicht teuren Kostüm begeistert. Schlichte Kleidungsstücke sind häufig relativ preisgünstig. Sue meinte: „Ich werde mir einige Kostüme in diesem Stil und dazu passende Schuhe für den Berufsalltag zulegen!"

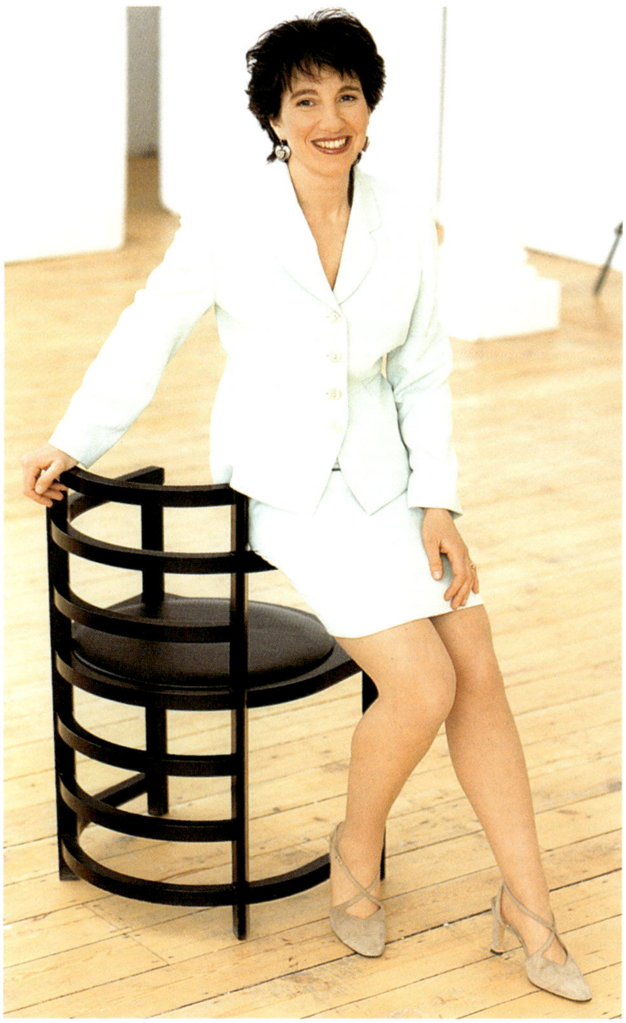

## FRISCHER WIND IM KLEIDERSCHRANK

*Sortieren Sie Ihre Kleider aus.*
*Nehmen Sie sich für beide Teile soviel Zeit wie nötig*

### Teil 1

Untersuchen Sie Ihre gesamte Kleidung, sortieren Sie sie in vier Stapel nach den Kriterien, die Ceril Ihnen zum Thema Stil erläutert hat:

**1** Ein Stapel mit Kleidungsstücken, die Sie anziehen und die den Stiltest bestehen.

**2** Ein Stapel mit Dingen, die Sie nie anziehen und/oder die Ihnen nicht stehen. Von diesen trennen Sie sich.

**3** Ein Stapel mit Dingen, für die erst noch Kombinationsmöglichkeiten gefunden werden müssen.

**4** Ein Stapel mit Dingen, die enger genäht, gekürzt usw. werden müssen.

Sortieren Sie jetzt Schuhe, Taschen, Gürtel usw. nach dem gleichen Prinzip, und kombinieren Sie diese Accessoires mit den Kleidern aus Stapel 1. Alles, was Sie nicht mehr tragen, sollten Sie weggeben. Finden Sie anhand der folgenden Punkte heraus, was in Ihrer Garderobe fehlt (entsprechend Ihrem Lebensstil usw.):

- Mindestens zwei bis drei klassische Teile (Kleider, Kostüme, Hosenanzüge), die Sie regelmäßig anziehen und miteinander kombinieren können.
- Mehrere kleinere Teile, um die Klassiker aufzuwerten (T-Shirts, Bodies, Hemdblusen, Westen, Pullover).
- Kleidung für den täglichen Gebrauch, Freizeithosen, Caprihosen und Jeans mit passenden Oberteilen.
- Ein oder zwei Kleidungsstücke für den Abend. Kleid mit Jacke ist die flexibelste Lösung.
- Passende Accessoires.

Notieren Sie, was Sie zusätzlich brauchen. Wenn Sie stark abgenommen haben und/oder seit Jahren nicht mehr beim Einkaufen waren, wird es größere Lücken geben, die man über einen längeren Zeitraum hinweg füllen kann. Oder sehen Sie sich doch einmal in einem der Secondhandläden für hochwertige Designermode um.

Kaufen Sie ruhig ein paar preiswerte T-Shirts in den jeweiligen Modefarben. Dadurch werten Sie Ihre Garderobe beträchtlich auf.

### Teil 2

*Nehmen Sie sich auch für diesen Einkaufsbummel genügend Zeit.*

Jetzt gehen Sie los und probieren soviel wie möglich in verschiedenen Läden an (vorzugsweise allein ... denn Sie müssen lernen, Ihrem eigenen Urteil zu vertrauen). Nehmen Sie Schuhe und Strümpfe, Gürtel und T-Shirts mit, wenn Sie mehrere Stile ausprobieren möchten, denn fehlende Accessoires können von der richtigen Entscheidung abhalten.

Die Vertretungen verschiedener Modefirmen in den großen Kaufhäusern eignen sich hierzu am besten. Probieren Sie alles aus. Sie können den Kauf eines Teiles ernsthaft in Erwägung ziehen, wenn es die folgende Sechs-Punkte-Liste besteht:

- Paßt es Ihnen?
- Steht Ihnen die Farbe?
- Ist das Ihr Stil?
- Können Sie es mit Ihren Sachen kombinieren?
- Werden Sie es häufig anziehen?
- Gefällt es Ihnen wirklich?

*Nur wenige Frauen – nicht einmal alle Topmodels – haben eine perfekte Figur. In dieser Lektion zeigt Ceril Campbell, welche Kleidung zu welcher Figur paßt und was man wann vermeiden sollte.*

# LEKTION 10 STILBERATUNG 2

## FIGURGERECHT KLEIDEN

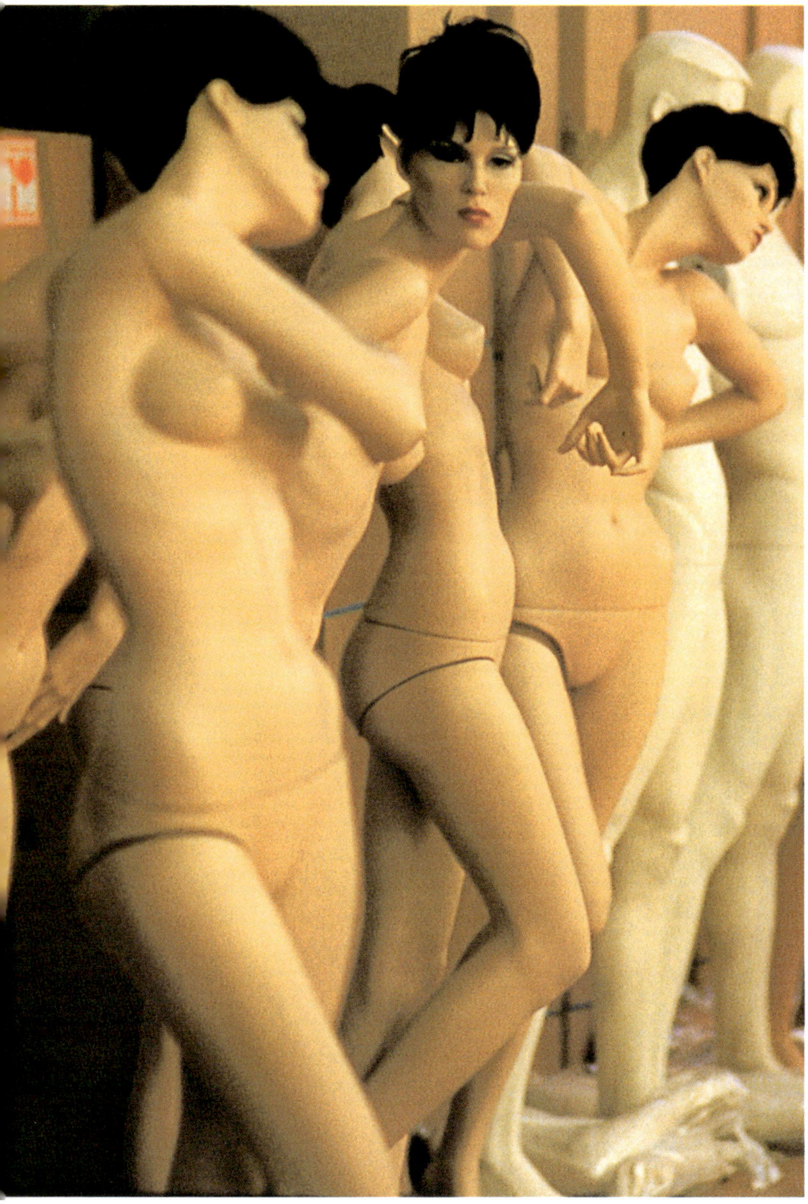

Mit 30 oder 40 kennen die meisten Frauen ihre kritischen Körperstellen nur zu gut. Selbst durch gesunde Ernährung und viel Muskeltraining bleibt die Körperform etwas, mit dem man leben muß. Durch die richtige Wahl der Kleidung, und das beinhaltet Stoffe, Design, Farbe, Länge usw., kann die Aufmerksamkeit VON den Problemzonen AUF die positiven Seiten gelenkt und Ihr Aussehen um 100 % verbessert werden.

Es ist mir unverständlich, warum dann viele Frauen genau das Gegenteil tun: Oft greifen wir zu Kleidung, die uns SCHLIMMER aussehen läßt, als wir in Wirklichkeit sind. Achten Sie beim nächsten Einkaufsbummel darauf, und fragen Sie sich, ob das Kleidungsstück Ihrer Wahl Ihnen WIRKLICH gut steht ... oder ob es nicht eine bessere Lösung gäbe.

Auf den nächsten Seiten nehmen wir einige Teilnehmerinnen des 10-Wochen-Programmes als Beispiele. Wir haben sie dazu überredet, Kleidungsstücke (oft aus dem eigenen Kleiderschrank) zu tragen, die für sie unvorteilhaft sind, und nennen auch die Gründe dafür. Danach haben wir ihnen etwas viel Attraktiveres angezogen und werden Ihnen wieder erklären, warum das so ist. Anhand dieser Beispiele und der Extratips, die Sie auf jeder Seite finden, sollten Sie eigentlich gegen Fehler dieser Art gewappnet sein.

Wir hoffen, daß Sie anschließend wirklich den Mut finden, Ihre Kleidung auszusortieren und sich von den unvorteilhaften Sachen zu trennen.

# HILARY – Hüfte und Oberschenkel kaschieren

Hilary hat eine ausgezeichnete Figur, aber da ihr Oberkörper äußerst zierlich ist, wirken ihre Hüften in manchen Kleidern relativ breit. Ihre Oberschenkel sind im Vergleich zum Oberkörper überproportioniert.

## Bei einer „Birnenform“ sind

### VORTEILHAFT:

- Kleine Schulterpolster zum Ausgleich der Körperproportionen.
- Dunklere Farben für die untere Körperhälfte.
- Einfarbige Kleidung für die untere Körperhälfte.
- Senkrechte Abnäher oder Streifen.
- Taillierte statt gerade geschnittene Jacken zum Überspielen der Hüften und Oberschenkel.
- Schmale Hosen (an den Oberschenkeln weiter geschnitten).

### UNVORTEILHAFT:

- Schwere Stoffe im unteren Körperbereich.
- Oberteile in Hüft- oder Oberschenkellänge.
- Enge Gürtel auf Taillenhöhe, die die Hüfte optisch vergrößern.

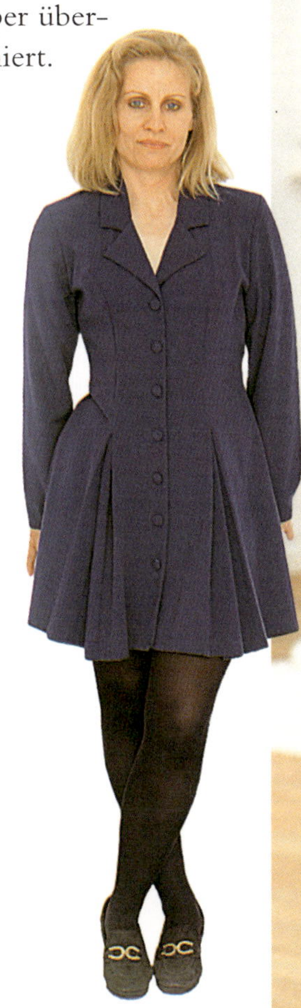

FALSCH
Dieses Kleid ist für eine „Birnenform“ ungünstig geschnitten. Die Schultern sind schmal und vergrößern optisch die Hüften. Der glockige Rock trägt zusätzlich an den Hüften auf, und die Falten verstärken diese Wirkung noch.

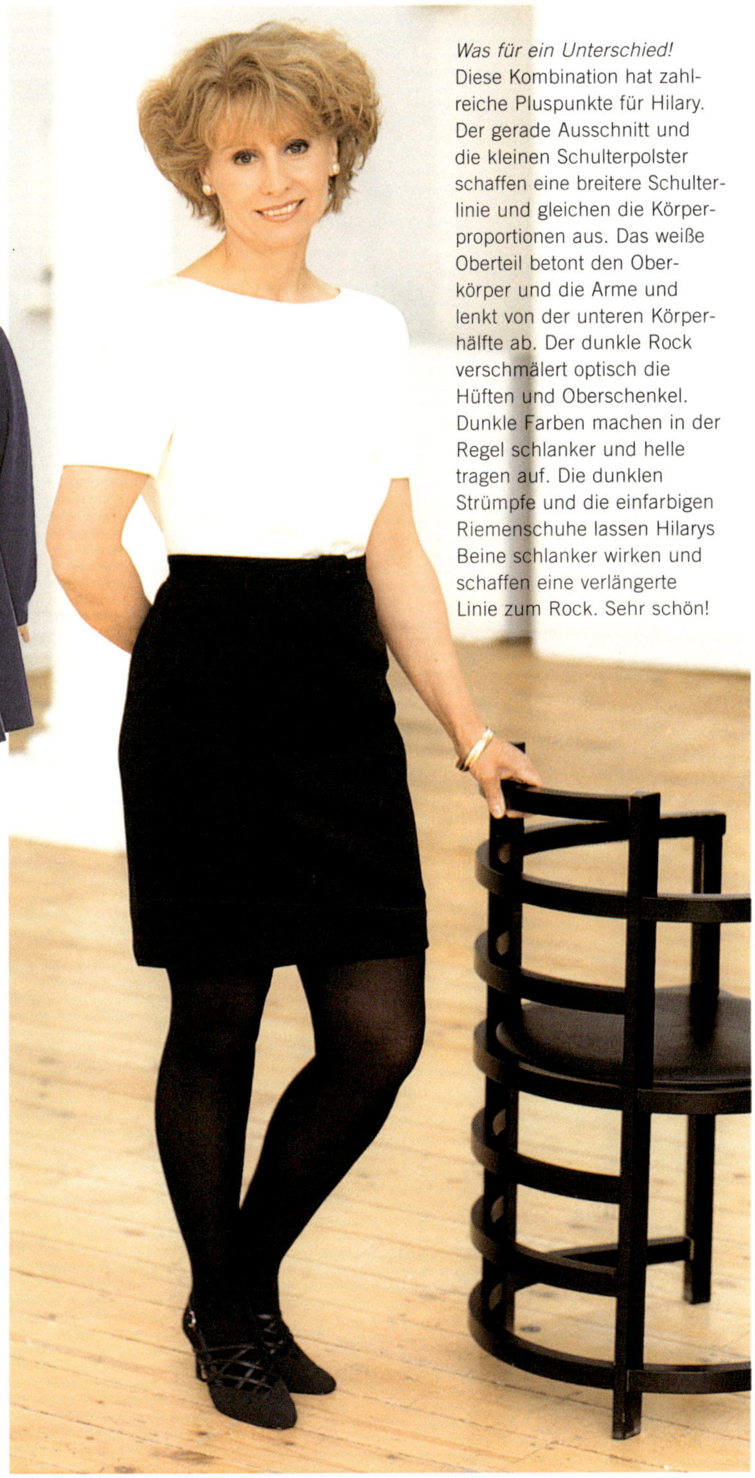

*Was für ein Unterschied!*
Diese Kombination hat zahlreiche Pluspunkte für Hilary. Der gerade Ausschnitt und die kleinen Schulterpolster schaffen eine breitere Schulterlinie und gleichen die Körperproportionen aus. Das weiße Oberteil betont den Oberkörper und die Arme und lenkt von der unteren Körperhälfte ab. Der dunkle Rock verschmälert optisch die Hüften und Oberschenkel. Dunkle Farben machen in der Regel schlanker und helle tragen auf. Die dunklen Strümpfe und die einfarbigen Riemenschuhe lassen Hilarys Beine schlanker wirken und schaffen eine verlängerte Linie zum Rock. Sehr schön!

## PAMELA – ein typischer „Apfel“

Pamela hat wie viele 40-, 50- und 60jährige Frauen eine Apfelform mit breiter Taille und Bauch, aber schlanken Armen und Beinen.

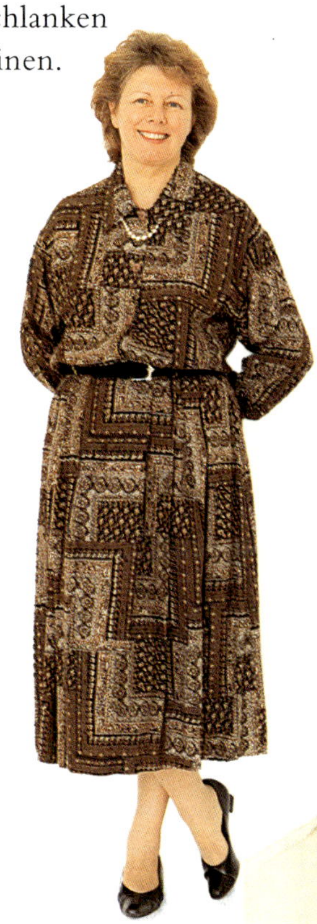

Als dieses Bild entstand, hatte Pamela bereits 7,5 cm an der Taille abgenommen, doch dieses Kleid (ihr eigenes) trägt mehr auf, als sie abgenommen hat! Von diesen „Omakleidern“ sollte jede Frau, gleich welchen Alters, die Finger lassen! Das Muster ist nichtssagend, der kaum sichtbare Gürtel betont den Bauch, das bauschige Oberteil trägt links und rechts der Taille zusätzliche Zentimeter auf, und die Falten unterhalb der Taille machen den gesamten Unterkörper breit. Die altbackene Rocklänge rundet das (unvorteilhafte) Bild ab.

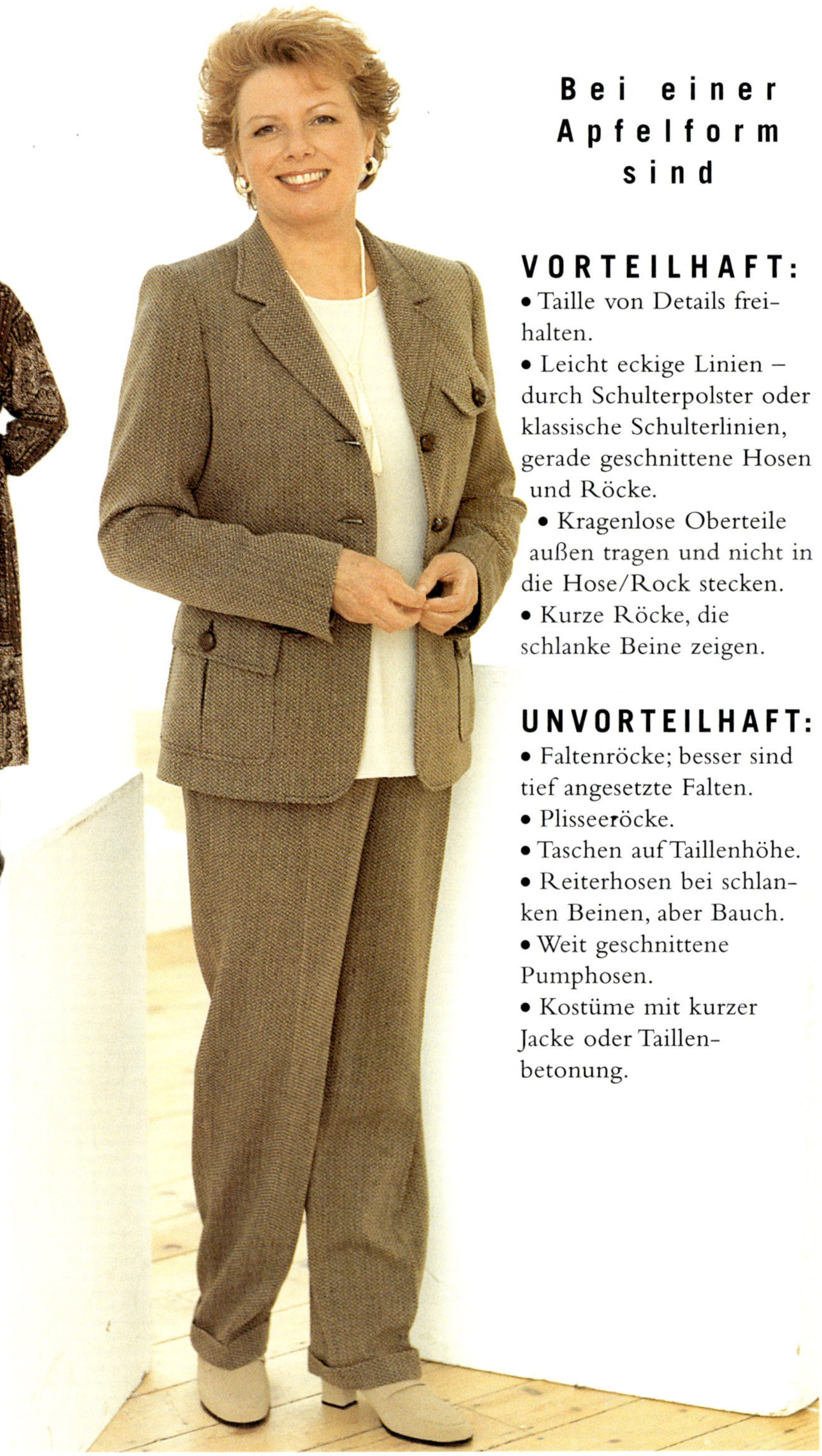

Apfelfiguren sollten ihre Breite mit gut geschnittener Kleidung, die lange klare Linien hat, kaschieren. Dieser Tweedanzug läßt Pam gleich um 5 kg leichter und 20 Jahre jünger aussehen. Neutrale Farben können sehr elegant wirken, wenn sie richtig eingesetzt werden, und ein Anzug ist für jedes Alter geeignet. Wenn der Hosenbund zwickt, dann sehen Sie sich nach einem Lycragemisch oder einer Hose mit elastischem Bund um, das Angebot ist groß. Für eine Apfelform ist es besser, das Oberteil über Hose oder Rock zu tragen. Die schmalen Ärmel und Beine dieses Anzugs betonen noch die schlanken Linien.

### Bei einer Apfelform sind

**VORTEILHAFT:**

- Taille von Details freihalten.
- Leicht eckige Linien – durch Schulterpolster oder klassische Schulterlinien, gerade geschnittene Hosen und Röcke.
- Kragenlose Oberteile außen tragen und nicht in die Hose/Rock stecken.
- Kurze Röcke, die schlanke Beine zeigen.

**UNVORTEILHAFT:**

- Faltenröcke; besser sind tief angesetzte Falten.
- Plisseeröcke.
- Taschen auf Taillenhöhe.
- Reiterhosen bei schlanken Beinen, aber Bauch.
- Weit geschnittene Pumphosen.
- Kostüme mit kurzer Jacke oder Taillenbetonung.

# KAY – Eine große Oberweite in den Griff bekommen

Kay hat eine Oberweite von 99 cm, die optisch noch größer wirkt, da Kay ansonsten schlank ist. Sie mag ihre Brust nicht und versucht, sie mit weiten Oberteilen und Blusen zu verbergen. Eine gut geschnittene, klassische Kleidung ist hier die bessere Lösung.

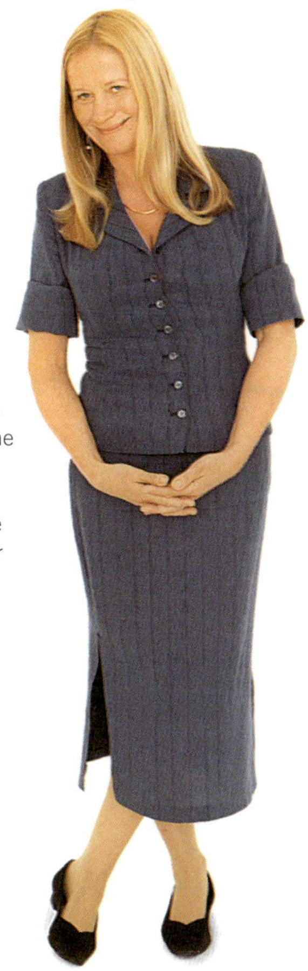

Wenn Sie auf Ihre Oberweite stolz sind und sie zeigen wollen, könnte das die geeignete Kombination sein, aber für Kay ist sie es nicht. Ihr Brustumfang wird betont durch das enge Oberteil, das auf Brusthöhe auch noch eine Naht aufweist. Die ebenfalls auf Brusthöhe endenden Ärmel und die taillierte Jacke heben den Oberkörper weiter hervor. Der lange Rock lenkt darüber hinaus von Kays positiver Seite ab – den langen schlanken Beinen!

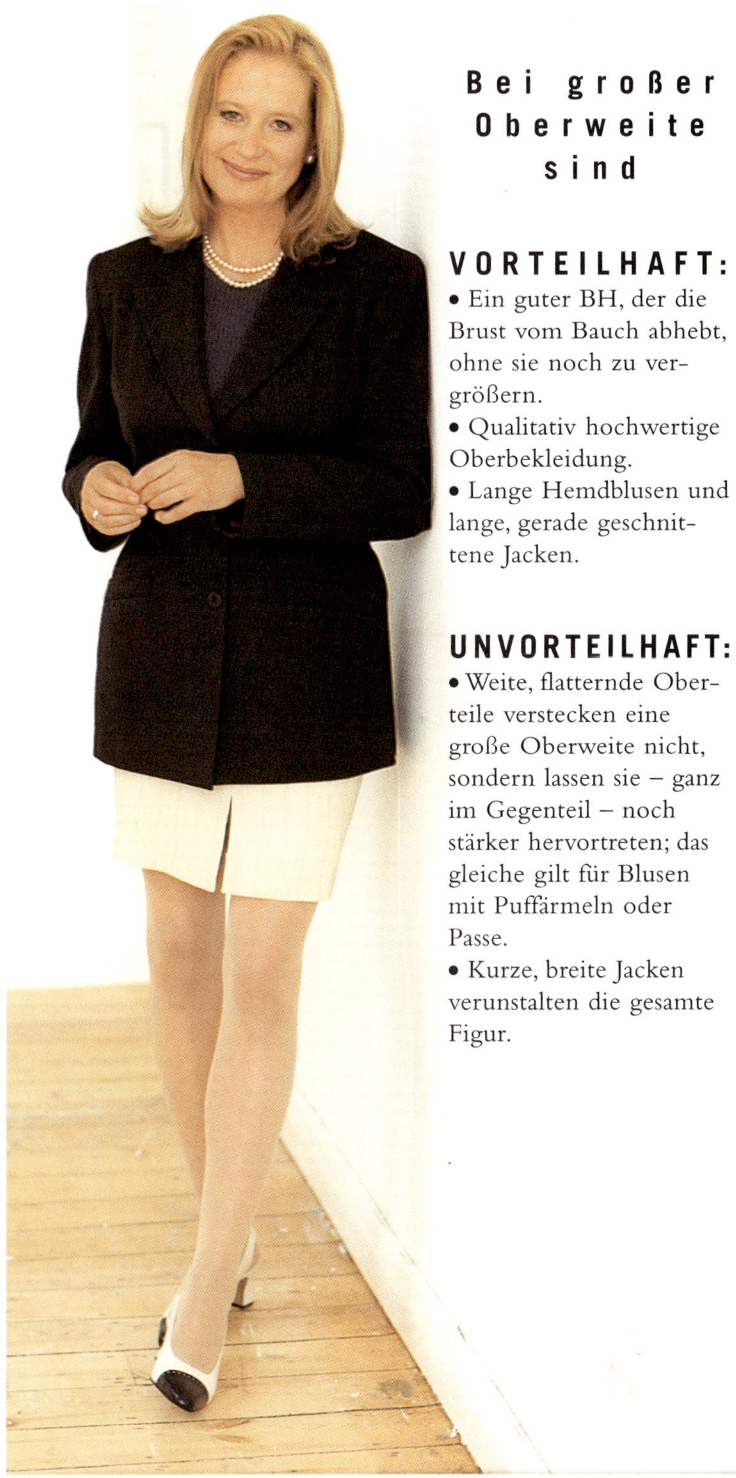

Diese Kombination ist wie maßgeschneidert für Kay. Die dunkelblaue Jacke ist gut geschnitten und deckt die Oberweite ab, während das einfarbige Oberteil darunter das unauffällig-elegante Erscheinungsbild des Oberkörpers abrundet. Das Auge wird durch den hellen kurzen Rock auf die Beine gezogen – genau die beabsichtigte Wirkung.

## Bei großer Oberweite sind

### VORTEILHAFT:

- Ein guter BH, der die Brust vom Bauch abhebt, ohne sie noch zu vergrößern.
- Qualitativ hochwertige Oberbekleidung.
- Lange Hemdblusen und lange, gerade geschnittene Jacken.

### UNVORTEILHAFT:

- Weite, flatternde Oberteile verstecken eine große Oberweite nicht, sondern lassen sie – ganz im Gegenteil – noch stärker hervortreten; das gleiche gilt für Blusen mit Puffärmeln oder Passe.
- Kurze, breite Jacken verunstalten die gesamte Figur.

## Kurz und knapp für Sally

Sal hat eine hübsche kurvenreiche Figur, aber sie möchte wissen, wie sie ihre ausgeprägten Formen kleiden soll, und möchte zudem größer wirken. Sie ist 1,60 m groß und hat einen relativ kurzen Oberkörper.

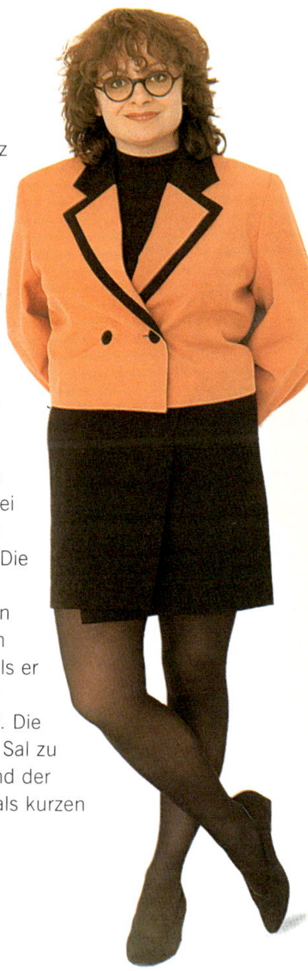

Sal trägt viel Schwarz und dachte, dieses Kleid sei genau das Richtige für sie, aber es ist ein Desaster! Die kurze Jacke teilt ihren Körper in zwei „quadratisch" aussehende Hälften, die durch den Rock noch akzentuiert werden. Sal hat eine schmale Taille, die bei diesem Schnitt nicht zur Geltung kommt. Die doppelte Knopfleiste und der große Kragen machen zudem ihren Oberkörper breiter, als er ist. Die weiten Ärmel tragen zusätzlich auf. Die Schulterpartie ist für Sal zu groß und zu breit, und der Polokragen betont Sals kurzen Hals.

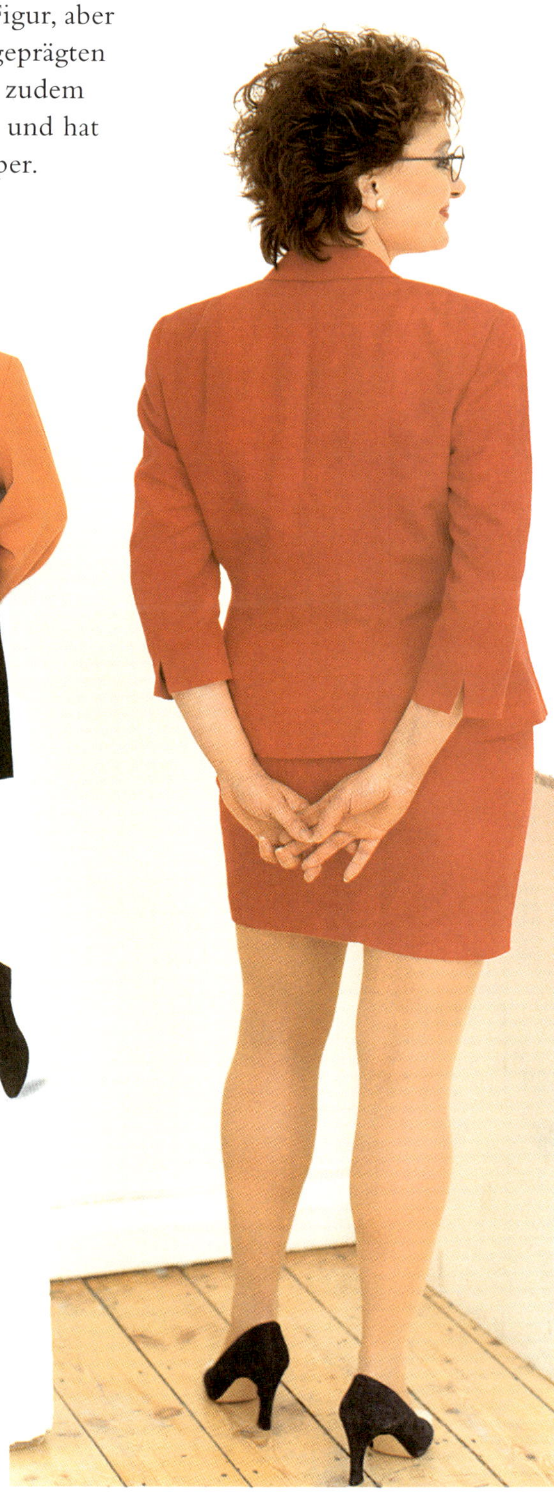

Dies ist ein ähnliches Kostüm, aber es sieht viel besser aus: Es ist einfarbig, und einfarbige Kleider oder Kostüme machen immer größer und schlanker. Die Jacke betont Sals Taille, sie ist etwas länger und nur mit einer Knopfleiste versehen. Das macht Sals Oberkörper und vor allem ihre Brust wesentlich schlanker. Die eng anliegenden Ärmel stehen Sal viel besser und der weiße Body mit Rundausschnitt verlängert Sals Hals und lenkt von ihrer Kinnpartie ab. Ist es nicht erstaunlich, wie zwei derart ähnliche Kostüme einen Unterschied wie Tag und Nacht ausmachen?

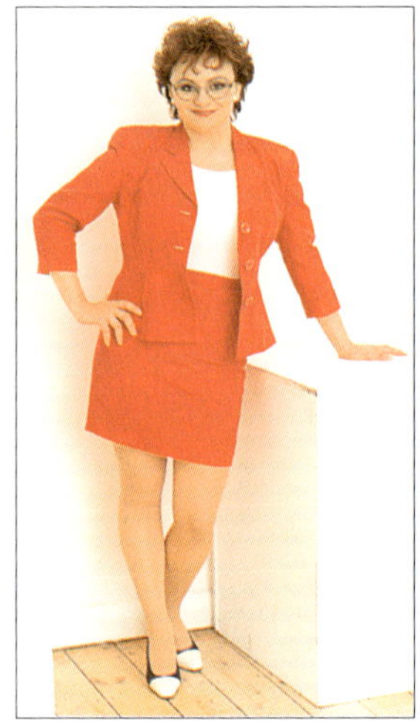

### Bei kleiner Statur und ausgeprägten Formen sind

**VORTEILHAFT:**

- Eine Hauptfarbe von Kopf bis Fuß, aufeinander abgestimmte Strümpfe und Schuhe.
- Enge Röcke und taillierte Jacken.
- Schmale Hosen und Schuhe mit mittlerem Absatz.

**UNVORTEILHAFT:**

- Weite Kleidung, in der Sie untergehen.
- Große Muster.
- Lange Röcke.
- Sehr hohe Schuhe verschieben die Proportionen.

# Optische Tricks für Linda

Linda hat während des 10-Wochen-Programms über 6 kg abgenommen, ist aber noch immer auf Diät. Für die Übergangsphase will sie wissen, wie sie sich schlanker kleiden kann.

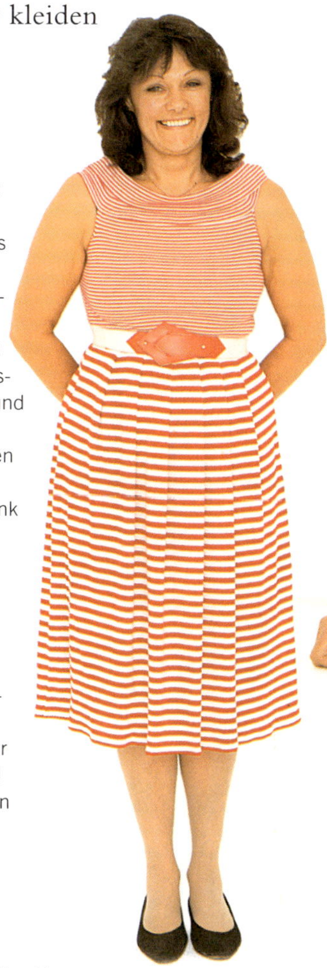

Das ist ein Kleid aus Lindas Kleiderschrank, aber sie gibt zu, daß es nicht zu ihr paßt. Linda hat Kleidergröße 44 bis 46, mit großer Oberweite, Taille, Hüfte und breiten Oberschenkeln. Dieses Kleid ist grauenhaft für jemanden mit dieser Kleidergröße. Der Halsausschnitt ist unvorteilhaft, und der ärmellose Schnitt ist bei wenig muskulösen Oberarmen (ab 40 kann das auftreten, unabhängig davon, wie schlank Sie sonst sind) ungeeignet. Der weiße Gürtel lenkt den Blick auf Taille, Bauch und Brust (Linda braucht auch einen besseren BH). Der leicht plissierte Rock vergrößert ihre Taille, und waagrechte Streifen sind tabu für alle Körperteile, die schlanker aussehen sollen. Ach ja, und die Rocklänge ist entschieden zu altbacken und verdeckt Lindas schlanke Waden. WER zum Teufel entwirft so etwas?

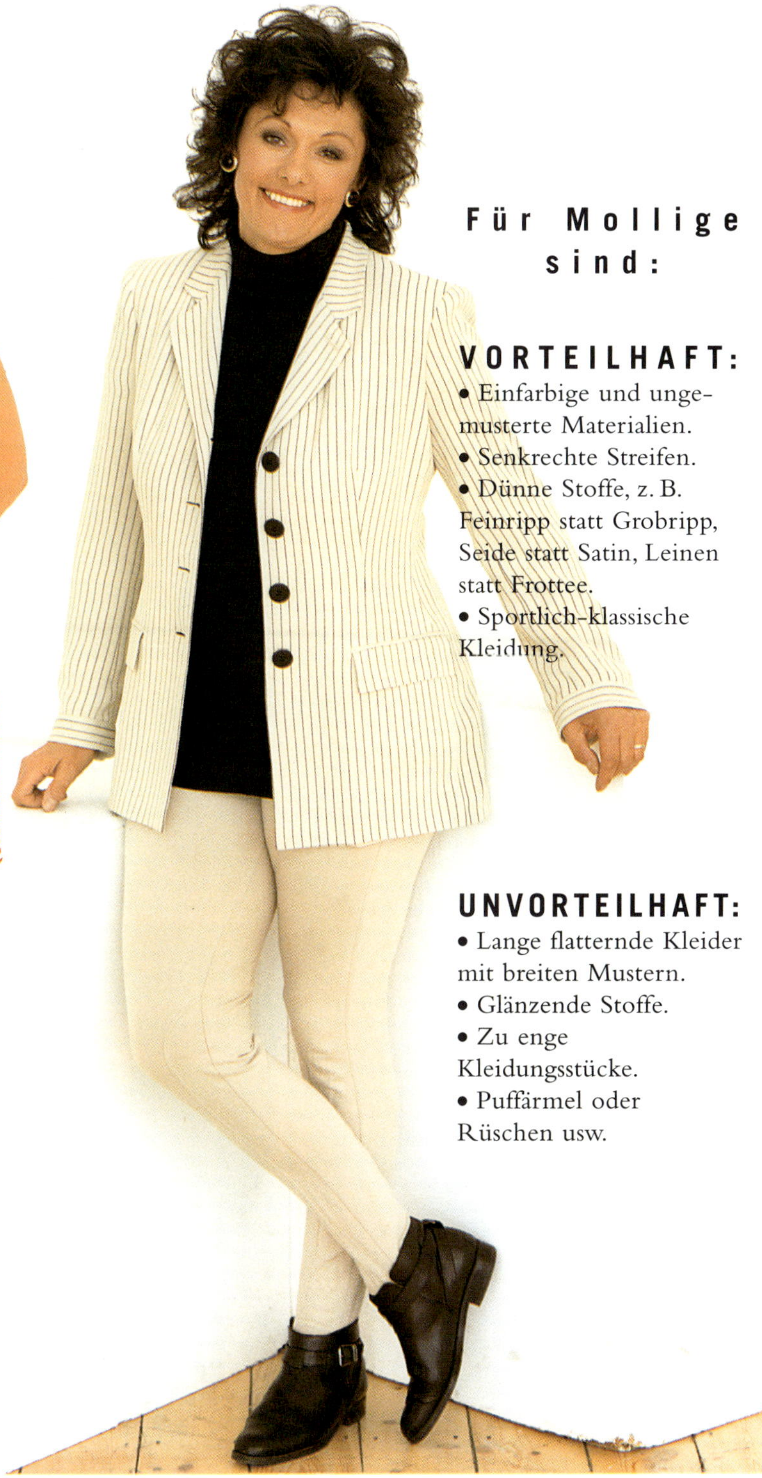

Und wer sagt denn, daß mollige Frauen nichts Enges tragen dürfen? Linda sieht viel schlanker als zuvor aus in dieser Kombination aus schwarzem Feinripp-Rollkragenpullover, hellbeigem Einreiher mit dünnen schwarzen Längsstreifen, den Reiterhosen aus Stretchmaterial und den schwarzen Halbstiefeln dazu. Hier bestätigt die Regel die Ausnahme. Obwohl wir gesagt haben, daß helle Farben auftragen und dunkle schlank machen, paßt in diesem Fall das Hellbeige zu Lindas Teint. Die Längsstreifen verlängern optisch ihren Körper, unterstützt durch die schwarzen Knöpfe. Die Jacke ist sehr gut geschnitten und verdeckt Lindas „Po“, die Reiterhose betont ihre schlanken Waden und Fesseln.

## Für Mollige sind:

### VORTEILHAFT:

- Einfarbige und ungemusterte Materialien.
- Senkrechte Streifen.
- Dünne Stoffe, z. B. Feinripp statt Grobripp, Seide statt Satin, Leinen statt Frottee.
- Sportlich-klassische Kleidung.

### UNVORTEILHAFT:

- Lange flatternde Kleider mit breiten Mustern.
- Glänzende Stoffe.
- Zu enge Kleidungsstücke.
- Puffärmel oder Rüschen usw.

## Sues kurze Taille

Sue hat eine hübsche Figur, aber eine relativ kurze Taille. Als wir sie kennenlernten, trug sie so ziemlich alles, was für eine kurze Taille unvorteilhaft ist, vor allem, wenn man wie Sue nicht gerade zu den Größten zählt.

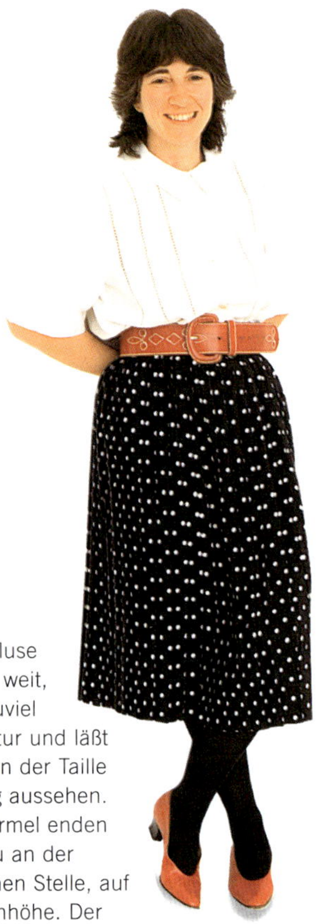

Die Bluse ist zu weit, hat zuviel Struktur und läßt Sue an der Taille mollig aussehen. Die Ärmel enden genau an der falschen Stelle, auf Taillenhöhe. Der große breite Gürtel betont und verkürzt die Taille noch mehr. Der Plisseerock unter dem Gürtel trägt zusätzlich auf. Für eine größere Frau wäre die Rocklänge nicht schlecht, nicht aber für Sues kleine Statur. Die Schuhe passen nicht zu den Strümpfen und verkürzen das gesamte Erscheinungsbild nochmals.

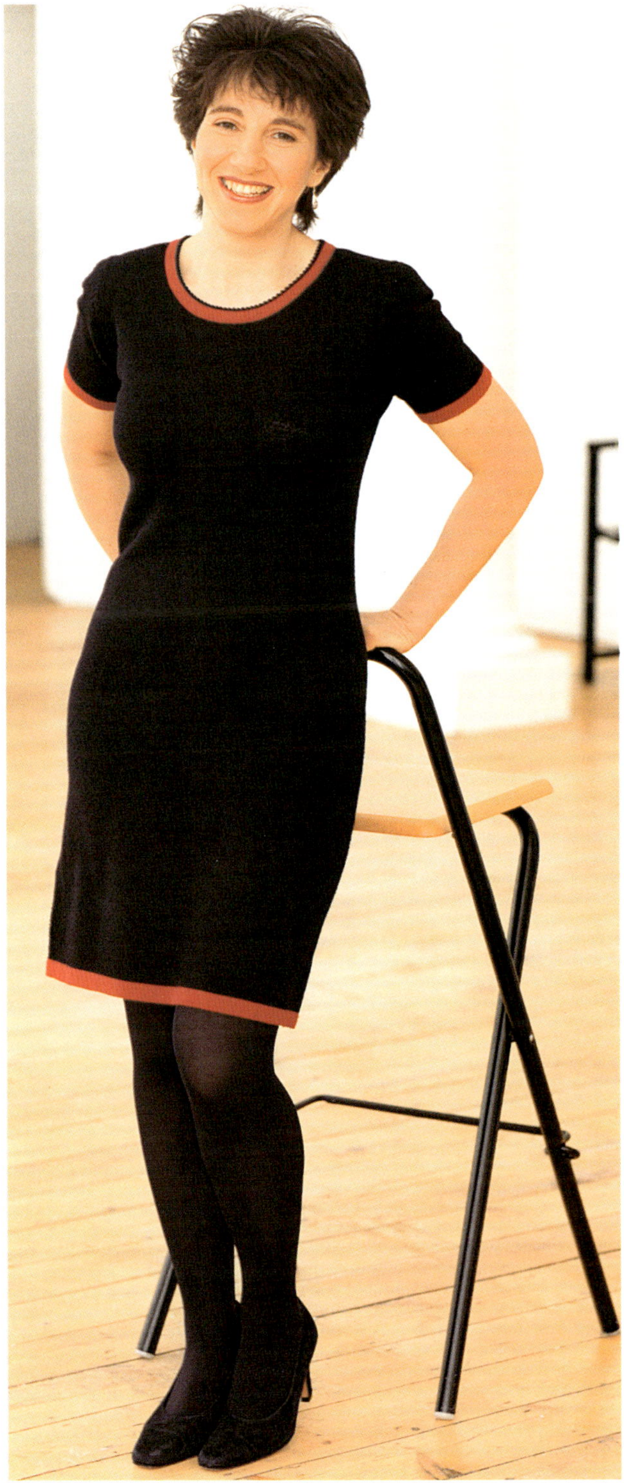

### Bei kleiner Statur und kurzer Taille sind

**VORTEILHAFT:**

- Hemdkleider.
- Einreihige, höchstens hüftlange Jacken.
- Kleider mit tief angesetzter Taille oder Kleider im Empirestil.
- Schlichte Linien.
- Hemdblusen mit langen, engen Hosen.

**UNVORTEILHAFT:**

- Blusen mit Röcken kombiniert.
- Breite, enge Gürtel – besser sind schmale Hüftgürtel.
- Plisseeröcke oder Blusen ohne Abnäher, sofern nicht außen über Röcke und Hosen getragen.
- Verspielte Kleider.

Obwohl Dunkelblau nicht unbedingt zu Sues Farben gehört, steht es doch den meisten Frauen. Falls dieses Blau zu dunkel ist, wäre ein helleres Königsblau eine Alternative. Dieses einfarbige und schlichte Kleid läßt Sues Figur für sich selbst sprechen. Es fließt über ihre Taille und schafft eine lange gerade Linie. Die Länge ist für sie besser, und der etwas tiefere Rundausschnitt zieht die Aufmerksamkeit von der Taille zum Ausschnitt. Die roten Abschlüsse an Hals, Ärmeln und Rocksaum lassen den Blick von oben nach unten wandern, ohne wie zuvor an der Taille haftenzubleiben.

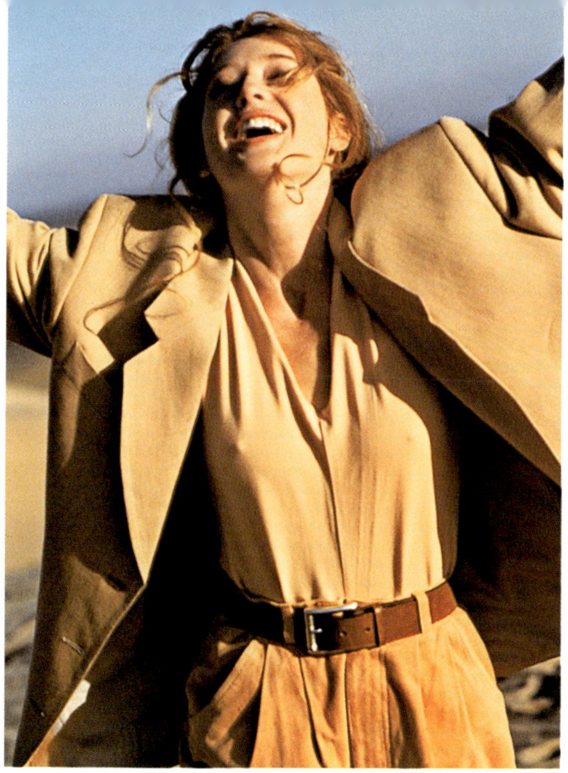

# ENERGIEQUELLEN

## Ihre Vitalität

Energie, Lebenskraft, Elan – das fehlt im Leben so vieler Frauen. Und dennoch ist die geistige und körperliche Spannkraft der Schlüssel zu einem erfüllten Leben, denn sie hat einen wesentlichen Einfluß auf Ihr Handeln, Ihr Wohlbefinden und Ihr Aussehen. Erinnern Sie sich an die Zeit vor zehn oder 20 Jahren, als es selbstverständlich war, frisch und erholt aufzuwachen, mit Freude aufzustehen und den Tag zu beginnen, sich voller Elan in das Tagesgeschehen zu stürzen und durch Herausforderungen beflügelt zu werden?

Jetzt wachen Sie nur noch sehr ungern auf, am liebsten würden Sie den ganzen Tag im Bett verbringen und das Telefon abhängen, und selbst ein gutes Buch ist zu anstrengend geworden. Wenn Sie doch nur diese wundervolle Lebenslust zurückgewinnen könnten. Aber leider gehört Vitalitätsverlust zum Älterwerden, nicht wahr? Man wird langsamer, verliert die Lust.

Es gibt zwei Wege, diese Vitalität zurückzugewinnen. Der erste sind Energiequellen: Ernährung, Atem- und Entspannungstechniken, Körpertraining und eine bessere Zeiteinteilung. Sie müssen diese Quellen nutzen, um Energie zu tanken.

Zum anderen müssen Sie Ihr Leben von kraftraubenden, weil belastenden physischen und emotionalen Faktoren befreien. Körperliche Beschwerden, Langeweile, unregelmäßiger Schlaf, Überarbeitung und ungesunde Ernährung sind nur einige der „Energiefresser“. Dieser zweite Abschnitt des Buches möchte Sie in all dem unterstützen. Die wahre Lebensfreude – das Gefühl, sich selbst wieder unter Kontrolle zu haben – kann man nicht vortäuschen, aber wenn Sie sie wiederfinden, dann werden sicher Jahre von Ihnen abfallen.

*Wenn Sie an Antriebsschwäche leiden, sollten Sie zunächst Ihren allgemeinen Gesundheitszustand unter die Lupe nehmen, da viele Körperbeschwerden uns Energie entziehen (und sei es auch nur, weil wir uns Sorgen darüber machen).*

# Lektion 11 Gesundheits-Check

Gehen Sie die Gesundheits-Checkliste auf der folgenden Seite durch und lesen Sie bei jedem Punkt, den Sie ankreuzen, die jeweilige Empfehlung durch. Viele der Symptome werden in anderen Lektionen besprochen, auf die ein Querverweis folgt; bei anderen werden Sie Vorschläge zur Abhilfe finden, oder den Hinweis, einen entsprechenden Arzt aufzusuchen. Ignorieren Sie keine Symptome, die ärztliche Behandlung erfordern! Zehn Prozent der Fälle unerklärter Müdigkeit gehen auf unterschwellige Krankheiten zurück wie Schilddrüsenerkrankungen, Rheuma, Muskelgewebsschwäche, Anämie oder Diabetes. Ihr Körper ist Ihnen doch wichtiger als Ihr Auto – und das bringen Sie in die Werkstatt, wenn etwas nicht stimmt, nicht wahr?

## Acht einfache Wege, gesünder zu leben

❶ Regelmäßige Ganzkörperuntersuchungen, z. B. Gesundheitsklinik.

❷ Rauchen aufgeben.

❸ Alkoholkonsum einschränken.

❹ Schlaf, Ruhe und Entspannung.

❺ Frische Luft.

❻ Regelmäßiger Sport.

❼ Gesunde Ernährung, gesundes Gewicht.

❽ Leben genießen.

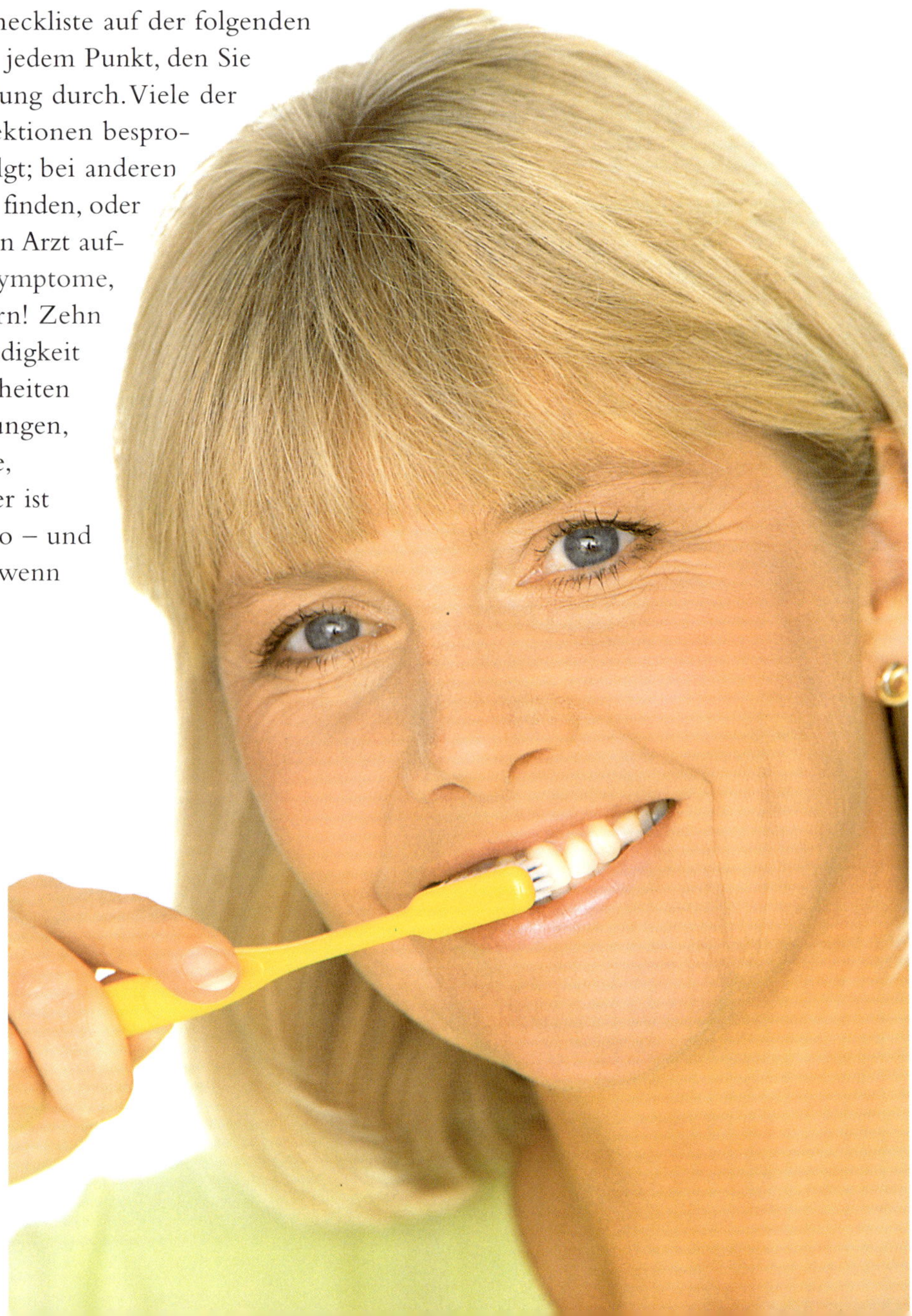

## Gesundheits-Check

*Kreuzen Sie in jedem Abschnitt zutreffende Symptome an:*

| *Symptome* | *Empfehlung* |
|---|---|
| **Streßbedingte Symptome** | |
| ❑ Gestörtes Eßverhalten | Seiten 100 bis 104 (auch bei Diät) |
| ❑ Verdauungsprobleme | ebenso |
| ❑ Schlaflosigkeit | Seiten 108 bis 117 |
| ❑ Unerklärliche Müdigkeit | Seiten 100 bis 111 und Arztbesuch |
| ❑ Unerklärliche köperliche Beschwerden oder Schmerzen | Nach zehn Wochen nochmals prüfen, ggf. Arztbesuch |
| ❑ Ständig wiederkehrende Infektionen | ebenso |
| ❑ Herzrasen/Atemlosigkeit | Arztbesuch, wenn geklärt, Seiten 105 bis 111 |
| ❑ Depressionen/Weinkrämpfe, Angst- und Panikgefühle | Artzbesuch, psychologische Beratung, Seiten 105 bis 137 |
| ❑ Leichte Erregbarkeit/Aggressivität | ebenso |
| ❑ Konzentrationsmangel/ Gedächtnisschwierigkeiten | Seiten 105 bis 114 |
| ❑ Interesseverlust an Sex und Geselligkeit | Seiten 126 bis 131, Arztbesuch, siehe sexuelle Beschwerden |
| **Sexuelle Symptome** | |
| ❑ Prämenstruelle Beschwerden | Seiten 100 bis 104, Arztbesuch, Gymnastik, Lebensmittel wie *Sellerie, Fenchel, Kopfsalat, Melone, Zitrusfrüchte, Tomaten, Petersilie* |
| ❑ Starke, lange, häufige, schmerzhafte Menstruation | Arztbesuch, ggf. Hormonbehandlung |
| ❑ Schmerzen beim Geschlechtsverkehr | ggf. Hormonbehandlung, Gleitmittel, siehe Seiten 126 bis 129 |
| ❑ Sexuelle Lustlosigkeit | Seiten 96 bis 114 und 126 bis 131 sowie 136 bis 137; ohne Besserung nach zehn Wochen Arztbesuch bzw. Psychologe |
| **Schmerzen** | |
| ❑ Rücken-, Nackenschmerzen | Arztbesuch, Orthopädie, Seiten 36 bis 51, Stühle, Bett, Autositz überprüfen |
| ❑ Kopfschmerzen | Arztbesuch, Seiten 100 bis 104 und 108 bis 111, Optiker |
| ❑ Rheumaschmerzen | Arztbesuch, Homöopathie, Heilkräuter, Seiten 100 bis 104 |
| ❑ Gelenkschmerzen | Arztbesuch, Gymnastik und Diät, Seiten 48 bis 51 |
| ❑ Zahnschmerzen | Zahnarzt aufsuchen |
| **Häufige leichte Beschwerden** | |
| ❑ Erkältung | Seiten 100 bis 107; mehr Vitamin C und Zink, Seiten 108 bis 111 und 136 bis 137 |
| ❑ Halsweh | Arztbesuch, Streßfaktoren prüfen |
| ❑ Zahnfleischentzündung | Zahnarztbesuch, mehr Vitamin C, Mundpflege, Zahnseide |
| ❑ Rote, brennende Augen | Arztbesuch, ggf. Allergietest, mehr Vitamin C |
| ❑ Haarausfall | Arztbesuch, Streßfaktoren prüfen |
| ❑ Bronchitis | Seiten 36 bis 51 und 100 bis 107, Arztbesuch |
| ❑ Unregelmäßiger Stuhlgang | Seiten 100 bis 111, Arztbesuch |
| ❑ Verdauungsbeschwerden | ebenso |
| ❑ Pilzerkrankung | Arztbesuch, zweimal täglich Biojoghurt, Medikamente |
| ❑ Blasenentzündung | Arztbesuch, viel trinken |
| **Wechseljahrbeschwerden** | |
| ❑ Hitzewallungen | Arztbesuch, ggf. Hormonbehandlung, Vitamin-E-Zusätze, Nachtkerzenöl |
| ❑ Schlaflosigkeit | Seiten 105 bis 114 |
| ❑ Sexuelle Lustlosigkeit | siehe oben sexuelle Beschwerden |
| ❑ Müdigkeit | Seiten 96 bis 114 und 119 bis 137 |
| ❑ Gewichtszunahme | Seite 24 bis 35, danach 100 bis 104 |
| ❑ Schwache Blase | Arztbesuch, Beckenbodenübung |

## Zehn ernstzunehmende Symptome

❶ Stechende Brustschmerzen

❷ Unerklärliche Gewichtsschwankungen

❸ Unerklärliche, über mehrere Tage anhaltende Schmerzen

❹ Unerklärliche, über eine Woche anhaltende Müdigkeit, trotz aller o. g. Versuche

❺ Hautveränderungen

❻ Innere Blutungen, außer der Menstruation

❼ Brustknoten

❽ Anhaltende Kopfschmerzen

❾ Unerklärliche Schwindel- und Ohnmachtsanfälle

❿ Über einen oder zwei Tage anhaltende Übelkeit und Erbrechen

*Die Bedeutung einer klug durchdachten Zeiteinteilung wird leicht unterschätzt. Durch Planung, Kontrolle und konsequente Strategien können Sie kostbare Zeit für sich selbst gewinnen, die Ihre Energiereserven vergrößern und Ihr Leben verändern wird.*

# LEKTION 12 ZEITPLANUNG

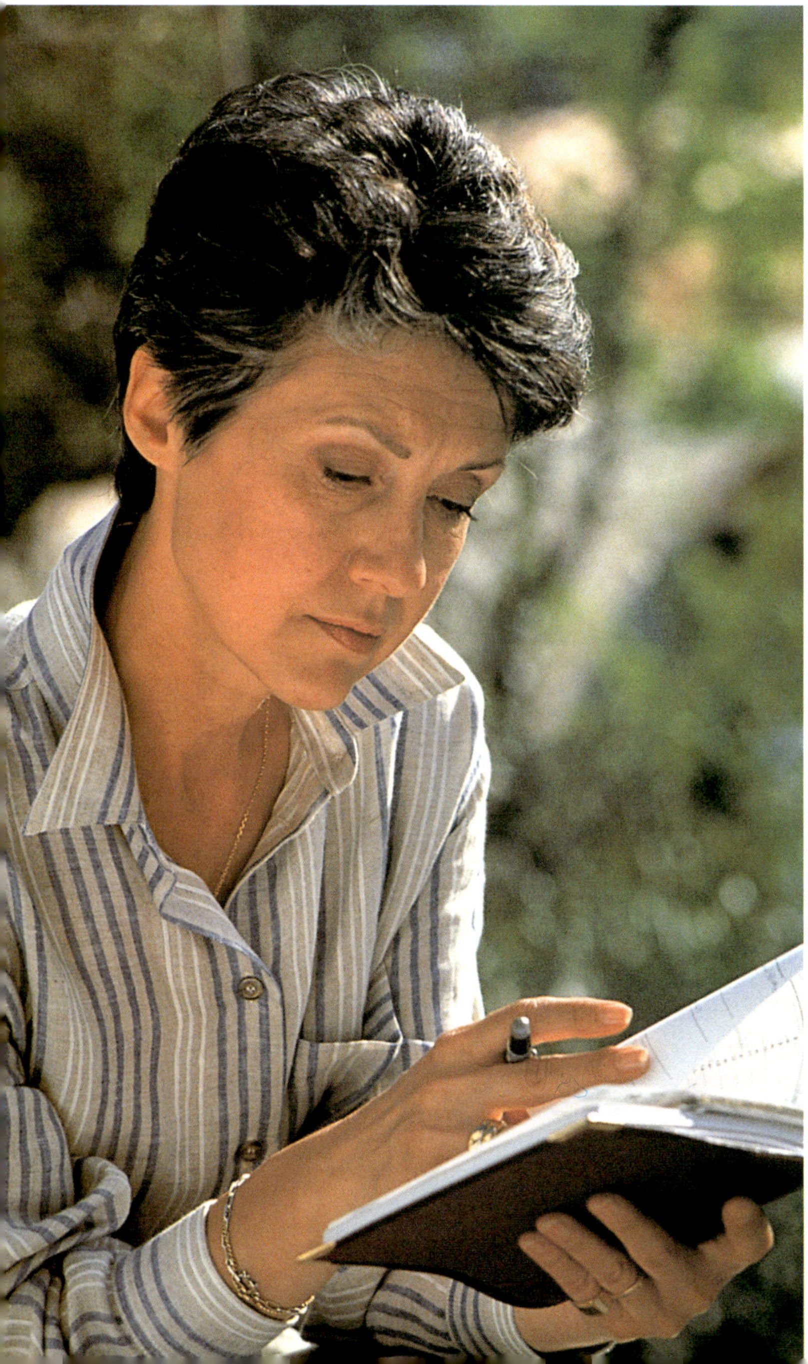

Jeder verschenkt Zeit, selbst wenn er vom Gegenteil überzeugt ist. Für Frauen ist es besonders wichtig, den Zeitverlust so gering wie möglich zu halten, denn bekanntermaßen schaffen sie mehr als der Durchschnittsmann an einem einzigen Tag, indem sie immer alles erledigen, ohne eigentlich die Zeit dafür zu haben. Ich kenne kaum eine Frau, für die „Zeit finden" NICHT ein ständiges Problem ist.

Das „Keine-Zeit-Syndrom", bei dem man ständig eine halbe Stunde zu spät ist und trotz langer Tage NIE Zeit für sich selbst findet, bedeutet eine energieraubende Dauerbelastung. Dabei ist es so einfach, durch ein paar simple Tricks mehr Zeit zu gewinnen. So wird die Belastung reduziert, die Energie erhöht, und Sie kommen Ihrem neuen Leben ein Stück näher.

## Ihr Zeitplaner

*Führen Sie zunächst drei Tage einen persönlichen Kalender.*

- Zeichnen Sie drei Spalten: 1. *Zeit*, 2. *Tätigkeit*, 3. Spalte noch frei lassen.
- Notieren Sie Ihren gesamten Tagesablauf – wann Sie aufgestanden, wann Sie zu Bett gegangen sind. Natürlich nimmt das etwas von Ihrer wertvollen Zeit in Anspruch, aber es lohnt sich in diesem Fall!
- Gehen Sie die Lektion durch und füllen Sie am Ende die dritte Spalte aus.

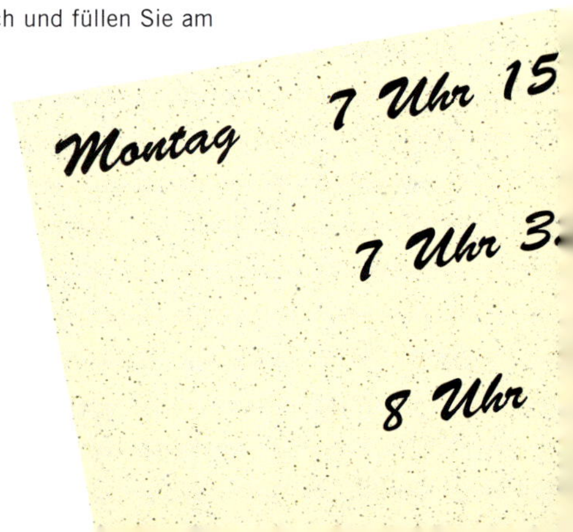

## Vorausplanen

Eine erfolgreiche Zeitplanung ohne Listen ist schwierig. Wenn Sie bereits Listen führen, überprüfen Sie diese.

Sie brauchen eine „Tagesliste“, am besten unterteilt in Privat und Geschäftliches, und eine „Wochenliste“. Eine Liste für Langzeitvorhaben ist empfehlenswert, aber nicht unbedingt nötig.

Schreiben Sie Ihre Tagesliste am Abend zuvor, dann können Sie beruhigt einschlafen. Morgens streichen Sie aus dieser Liste alles, was nicht wirklich notwendig ist und/oder was Sie gar nicht tun möchten. Dazu gehört Konsequenz (siehe rechts). Parkinsons Gesetz sagt, daß eine Tätigkeit so viel Zeit in Anspruch nimmt, wie dafür veranschlagt wurde. Notieren Sie also die für jede Tätigkeit eingeplante Zeit, und halten Sie sich an die Zeitvorgabe.

Arbeiten Sie Ihre Tagesliste jeden Tag wie geplant ab, nach Möglichkeit auch bei unvorhergesehenen Ereignissen. Abends erstellen Sie die Liste für den darauffolgenden Tag und setzen unerledigte Dinge an die erste Stelle. Falls eine Aufgabe nach zwei Wochen noch immer auf der Liste erscheint, dann erledigen Sie sie entweder sofort oder streichen sie ganz.

**Zwei weitere nützliche Listen:**
TV-LISTE: Streichen Sie in der Wochenübersicht der Fernsehzeitschrift interessante Sendungen an (Warum möchten Sie diese Sendungen sehen?) und schauen Sie sich darüber hinaus nichts an.

SPEISEPLAN: Dies ist vor allem wichtig, wenn Sie für mehrere Personen kochen. Planen Sie die Gerichte einer Woche immer im voraus, und kaufen Sie möglichst alle Zutaten auf einmal ein. Dann müssen Sie nicht jeden zweiten Tag in den Supermarkt und sparen Zeit und Energie, die Sie für Ihre Belange einsetzen können. Diese Methode spart aber auch Geld.

## Konsequent sein

Konsequenz ist vielleicht der Faktor, der am meisten Zeit spart.

- Machen Sie, wenn möglich, niemals unbezahlte oder ungewollte Überstunden. Diesen Vorsatz sollten Sie bei einer neuen Arbeitsstelle von Beginn an berücksichtigen, denn eine Ausnahme wird später oft zur Regel.
- Akzeptieren Sie, daß es besser ist, eine Aufgabe kompetent zu bewältigen, anstatt mit perfektionistischem Anspruch doppelt so lange dafür zu brauchen. Perfektionismus ist auch bei anderen nicht gern gesehen, weil er Schuldgefühle hervorruft.
- Halten Sie Besprechungen so kurz wie möglich, bleiben Sie beim Wichtigen, und lassen Sie Kollegen nicht abschweifen.
- Delegieren Sie (siehe Seite 99).

### Im Privatleben

- Sagen Sie nicht „Ja“, wenn Sie „Nein“ meinen. Das klingt einfach, aber wir alle nehmen Einladungen an, die wir lieber ausschlagen würden; lassen uns für wohltätige Zwecke einspannen, obwohl wir eigentlich keine Zeit haben; weisen Bekannte nicht zurück, die sich eigenmächtig bei uns einladen, obwohl wir sie nicht besonders mögen.
*Wissen Sie, warum?* Sie machen das, weil Sie beliebt und anerkannt sein wollen. Aber es gibt bessere Wege, um Zuneigung und Anerkennung zu erhalten, und meist sind die Ansprüche anderer eigennützig und sonst nichts. Sind denn die Personen mit dieser Erwartungshaltung wirklich Menschen, an deren Zuneigung Ihnen liegt? Ist es nicht besser, sich selbst zu lieben? Sagen Sie nein, und beginnen Sie sofort damit. Sagen Sie nein auf alle erdenklichen Weisen: direkt, diplomatisch, durch eine Notlüge. Aber sagen Sie nein.
- Lernen Sie Ihre Grenzen kennen und halten Sie Ihre Verpflichtungen in einem Rahmen, der Sie nicht zu sehr erschöpft. Haben Sie kein schlechtes Gewissen, die anderen handhaben es genauso.

## Leistungsfähigkeit

Körperliche Leistungsfähigkeit wirkt sich bei fast allen Anforderungen im Leben positiv aus. Wer trainiert ist, ist stärker (Pflichten gehen leichter von der Hand). Erhöhte Leistungsfähigkeit bedeutet eine bessere Sauerstoffversorgung des Gehirns (das fördert die Denkfähigkeit bei anspruchsvollen Aufgaben; man kann schneller lesen und Informationen aufnehmen). Ein trainierter Körper ist weniger anfällig für Krankheiten.

Versuchen Sie die Ausdauer-Lektion (Seiten 105 bis 107) und halten Sie sich einen Teil der neu gewonnenen Zeit für das Training Ihrer Leistungsfähigkeit frei.

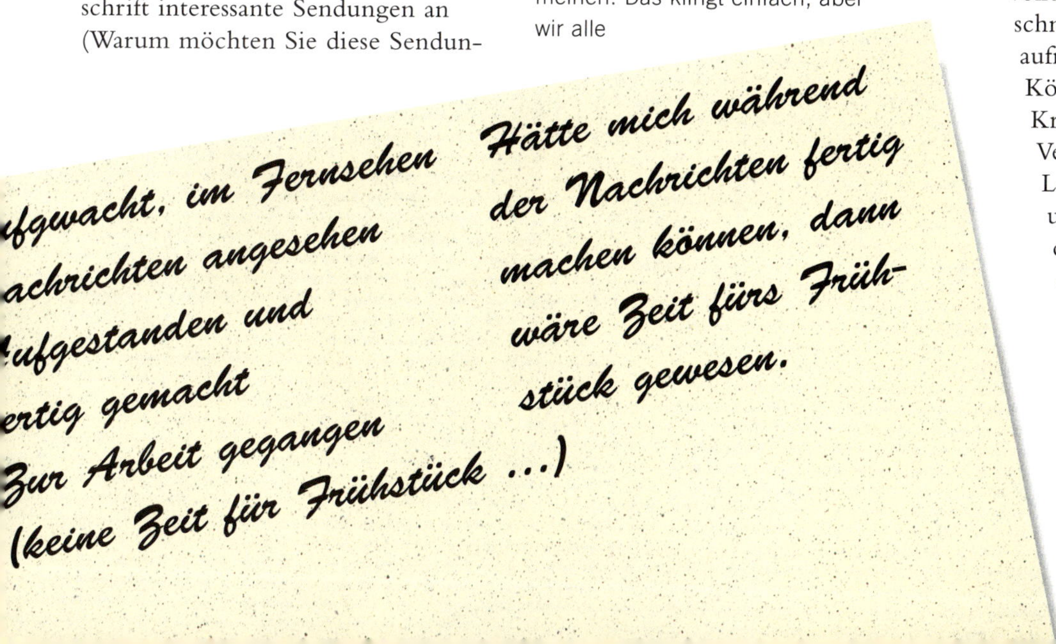

**FALLGESCHICHTE**

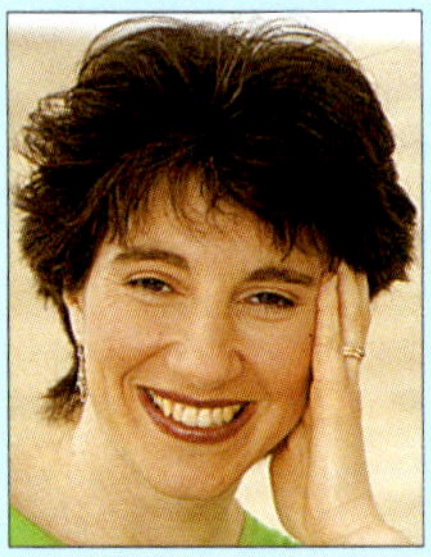

**Sue:** Trotz zweier kleiner Kinder, einer Karriere als Allgemeinärztin, die sie fast fünf Tage die Woche in Anspruch nimmt, und einem Haushalt mit nur gelegentlicher Unterstützung durch eine Hilfe findet Sue NOCH Zeit für einen wöchentlichen Akupunkturkurs UND geht gern mit Freunden zum Essen aus.

„Ich sehe sogar abends fern", sagt sie, „das ist meine Art der Entspannung, und da schränke ich mich nicht ein." Wie bekommt sie das alles auf die Reihe?

„Ich schaffe anscheinend mehr, je hektischer alles ist. Wenn ich morgens aufwache und weiß, daß ich viele Dinge unbedingt erledigen muß, bekomme ich auch mehr unter einen Hut. Wenn wirklich einmal zuviel ANSTEHT, leidet wohl am ehesten der Haushalt darunter. Das ist nicht so wichtig, wie genügend Zeit für meine Töchter (8 und 5 Jahre alt) zu haben. Jeder muß eben seine Prioritäten setzen."

## Nehmen Sie Ihre Schlafgewohnheiten unter die Lupe

Ausreichend guter Schlaf ist lebensnotwendig, weshalb diesem Thema ein ganzes Kapitel eingeräumt wird (Seiten 112 bis 114). Dennoch verbringt jeder Dritte zuviel Zeit im Bett. Zuviel Schlaf ist überflüssig, und viele Menschen könnten täglich problemlos eine Stunde weniger schlafen und somit wöchentlich sieben Stunden Zeit gewinnen. Versuchen Sie es mit folgenden Tips:

- Gehen Sie nicht zu Bett, wenn Sie nicht müde sind.
- Lassen Sie ein Schlafzimmerfenster offen und stellen Sie über Nacht die Heizung ab. Dadurch wachen Sie etwas früher als gewöhnlich auf, fühlen sich frischer und sind nicht versucht, liegenzubleiben.
- Stehen Sie nach dem Aufwachen, ohne zu trödeln, sofort auf.
- Lassen Sie Ihren Wecker 30 Minuten früher als sonst klingeln. Beobachten Sie, wie Sie sich tagsüber fühlen. Wenn keine Veränderungen auftreten, verkürzen Sie in der Folgewoche Ihre Schlafzeit um weitere 30 Minuten. Vielleicht steigt Ihr Wohlbefinden, denn zuviel Schlaf macht müde.

## Zeitbewußtsein

Gelegentliches Nichtstun (wie auf den Seiten 108 bis 111 beschrieben) ist völlig in Ordnung. Sie sollten sich dafür regelmäßig Zeit nehmen und es genießen; lassen Sie sich dabei inspirieren. Tagträume helfen, wenn Sie Ihre Wünsche für die Zukunft herausfinden und planen wollen. Aber vergeuden Sie Ihre Zeit nicht und erlauben Sie anderen nicht, Ihre Zeit zu stehlen.

*Beispiele für Zeitvergeuden*

- Fernsehen, nur weil der Fernseher läuft. Schalten Sie ab oder verlassen Sie das Zimmer, nehmen Sie Ohropax und lesen Sie oder beschäftigen Sie sich mit einem Hobby (siehe vorhergehende Seite).
- Klatsch o. ä. zuhören. Wenn Sie auf der Straße Bekannte treffen und Sie selbst in Eile sind, genügt auch ein freundliches „Hallo!". Sie müssen nicht immer stehenbleiben und ewig weiterreden. Bleiben Sie konsequent, gehen Sie weiter.
- Klatsch o. ä. lesen. Kaufen Sie keine Boulevardzeitungen, die nichts außer Klatsch und Tratsch über Prominente berichten. Ein gutes Buch wird Ihnen mehr über die menschliche Natur erzählen. Wenn Sie nicht wissen, welchen Lesestoff Sie mögen, dann gehen Sie zum Schmökern in eine Bibliothek oder einen Buchladen und lassen sich beraten.
- Fliegenden Händlern zuhören. Niemals Vertreter oder Angehörige einer religiösen Gemeinschaft an Ihrer Haustür ermuntern. Sagen Sie offen: „Nein danke. Schönen Tag!" und schließen Sie die Tür.
- Menschen oder Dinge, die auf sich warten lassen. Es ist erstaunlich, wie häufig man zehn Minuten wartend „herumhängt". Nutzen Sie diese Zeit. Sie haben z. B. Freunde zum Essen eingeladen, alles ist fertig, nur die Gäste verspäten sich. Warum in der Küche herumstehen und auf die Uhr starren? Erledigen Sie eine Aufgabe von Ihrer Liste, oder lesen Sie ein paar Seiten in Ihrem Buch. Bis das Nudelwasser kocht, können Sie Ihren Kühlschrank aufräumen oder Freunde anrufen. Gehen Sie nie zu einer Verabredung, ohne für den Fall gewappnet zu sein, daß Sie warten müssen.

## Delegieren

Frauen haben vor allem zu Hause oft Probleme zu delegieren. Doch wenn Ihre Kinder älter als fünf sind, können und sollten sie wie auch Ihr Partner helfen. Wenn beispielsweise drei Familienmitglieder sich täglich je 20 Minuten an der Hausarbeit beteiligen, dann bedeutet das eine Stunde mehr Zeit für Sie. Untersuchungen besagen, daß Frauen durchschnittlich SECHS Stunden täglich mit Hausarbeit inklusive einkaufen und kochen verbringen. Sie sollten also soviel Zeit wie möglich für sich gewinnen. Wenn Sie jahrelang NICHT delegiert haben, wird sich dieser neue Kurs nur langsam durchsetzen lassen. Halten Sie durch. Es geht!

**Hier ein Leitfaden dazu:**

**1** Erklären Sie allen aus Ihrer Familie, warum sie mehr in die Hausarbeit mit einbezogen werden.

**2** Zeigen Sie Ihrem Partner/Kind, womit sie beginnen sollen (z. B. Kleinkinder mit dem Aufräumen ihrer Zimmer, ältere Kinder mit dem Abwasch, Partner mit dem Bügeln).

**3** Erinnern Sie Ihre Familie von Zeit zu Zeit daran.

**4** Erledigen Sie diese Aufgaben nicht selbst.

**5** Wenn alle Versuche scheitern, stellen Sie eine Putzfrau ein und erklären den säumigen Helfern, daß Sie leider kein Geld für Designerklamotten, Fernreisen oder die erwarteten teuren Geschenke haben, weil Sie ja die Haushaltshilfe bezahlen müßten. Haben Sie bereits eine Putzfrau, dann lassen Sie sie auch arbeiten und nicht bei Kaffee und Kuchen herumsitzen.

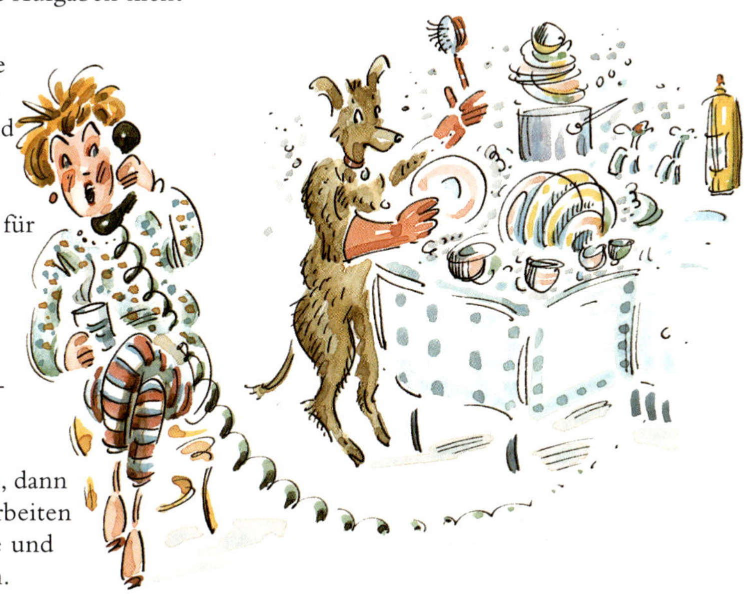

## Zeitsparende Strategien erlernen

Der Mensch ist ein Gewohnheitstier, aber mit einigen Tricks können auch Sie Zeit gewinnen. Hier ein paar Vorschläge, Sie werden sicher noch eigene hinzufügen können:

- Auf der Suche nach Kleidung und Geschenken in Geschäften herumzustreifen ist Zeit- und Energieverschwendung, wenn Sie heutzutage vieles auch per Post, Telefon, Fax, Computer oder Internet bestellen und versenden können. Bei Kreditkartenzahlung genießen Sie ausreichenden Schutz.
- Zahlen Sie alle regelmäßigen Rechnungen per Lastschrift oder Dauerauftrag.
- Kochen Sie immer gleich die doppelte Portion, eine davon fürs Tiefkühlfach.
- Wählen Sie für Ihre Kleidung eine Hauptfarbe aus. Das spart enorm viel Zeit bei Zusammenstellung und Entscheidungsfindung, z. B. beim Packen des Koffers.
- Entscheiden Sie sich für einen pflegeleichten Haarschnitt.
- Erledigen Sie mehrere Dinge gleichzeitig, z. B. können Sie sich mit einem Bekannten treffen UND zu der Kunstausstellung gehen.

### ANALYSE IHRES TAGESABLAUFS

So, nun nehmen Sie Ihren Zeitplan und schauen Sie, wo Zeit eingespart werden könnte.

- Wie viele der Dinge, die Sie erledigt haben, könnten delegiert werden?
- Wie viele Dinge wollten Sie eigentlich gar nicht machen?
- Wieviel Zeit haben Sie vergeudet? usw.

Machen Sie sich in Spalte 3 Notizen, und schätzen Sie grob, wieviel Zeit täglich einzusparen gewesen wäre. Achten Sie in Zukunft darauf, die Zeit effektiver zu nützen. Das bedeutet nicht, daß Sie von nun an einem streng reglementierten Lebensstil ohne Spaß folgen sollen – ganz im Gegenteil. Sie werden bald merken, daß Sie mehr Zeit für die Dinge zur Verfügung haben, die Sie schon immer tun wollten. Notieren Sie diese auf einer Liste (z. B. Freunde und Verwandte öfter sehen, Reisen – dazu mehr Anregungen auf den Seiten 118 bis 137), hängen Sie sie gut sichtbar auf, und setzen Sie die Ideen in die Tat um!

**Zusammenfassung**

**Um Zeit zu gewinnen, müssen Sie**

- konsequent mit sich selbst und anderen sein,
- nicht träumen, sondern bewußt mit Ihrer Zeit umgehen,
- im voraus planen,
- neue Ideen entwickeln, um für sich selbst mehr Zeit zu haben,
- delegieren, delegieren, delegieren,
- fit sein und diszipliniert mit Schlaf umgehen,
- nicht zu viele Verpflichtungen eingehen.

*Um reibungslos zu funktionieren, muß der Körper wie ein Auto mit dem richtigen Treibstoff versorgt werden. Ein entsprechend aufgetankter Körper ist gefeit gegen physische und psychische Antriebsschwäche, Müdigkeit, leichte Beschwerden, Erkältungen und das allgemeine Gefühl, „untertourig" zu laufen. Eine ausgewogene, auf individuelle Bedürfnisse abgestimmte Ernährung stärkt den Körper für die Anforderungen und den Rhythmus der heutigen Zeit. Denken Sie um: Nahrung ist Treibstoff für Ihre – höhere – Leistungsfähigkeit.*

# Lektion 13 Essen als Energieträger

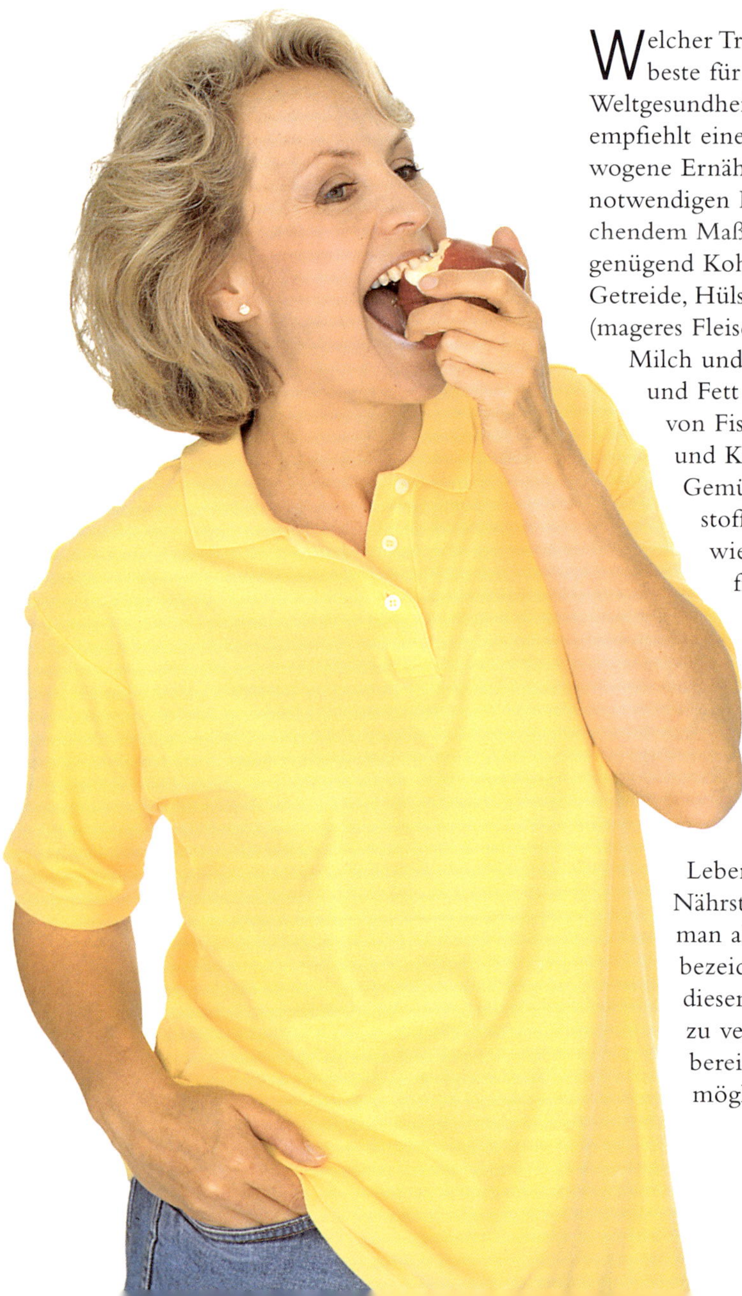

## Energieverstärker

Welcher Treibstoff aber IST der beste für den Körper? Die Weltgesundheitsorganisation WHO empfiehlt eine gesunde und ausgewogene Ernährung, die alle lebensnotwendigen Nährstoffe in ausreichendem Maß enthält. Das bedeutet genügend Kohlenhydrate (Kartoffeln, Getreide, Hülsenfrüchte), Proteine (mageres Fleisch, Geflügel, Fisch, Milch und pflanzliche Eiweiße) und Fett in Maßen (vorwiegend von Fisch, pflanzliche Fette und Keimöle). Viel Obst und Gemüse und wenig nährstoffarme Lebensmittel wie Schokolade, Pommes frites, Kuchen, Torten und Sahne.

Doch damit ist es nicht getan, will man sich richtig fit fühlen. Es gibt Nährstoffe, die besonders wichtig für unseren Energiehaushalt sind. Lebensmittel, die diese Nährstoffe enthalten, kann man als „1a-Lebensmittel" bezeichnen. Um sich mit diesem „Super-Treibstoff" zu versorgen, sollte Ihre bereits gesunde Ernährung möglichst viele dieser energieverstärkenden Lebensmittel enthalten.

Zu diesen energieverstärkenden Nährstoffen gehören:

**Magnesium:** Magnesiummangel ist eine Ursache für das chronische Erschöpfungs-Syndrom, Muskelkrämpfe, Energieschwäche und schwankende Blutzuckerwerte.

**Eisen und Zink:** Beide sind für den Energiehaushalt und die roten Blutkörperchen lebensnotwendig, vor allem bei viel Sport und starker Regelblutung.

**Vitamine der E- und B-Gruppe:** Wesentlich für die Bildung und Erhaltung der roten Blutkörperchen.

**Antioxidanzien:** vertreten in Provitamin A, Betakarotin, Vitamin C und E und dem Spurenelement Selen. Antioxidanzien neutralisieren im Körper die freien Radikale. Diese schädigen Zellen und Gewebe und sind wahrscheinlich verantwortlich für den Alterungsprozeß und mehrere damit verbundene Krankheiten wie die Alzheimer-Krankheit, Herzkrankheiten und einige Krebsarten. Darüber hinaus bekämpfen Antioxidanzien Strahlung und Umweltgifte wie Pestizide und andere Chemikalien in der Nahrungskette. Knoblauch hat antioxidative Eigenschaften.

## Energiefresser

Eine energiebildende Ernährung beinhaltet nicht nur viele der genannten Nährstoffe, sondern verzichtet auch auf Nahrungsmittel, die Energie abbauen oder keinen bzw. nur geringfügigen Nährwert enthalten, wie z. B.:

Alkohol: Ein Glas Wein zum Abendessen, vor allem biologisch angebauter, ist in Ordnung. Alkohol in Maßen tut Herz und Seele buchstäblich gut. Zuviel ist nicht ratsam, da Alkohol dem Körper Vitamine aus der B-Gruppe und Vitamin C entzieht, die lebenswichtig für die Gesundheit und den Energiehaushalt sind. Ähnlich wie raffinierter Zucker erhöht Alkohol, vor allem auf nüchternen Magen, zunächst den Blutzuckerspiegel und senkt ihn dann unverhältnismäßig schnell. Das Ergebnis sind Müdigkeit und Schlaffheit.

**Zucker:** Es hält sich beharrlich der Mythos, daß Zucker (auch Glucose, die der Körper noch schneller absorbiert) für den Energiehaushalt wichtig sei, aber das stimmt nicht. Stark zuckerhaltige Getränke oder Snacks bringen den Blutzucker genauso durcheinander wie Alkohol. Zucker hat einen kurzzeitigen Aufputscheffekt, doch ohne nährstoffreiche Ergänzung bricht der Energiehaushalt kurz darauf zusammen und man ermüdet. Eine lang anhaltende Energiereserve garantieren Lebensmittel, die den Blutzuckerspiegel stabil halten, wie z. B. Vollkorngetreide, frisches Gemüse und pflanzliche Eiweiße. Weißer Zucker ist zudem das einzige Lebensmittel ohne Nährstoffe, abgesehen von den Kalorien.

**Fast food:** Wenn Sie häufig industriell hergestellte Lebensmittel mit hohem Zucker- und/oder Fettanteil, wie Fast-food-Gerichte, Kuchen, Torten, Schokolade und andere Süßigkeiten, essen, leidet der Körper auf zweierlei Arten: Entweder ist die Ernährung zu nährstoffarm, weil Sie nicht auch noch genügend gesunde Lebensmittel essen können, oder Sie essen beides und damit zu viele Kalorien. Das führt zu Übergewicht, und das ist an und für sich energieraubend!

**Koffein:** Als Aufputschmittel und Stimulans benutzt, bewirkt Koffein leider bald den Abfall der körperlichen Leistungskurve. Das bedeutet, mit dem Genuß von Kaffee, Tee, Coca-Cola oder anderen koffeinhaltigen Mitteln erreicht man genau das Gegenteil vom beabsichtigten Effekt: Die Leistungskurve sinkt, man braucht noch mehr Koffein, und schon beginnt ein Teufelskreis. Ein hoher Koffeingenuß reduziert auch die körpereigenen Mineralstoffe bzw. Spurenelemente, einschließlich

### Energiereiche Lebensmittel

**Betakarotin:**
oranges, gelbes und dunkelgrünes Gemüse, vor allem Karotten, Süßkartoffeln, Kürbis, Rüben, Tomaten, Spinat, Brokkoli, Brunnenkresse, Mais, orangefarbene Früchte wie Honigmelonen, Mangos, Aprikosen und Pfirsiche

**Vitamin $B_1$ (*Thiamin*):**
Sonnenblumenkerne, Naturreis, Vollkorngetreide, Hefeextrakt, Weizenkeime, Hülsenfrüchte, Samen, Sprossen, Paranüsse und andere Nüsse

**Vitamin $B_2$ (*Riboflavin*):**
Hefeextrakt, Mandeln, Weizenkeime, Käse, Pilze, Brokkoli, Joghurt, Hülsenfrüchte, Nüsse, Eier

**Vitamin $B_3$ (*Niacin*):**
Hefeextrakt, Hülsenfrüchte, Vollkornweizen, Naturreis, Gerste, Eier, Fisch und Fleisch

**Vitamin $B_6$ (*Pyridoxin*):**
Weizenkeime, Soja, Hafer, Walnüsse und andere Nüsse, Hülsenfrüchte, Bananen, Avocados, Vollkorngetreide, Fleisch, Fisch, grünes Gemüse, Süßkartoffeln

**Vitamin $B_{12}$ (Cobalamin):**
Eigelb, Käse, Hefeextrakt, Milch, Sojamilch, Meeresalgen

**Vitamin C (*Ascorbinsäure*):**
rote Paprikaschoten und Chilies, schwarze Johannisbeeren, Petersilie, Orangen und alle anderen frischen Früchte und Gemüsesorten. *(Hitze und Licht zerstören Vitamine. Obst und Gemüse an einem dunklen und kühlen Ort aufbewahren und möglichst rasch roh oder blanchiert verzehren.)*

**Vitamin E (*Tokopherol*):**
Sonnenblumenöl, andere pflanzliche Öle, Nüsse, Keime, Süßkartoffeln, Avocados, Spargel, grünes Gemüse, Gerste, Sojabohnen, Naturreis

**Eisen:**
Fleisch, Vollkorngetreide, Nüsse, Eier, dunkles Blattgemüse, Hülsenfrüchte, Keime, Weizenkeime, getrocknete Aprikosen und Pfirsiche

**Magnesium:**
Gemüse, Nüsse, Keime, Hülsenfrüchte, Fleisch, Fisch, Meeresfrüchte, Feigen, Bananen, Naturreis

**Zink:**
Fleisch, Vollkorngetreide, Fisch, Meeresfrüchte, Eier, Nüsse, Hülsenfrüchte

**Selen:**
Leber, Nieren, mageres Fleisch, Fisch, Meeresfrüchte, Vollkorngetreide

Magnesium und Zink – ein zusätzlicher Grund, so wenig Koffein wie möglich zu sich zu nehmen.
**Chemische Rückstände in Nahrungsmitteln:** Pestizide und andere chemische Rückstände der landwirtschaftlichen Massenproduktion können lebenswichtige Elemente im Boden teilweise oder ganz zerstören, wie z. B. Magnesium und Selen, das durch die Überdüngung des Bodens bereits fast zerstört sind. Chemikalien bleiben in der Nahrungsmittelkette erhalten und erschweren den Antioxidanzien ihre Arbeit. Rückstände von Antibiotika in Fleisch- und Milchprodukten schwächen das menschliche Immunsystem. Um dies zu vermeiden, kann man biologisch angebaute Nahrungsmittel einkaufen (oder selbst anbauen).
**Allergien:** Fast jeder Zehnte leidet an einer Lebensmittelallergie, die äußerst energieraubend sein kann. Allergische Reaktionen können durch eine ganze Reihe von Produkten hervorgerufen werden, am häufigsten sind jedoch Allergien gegen Getreidesorten, Milchprodukte, vor allem Kuhmilch und Käse, Beeren und Eier. Lebensmittelallergien können Blähungen, Hautprobleme, Kopfschmerzen und Lethargie verursachen. Bei Allergieverdacht sollte man einen Arzt aufsuchen, der entsprechende Allergietests durchführt. Man kann auch selbst einen Allergietest durchführen, indem man ein verdächtiges Lebensmittel für zwei Wochen aus dem Speiseplan streicht. Sollten die Symptome nachlassen und bei Wiederaufnahme des Lebensmittels erneut auftreten, handelt es sich wahrscheinlich um eine Lebensmittelallergie. Sie können Weizenbrot durch Roggenbrot ersetzen, Weizenknäckebrot durch Roggenknäckebrot oder Reiskuchen, Kuhmilchprodukte durch Ziegenmilch- oder Sojaprodukte. Da man meist nur auf ein oder zwei Lebensmittel allergisch reagiert, kann man sie auch ganz weglassen, ohne den Nährstoffhaushalt zu gefährden.
**Reduktionsdiäten:** Eine sehr kalorienarme Diät bewirkt, daß viele freie Radikale im Körper freigesetzt werden und gesunde Zellen zerstören. Hinzu kommt, daß die meisten Reduktionsdiäten zu Müdigkeit und Bindegewebsverlust führen und fast keine Vitamine bzw. Antioxidanzien beinhalten, die für einen gesunden Stoffwechsel, Kraft und Energie unerläßlich sind.

***Zwei weitere Faktoren beeinflussen die Absorption von energiereichen Nährstoffen:***

**Rauchen**
reduziert Vitamin C und erfordert eine erhöhte Zufuhr von Antioxidanzien.

**Streß**
baut vor allem Vitamin C, Vitamine aus der B-Gruppe, Magnesium und Zink ab. Ein Grund, warum man bei Streß anfälliger für Krankheiten ist.
*Immer der gleiche Teufelskreis!*

### Wichtig ist nicht nur, *was* Sie essen ...

Wann und wie Sie essen, hat ebensoviel Einfluß auf Ihren Energiehaushalt wie die Art Ihrer Ernährung. Planen Sie entsprechend:

- Vermeiden Sie große Mahlzeiten, vor allem kohlenhydratreiche. Der Körper braucht länger für die Verdauung, das Gehirn wird weniger durchblutet, Müdigkeit tritt auf und die Denkfähigkeit nimmt vorübergehend ab. Zudem sind Kohlenhydrate, vor allem Brot und Nudeln, milde Sedativa, die, in großen Mengen verzehrt, das Problem noch verstärken.
- Essen Sie häufig kleine Portionen. Um die Konzentrationsfähigkeit zu erhalten, sollte man über den Tag verteilt mehrere kleinere Mahlzeiten einnehmen. Ideal sind zwei mittelgroße Mahlzeiten (Mittag- und Abendessen), eine kleine Mahlzeit (Frühstück) und zwei Snacks (vormittags und nachmittags). Jede Mahlzeit sollte Kohlenhydrate, Proteine und etwas Fett für einen ausgeglichenen Blutzuckerspiegel enthalten.
- Je früher die erste Mahlzeit, desto weniger Kohlenhydrate sollte sie beinhalten. Obst und Gemüse sind zwar reich an Kohlenhydraten, aber aufgrund ihres hohen Wassergehalts leicht verdaulich, ebenso wie Laktose in Milch und Joghurt. Zuviel Brot, Nudeln oder Kartoffeln, Reis, Getreide und Getreideprodukte machen aus den oben genannten Gründen müde. Ein kohlenhydratreiches Essen kann abends eingeplant werden, wenn die Arbeit beendet und Zeit für Entspannung ist.
- Lassen Sie das Frühstück nicht aus. Nach der langen Fastenzeit über Nacht braucht der Körper Nährstoffe und Kalorien, sonst ist der Blutzuckerspiegel zu niedrig, um den ganzen Vormittag leistungsfähig zu bleiben.
- Niemals hungern. Die wichtigste Regel zur optimalen Energieversorgung ist: wenn man wirklich hungrig ist, einen kleinen gesunden Snack zu essen oder den Essensplan nach den individuellen Hungerphasen auszurichten.
- Bei regelmäßigem Sport (während und nach dem 10-Wochen-Programm) müssen einige ernährungsphysiologische Dinge berücksichtigt werden, um Muskelschwäche und Muskelkater zu vermeiden. Eine Stunde vor dem Training und kurz nach dem Training einen kohlenhydratreichen Snack zu sich nehmen und viel trinken. Ideale Snacks für zwischendurch sind Bananen, getrocknete Aprikosen und Feigen, Naturjoghurt, Roggenknäckebrot und ein Apfel. Die schwer verdaulichen Kohlenhydrate wie Brot, Nudeln, Kartoffeln, Reis, Getreide und Getreideprodukte sind in Maßen auch geeignet.

# AUFBAU-ERNÄHRUNG

**Wenn Ihre Ernährung bislang nährstoffarm und energetisch wertlos war, sollten Sie diese Superaufbau-Diät in Betracht ziehen, um dem Körper all das, was er braucht, zuzuführen. Befolgen Sie diese Diät zwei Tage und gehen Sie dann zur Aufbau-Ernährung über.**

## Superaufbau-Diät

Nichts leichter als das. Sie dürfen zwei Tage lang von den unten aufgelisteten Dingen essen und trinken, soviel Sie wollen (in vernünftigem Maß, denn man kann sogar zuviel Karottensaft trinken), dazu die abendlichen Extras und täglich ein Energietrunk. Als Regeln gelten, nur bei Hunger zu essen und oft kleine Mengen zu essen. Trinken Sie mindestens zwei Liter Flüssigkeit pro Tag.

### Nach Herzenslust

- Stilles Mineralwasser
- Frisches Obst und Gemüse, Rohkost
- Frisch gepreßte Frucht- und Gemüsesäfte
- Nüsse (ungesalzen und nicht geröstet)
- Keime
- Biojoghurt oder griechischer Schafsmilchjoghurt
- Soja-Joghurt

### Morgens ein Energietrunk:

*Mischen Sie*

250 ml entrahmte Ziegen- oder Sojamilch
125 g Obst, geschnitten (Ananas, Himbeeren, Orangen)
1 kleine Banane
2 EL Joghurt (siehe oben)
1 TL Bienenhonig
1 TL Weizenkeimöl

*Abends zusätzlich eine kleine Ofenkartoffel.*

## Die siebentägige Aufbau-Ernährung

Die Aufbau-Ernährung basiert auf den 1a-Lebensmitteln und berücksichtigt das optimale „Wann und Wie" der Nahrungsaufnahme. Ziel dieser Ernährung ist, daß Sie sich satt und zufrieden fühlen, aber auch leicht, energievoll und fit und nicht unter Energieschwankungen leiden.

### Tips

- *So biologisch-organisch wie möglich.*
- *So frisch wie möglich.*
- *Gemüse oder Früchte so wenig wie möglich garen.*
- *So viel „erlaubte Lebensmittel" wie möglich (Seite 26).*
- *Mengen sind nicht festgelegt, essen Sie, solange Sie hungrig sind, aber nicht mehr.*
- *Nicht überessen.*
- *Langsam essen und gut kauen.*

### Tägliches FRÜHSTÜCK

Entweder einen Energietrunk (siehe links) oder einen Biojoghurt mit getrockneten Aprikosen oder Pfirsichen, einigen Sonnenblumenkernen und Haferflocken, zusätzlich frische Früchte; oder 1 Biojoghurt mit Fruchtkompott (Dörrobst wie Aprikosen, Pflaumen und Äpfel in etwas Orangensaft weich kochen), Sonnenblumenkerne, Haferflocken und etwas frisch geschnittenes Obst.

### Täglich zwei ZWISCHENMAHLZEITEN

*Wählen Sie daraus zwei bzw. bei Sport mehr (siehe oben):*

- 2 Reiskuchen mit Hefeextrakt
- 1 Portion Zitrusfrüchte
- Roggenknäckebrot mit etwas Ziegenkäse und einer frischen Feige
- Eine kleine Schüssel selbstgemischtes Müsli aus Nüssen, Getreideflocken und Trockenobst mit etwas entrahmter Milch
- 1 kleine Banane und 1 Biojoghurt
- Eine Handvoll Mandeln oder Paranüsse und 1 Pfirsich oder Nektarine
- Eine Handvoll getrocknete Aprikosen oder Pfirsiche mit einem Löffel Sonnenblumenkerne

### FRISCHES OBST

Alle frischen Früchte, vor allem Aprikosen, Pfirsiche, Nektarinen, Melonen, Zitrusfrüchte, Beerenfrüchte und Ananas.

### MITTAG- UND ABENDESSEN

#### 1. TAG

***Mittags:*** Salat aus grünem Blattsalat mit mindestens einem dunklen Blattgrün wie Spinat oder Brunnenkresse, einer reifen Avocado, gehäuteten Mandeln, getrockneten Aprikosen, mit Olivenöl und Zitrone anmachen und mit etwas Roggenbrot servieren.
***Abends:*** Eintopf aus gewürfeltem Rehfleisch oder Tofu mit Pilzen, rotem Paprika, frischem Gemüsefond, eingedickt mit Tomatenmark; dazu in Sonnenblumenöl kurz angebratenes Grüngemüse und eine Ofenkartoffel; Obst.

#### 2. TAG

***Mittags:*** fertiger Krabbensalat auf Salatblättern, Honigmelonescheiben und frisch gehackten Kräutern, dazu ein Roggenknäckebrot; Auswahl an Trockenobst mit Biojoghurt.
***Abends:*** Forelle oder Lachs, gegrillt oder überbacken mit jungen Erbsen oder Zuckererbsen und Brokkoli, Kartoffeln; frisches Obst.

#### 3. TAG

***Mittags:*** Selbstgemachte Karottensuppe; klein geschnittene Karotten, mit Gemüsefond und Tomaten einkochen und mit frischem Koriander, Sesamsamen und Biojoghurt abschmecken. Dazu etwas Roggenbrot; frisches Obst.
***Abends:*** Tofu mit gerösteten Nüssen, Bohnensprossen, grünen Bohnen, Zuckerschoten, rotem Paprika und Brokkoli in Sonnenblumenöl kurz anbraten und mit Naturreis oder anderem Vollkorn servieren.

#### 4. TAG

***Mittags:*** Salat aus gemischtem Blattsalat, Ziegenkäse, Tomaten, roten Zwiebeln und klein gehacktem Knoblauch, mit Olivenöl und Zitrone angemacht; Vollkornfladenbrot; Obst.
***Abends:*** Selbstgemachter Gemüseeintopf aus rotem Paprika, frischem Gemüse, vorgekochten Hülsenfrüchten nach Wahl (z. B. Pintobohnen, Linsen oder Kichererbsen), Tomaten, Gemüsefond und Zwiebeln. Mit Getreide, z. B. Buchweizen, Gerste oder Hirse servieren; kleiner Salat.

#### 5. TAG

***Mittags:*** Selbstgemachte Linsen/Gemüsesuppe (siehe Seite 32); Vollkornfladenbrot; frisches Obst.
***Abends:*** Tortilla, gefüllt mit gekochten Kartoffeln, rotem Paprika, Erbsen und Petersilie; gemischter Salat.

#### 6. TAG

***Mittags:*** Reissalat aus Naturreis mit Pinien- und Sonnenblumenkernen, Banane, Honigmelone und etwas Huhn; frisches Obst.
***Abends:*** Vegetarischer Nudelauflauf aus Vollkornnudeln, gekochten braunen Linsen, gehackten Nüssen, Kichererbsen, Auberginen, frischer Tomatensauce und etwas geriebenem Käse; mit Spinat, Brokkoli und Süßkartoffeln servieren.

#### 7. TAG

***Mittags:*** Salat aus grünem Salat, hart gekochten Eiern, Thunfisch, rotem Paprika, Petersilie, Brunnenkresse; mit Öl und Essig angemacht; frisches Obst.
***Abends:*** Bouillabaisse (Fischsuppe), Roggenbrot, kleiner Salat.

## LANGFRISTIGE ERNÄHRUNG

Die Aufbau-Ernährung kann um ein bis zwei Wochen verlängert werden, aber letztendlich möchten Sie Ihre Speisen individuell planen. Einen ausgewogenen Energiehaushalt erreichen Sie, wenn Sie die folgenden nährstoffreichen Lebensmittel verwenden.

### 1a-Lebensmittel

Damit sind besonders nährstoffreiche Lebensmittel gemeint, die Sie möglichst oft zu sich nehmen sollten und die nur wenige nachteilige Seiten haben. Kartoffeln und Süßkartoffeln unterscheiden sich z. B. nur wenig in ihrem Gehalt an Kalorien, Vitamin C und Ballaststoffen. Süßkartoffeln haben aber wertvollere Nährstoffe als normale Kartoffeln, z. B. Betakarotin und Vitamin E, so daß sie zu den 1a-Lebensmitteln gehören, während Kartoffeln auf der 1b-Liste erscheinen.

**Obst:** alle frischen Früchte, vor allem Zitrusfrüchte, Aprikosen, Pfirsiche, Nektarinen, Melonen, Beerenfrüchte, Feigen.

**Trockenobst:** getrocknete Aprikosen und Pfirsiche.

**Gemüse:** alle grünen Blattgemüse und Kräuter, orange, rote und dunkelgrüne Gemüsesorten, Brokkoli, Avocado, Spargel, Süßkartoffeln, Mais, Zwiebeln, Knoblauch.

**Keime und Nüsse:** Mandeln, Walnüsse, keimende Sprossen, Sonnenblumenkerne, Sesam.

**Hülsenfrüchte:** alle Hülsenfrüchte wie Bohnen, Linsen, Kichererbsen und Erbsen.

**Getreide:** alle Vollkornsorten, z. B.: Gerste, Buchweizen, Hirse, Hafer, Roggen, Naturreis, Wildreis.

**Anderes:** Biojoghurt, fettreicher Fisch, Sonnenblumenöl, Leinsamenöl, Rapsöl, Olivenöl.

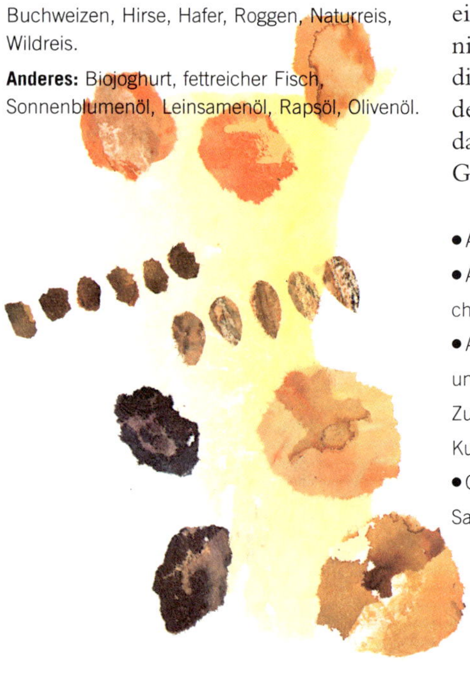

### 1b-Lebensmittel

Mit diesen Lebensmitteln können Sie Ihre Aufbau-Ernährung variieren und mit anderen Nährstoffen und Kalorien anreichern.

**Trockenobst:** Pflaumen, Äpfel, Feigen, Birnen, Sultanas, Rosinen.

**Gemüse:** Kartoffeln, weißfleischige Yamswurzeln, Petersilienwurzel, Artischocken, junge Bohnen, Auberginen.

**Keime und Nüsse:** alle anderen Nuß- und Keimsorten.

**Getreide und Teigwaren:** vorzugsweise Vollkornweizen, Nudeln, weißer Reis, Roggenknäckebrote, Mischbrote, Reiskuchen.

**Andere:** mageres Fleisch und Geflügel, Leber, Schalentiere, Eier, Käse (in Maßen), ungesalzene Butter (in Maßen), entrahmte Milch, Kidneybohnen (außer während der Schwangerschaft), Gewürze, Tomatenmark.

### Sonstige Lebensmittel

Dazu gehören alle Lebensmittel, die Sie nicht unbedingt für Ihre Gesundheit brauchen, auf die Sie aber ab und zu nicht ganz verzichten möchten. Je länger Sie sich gesund ernähren, desto weniger werden Ihnen diese Nahrungsmittel schmecken. Gegen eine gelegentliche Ausnahme ist nichts einzuwenden, aber sobald Sie diese Nahrungsmittel zusätzlich zu den oben erwähnten essen, wirkt sich das auf Ihre Energiereserven und Gesundheit aus. *Vorsicht!*

- Alle stark behandelten Lebensmittel.
- Alle Lebensmittel mit einer Reihe von chemischen E-Zusätzen.
- Alle Lebensmittel mit geringem Nährstoffgehalt und reich an gesättigten Fettsäuren und/oder Zucker (wie die meisten Kekse, Gebäck, Kuchen, Konfekt und viele Fast-food-Gerichte).
- Geschmacksverstärker wie Mayonnaise und Salz.

## SIND NAHRUNGS-ERGÄNZUNGEN NÖTIG?

Ernährungsergänzende Mittel sind ein großer Markt, angefangen von Vitamintabletten bis zu Entschlackungssäften. Aber brauchen Sie diese Zusätze wirklich für Ihr Wohlbefinden?

Wenn Sie sich – wie auf den letzten beiden Seiten beschrieben – gesund ernähren und körperlich in guter Verfassung sind, brauchen Sie eigentlich keine Zusätze. Natürlich gibt es Ausnahmen: in den Wechseljahren, bei starker Regelblutung, bei hohem Zigaretten- oder Alkoholkonsum oder bei außergewöhnlichen Belastungen. Besprechen Sie zunächst mit Ihrem Arzt, ob Sie ein ergänzendes Mittel zu Ihrer Nahrung brauchen.

*Hier folgen einige der meist gekauften Energiespender:*

**Guarana:** als vitalitätssteigernd angepriesen, aber es besteht hauptsächlich aus Koffein (siehe Seite 101), und ich rate davon ab.

**Ginseng:** für Energie und sexuelle Vitalität. Es ist relativ harmlos und hat vielen Menschen schon geholfen, solange man keinen Bluthochdruck hat oder der Arzt aus anderen Gründen davon abrät. Probieren Sie es aus. Und wenn es nur der Placebo-Effekt ist, na und?

**Vitamin E:** ist vor allem für reife Frauen nützlich, da selbst in einer vitaminreichen Ernährung nicht genügend enthalten ist, um den Tagesbedarf zu decken. Kaufen Sie natürliches Vitamin E (D-Tokopherol) und nicht künstlich hergestelltes (Dl-Tokopherol).

**Gelée royale:** ein teures Mittel, dessen Ruf größer als seine Wirkung ist. Wie dem auch sei, es schadet nicht.

**Nachtkerzenöl:** Es gibt Hinweise darauf, daß Nachtkerzenöl und die Bachblüte Doldiger Milchstern (Star of Bethlehem) prämenstruelle Beschwerden, vor allem Brustspannungen und Blähungen, lindert.

*Körperliche und geistige Ausdauer sind Eigenschaften, die im Alter allmählich verlorengehen. Doch gegen „Verfallserscheinungen" dieser Art kann man etwas unternehmen. Mit den richtigen Übungen für Körper und Geist gewinnen Sie Fähigkeiten zurück, die Sie vor zehn oder 20 Jahren hatten.*

# LEKTION 14 AUSDAUER-TRAINING

Guter Schlaf, Entspannung, gesunde Ernährung und Freude am Leben tragen auf unterschiedliche Art und Weise zu Ihrer Ausdauer bei. Der wichtigste Faktor ist jedoch das „Training für die Energie". Sie müssen Ihren Kreislauf, Ihre Herz- und Lungentätigkeit trainieren. Die gute Herz-Lungen-Funktion – oder eine schlechte – hat weitaus mehr Bedeutung, als Sie denken.

Hier nun einige Beispiele, inwieweit eine gesunde Kreislauftätigkeit dafür sorgen kann, daß der Alltag Sie weniger auslaugt und an Ihren Kräften zehrt:

- Ein leistungsfähiger Körper hält Anforderungen besser stand, ermüdet langsamer; dadurch bewältigen Sie mehr, arbeiten intensiver und länger.
- Ihre Durchblutung, die unmittelbar mit der Herz-Lungen-Funktion zusammenhängt, verbessert sich und der Stoffwechsel wird angeregt, so daß alles schneller arbeitet und Sie sich lebendiger und energiereicher fühlen. Übrigens können Sie dann auch die Heizung niedriger stellen, weil Sie nicht mehr so schnell frieren werden. Überhitzte Räume sind oft die Ursache für Konzentrationsmangel.
- Durch eine verbesserte Herz-Lungen-Funktion erhöht sich auch die Sauerstoffaufnahme. Je mehr Sauerstoff und Glucose das Gehirn versorgen, desto besser wird die Denkfähigkeit – Konzentration, Gedächtnis und Reaktionszeiten eingeschlossen. Untersuchungen haben gezeigt, daß Sport den Gedächtnisverfall besser als alles andere aufhält.
- Durch eine gesteigerte Herz-Lungen-Funktion, eine dadurch höhere Sauerstoffversorgung und mehr Aktivität schlafen Sie besser und wachen erholter auf, was zum allgemeinen Wohlbefinden beiträgt.
- Eine bessere Sauerstoffversorgung und körperliche Aktivität beeinflussen Ihre Stimmung. Aufgrund der körpereigenen Endorphine, die beim Sport ausgeschüttet werden, fühlen Sie sich heiter und denken positiver. Untersuchungen zeigen, daß eine bessere Laune die Ausdauer verstärkt und eine Kraftreserve für schwierige, langwierige oder langweilige Aufgabenstellungen ist.
- Aerobic und andere Sportarten lindern sowohl prämenstruelle Beschwerden als auch die Symptome der Wechseljahre.

**Sport in den Alltag einbinden**

Über Ihre „offiziellen" Aerobic-Stunden hinaus sollten Sie in Ihrem Alltag aktiver werden. Jede noch so kleine körperliche Betätigung hilft schon.

- Zu Fuß gehen statt fahren.
- Treppen so schnell wie möglich steigen und auf Lift verzichten.
- Im Urlaub nicht nur faul herumsitzen, sondern täglich mindestens zwei Aktivitäten einplanen (schwimmen, Tennis spielen oder tanzen) – alles, was Ihre Herz-Lungen-Funktion anregt, ist nützlich.

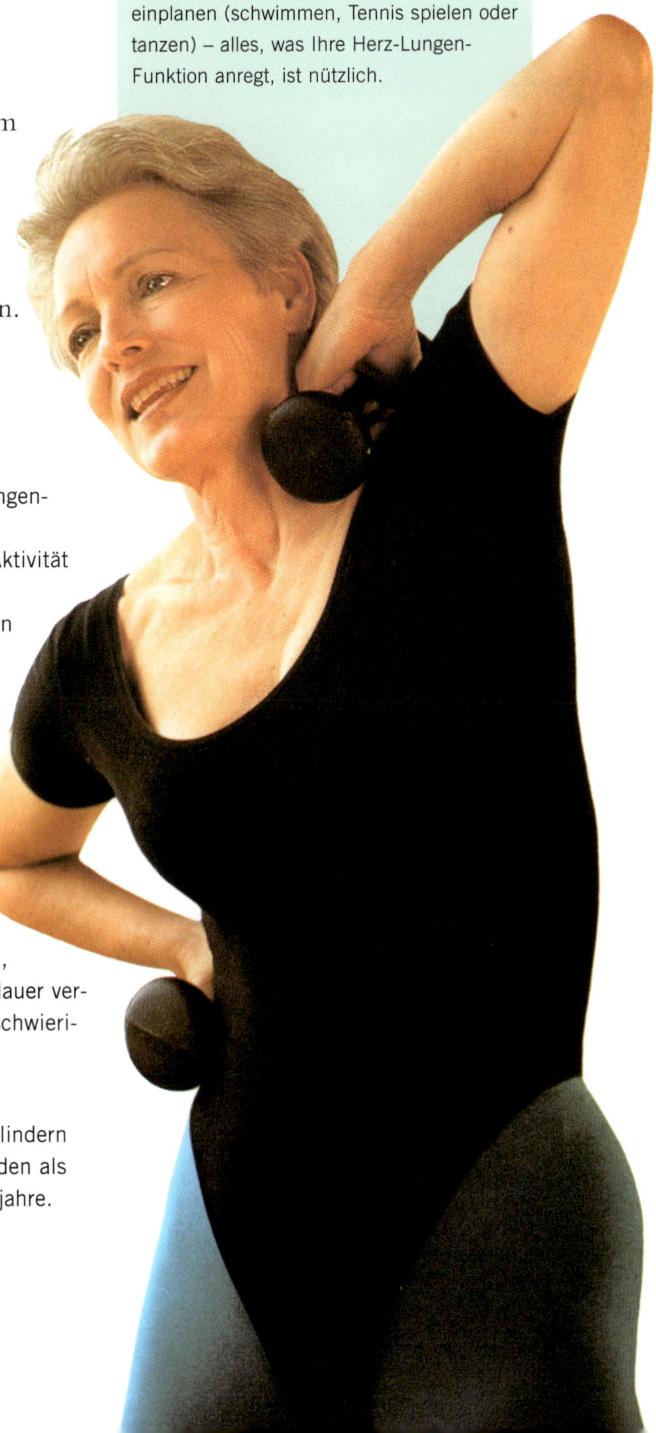

## Lassen Sie Ihren Körper für Sie arbeiten

Wie stärkt man seinen Kreislauf, wenn man jahrelang nichts getan hat? Unabhängig vom Alter kann jeder – dem der Arzt Gesundheit bestätigt – seine körperliche Leistungsfähigkeit in einem Maße erhöhen, als ließe sich die Zeit zurückdrehen. Auch untrainierte Personen können durch Konditionsprogramme ihre Ausdauer innerhalb von zehn Wochen um 80% steigern.

Dazu muß man regelmäßig Aerobic-Übungen machen, die auf das individuelle Ausdauerniveau abgestimmt sind. Unter Aerobic-Übungen verstehe ich einfach jede Art von Training, die in einer bestimmten Zeitspanne die Pulsfrequenz (das Herz schneller schlagen läßt) und Lungenaktivität erhöht.

Und dafür ist es nie zu spät. Ohne Sport nimmt die Leistungsfähigkeit langsam ab und der Körper beginnt frühzeitig zu altern.

Bevor Sie mit einem Aerobic-Programm beginnen, sollten Sie sich vergewissern, daß nichts dagegen spricht. Wenn Sie auch nur eine der folgenden Fragen bejahen, MÜSSEN Sie Rücksprache mit Ihrem Arzt halten, unabhängig davon, mit welcher Sportart Sie beginnen.

- Sind Sie älter als 50 und haben in den letzten fünf Jahren keinen Sport ausgeübt?
- Liegt Ihr Body-Mass-Index über 30 (siehe Seiten 20 bis 23)?
- Werden oder wurden Sie bis vor kurzem medikamentös behandelt?
- Sind Sie schwanger oder hatten Sie in den letzten sechs Wochen eine Geburt?
- Haben Sie körperliche Beschwerden (z. B. Rückenschmerzen, Arthritis), die Sie bei den Übungen beeinträchtigen?

Wenn Sie auf eine dieser Fragen mit Ja antworten, sollten Sie unbedingt Rücksprache mit Ihrem Arzt halten und ihm dieses Programm zeigen. Keine der o. g. Gegenanzeigen verbietet Sport gänzlich, aber Ihr Arzt kann Sie durch Blutdruck- und Pulsmessungen absichern.

Sie haben jetzt grünes Licht für die Übungen. Machen wir den nächsten Test, um herauszufinden, wie trainiert oder untrainiert Sie eigentlich sind! Dazu müssen Sie nur eine abgemessene Strecke gehen.

## Der Ausdauertest

- Messen Sie eine Strecke von 1500 m ohne Steigungen aus, per Pedometer (Schrittzähler), Auto, oder anhand der Landkarte.
- Ziehen Sie bequeme Lauf- oder Wanderschuhe und bequeme Kleidung an und wärmen Sie sich durch langsames, zweiminütiges Gehen auf der Stelle auf. *Uhr mitnehmen!*
- Beginnen Sie Ihren Test in flottem Tempo, so schnell Sie können, ohne atemlos zu werden und daß Sie sich noch unterhalten können. *Wenn Sie alleine sind, ab und zu laut bis zehn zählen, das ersetzt eine Unterhaltung.*

Ihr Herz sollte kräftiger schlagen und Ihre Lungen mehr arbeiten, um genügend Sauerstoff zu erhalten, aber Sie sollten sich nicht überanstrengen (Bruststechen oder Ziehen in den Beinmuskeln). *Bei einem dieser Anzeichen anhalten und, sobald Sie können, bei langsamerem Tempo von neuem beginnen. Wenn Sie die 1500 m nicht ohne Beschwerden schaffen, dann unterbrechen Sie und notieren Sie, wie weit Sie gelaufen sind.*

- Am Ende der Strecke notieren Sie sich, wie lange Sie gebraucht haben.

**Ergebnis**

| | *35 oder jünger* | *36 – 55* | *56+* | |
|---|---|---|---|---|
| *1500 m nicht geschafft* | A | B | C | A = *extrem untrainiert* |
| *Mehr als 19 Min.* | B | C | D | B = *sehr untrainiert* |
| *17–19 Min.* | C | D | E | C = *untrainiert* |
| *14–16 Min.* | D | E | F | D = *etwas untrainiert* |
| *13 Min. oder weniger* | E | F | G | E = *fit* |
| *12 Min. oder weniger* | F | G | G+ | F = *sehr fit* |
| *11 Min. oder weniger* | G | G+ | G++ | G = *extrem fit* |

### Aerobic macht schöner

Aerobic-Übungen tragen zu einem jüngeren Aussehen bei. Die verbesserte Durchblutung der Hautkapillaren tut der Haut gut, schließt Poren und verleiht eine gesunde Gesichtsfarbe. Ein weiterer Pluspunkt sind die zusätzlichen Kalorien, die nach 30 Minuten Aerobic verbrannt werden und dabei helfen, schlank zu bleiben oder es zu werden.

## Ihr Fitneß-Programm

Ihr Ausdauertraining wird sich während des 10-Wochen-Programms auf das Gehen konzentrieren. Das ist einfach, kostet nichts, kann von zu Hause aus gemacht werden, verlangt keine spezielle Ausrüstung, und Fortschritte sind leicht zu beobachten.

Ich erwarte von Ihnen, daß Sie dreimal wöchentlich gehen (später viermal), um Ihre Kondition anhand der Tabelle zu steigern. Wenn Sie beispielsweise 45 Jahre alt sind und in die D-Gruppe fallen, dann ist Ihr nächstes Ziel, die G-Gruppe zu erreichen. Wenn Sie 56 sind und zur C-Gruppe gehören, dann sollten Sie die F-Gruppe oder mehr erreichen.

Dazu halten Sie sich an die Anweisungen des Ausdauertests und gehen die 1500 m, wobei Sie die Strecke allmählich schneller bewältigen und leistungsfähiger werden.

*Bevor Sie beginnen, noch einige zusätzliche Hinweise:*

- Wenn Sie bereits sehr trainiert sind (F- und G-Gruppe), müssen Sie nur diesen Grad der körperlichen Fitneß halten. Das bedeutet, dreimal wöchentlich oder öfter 20 Minuten lang zu gehen (natürlich werden Sie dabei mehr als 1500 m zurücklegen). Wenn Sie Ihre Leistungsfähigkeit steigern möchten, müssen Sie härter trainieren wie z. B. über Hügel laufen, Jogging (nur ratsam bei hochwertigen Schuhen, nicht asphaltierten Straßen und wenn Sie keine Gelenkbeschwerden haben), Zirkeltraining oder Radfahren.
- Beim Gehen niemals vergessen, daß Herz und Lungen hart arbeiten MÜSSEN, um ihre Leistung zu verbessern. Arbeiten Sie gesondert am Gehen mit gleichzeitigem Sprechen. Je länger, desto besser!
- Gehen Sie aufrecht, Bauch und Gesäß leicht angespannt, Beine in verlängerter Linie zur Hüfte, Schultern locker, Blick nach vorne und nicht nach unten gerichtet; die Arme schwingen leicht mit.
- Vergessen Sie nicht das zweiminütige Aufwärmen, auch ein Abkühlprogramm (siehe Seite 37, Dehnübungen für die Beine) schadet nicht.
- Wenn Sie die F- oder G-Gruppe erreicht haben, sollten Sie den Ausdauertest auf 20 Minuten ausdehnen.

Je länger Sie gehen, desto höher Ihre Leistungsfähigkeit und die Verbrennung von Kalorien. Die 20 Minuten sind ein Minimum, kein Maximum.

- Den meisten gelingt nach drei- bis sechsmaligem Gehen (ein bis zwei Wochen) der Sprung in eine bessere Gruppe.

*Setzen Sie sich das zum Ziel.*

### Alternativen zum Gehen

Was tun bei Dunkelheit oder schlechtem Wetter? Es gibt andere Trainingsmöglichkeiten, und falls Ihr Gehen heute wirklich AUSFÄLLT, ist es besser, etwas anderes als gar nichts zu tun.

***Alternativen 1. Wahl:***

- Investieren Sie in einen Heimtrainer. Mein Favorit ist ein Gesundheitstrainer (healthtrainer) – gut für die Gelenke –, der die wichtigsten Muskeln trainiert, leise ist und außerdem Spaß macht. Auch ein Heimrad, Rudergerät oder ein Laufband eignen sich.
- Kaufen Sie sich ein Stepboard. Das ist für Beine, Gesäß und Blutkreislauf genauso nützlich wie Gehen und Radfahren und verbrennt ungefähr die gleiche Kalorienmenge. Ohne Video dazu ist es jedoch langweilig.
- Es gibt ein großes Angebot an guten Videos. Sie brauchen dafür nur Platz vor dem Fernseher.
- Kaufen Sie ein Minitrampolin (rebounder). Das ist sanfte Gymnastik, die sich auch bei Gelenkbeschwerden eignet.

***Alternativen 2. Wahl:***

- Kaufen Sie ein Sprungseil. Eine fantastische Aerobic-Übung, aber bei untrainiertem Körper nicht länger als ein oder zwei Minuten durchzuhalten. Außerdem muß man es im Freien oder in schallisolierten Räumen machen. Wenn Sie durchhalten, werden Sie Ihre Leistung schnell auf fünf Minuten steigern, eine wunderbare Übung für den Kreislauf.
- Treppen: Wenn Sie Treppen haben, steigen Sie sie mit einer Geschwindigkeit nach oben, die Herz- und Lungentätigkeit aktiviert. Machen Sie das mehrere Minuten lang.
- Auf der Stelle gehen oder laufen. Wenn alles andere fehlschlägt, üben Sie dies mehrere Minuten . Beginnen Sie langsam, erhöhen Sie das Tempo, ziehen Sie die Knie nach oben und schwingen Sie die Arme seitlich mit. Langsamer werden und allmählich aufhören.

### DENKSPIELE

Ihre geistige Leistungsfähigkeit verbessert sich mit zunehmender körperlicher Ausdauer, aber Sie können noch mehr tun, um Ihr Gedächtnis und Ihr Denkvermögen in Form zu bringen.

*Versuchen Sie es mit diesen Vorschlägen:*

**Frische Luft:** Geben Sie Ihrem Gehirn genügend Gelegenheit, Sauerstoff zu tanken.

**Denksportaufgaben:** Steigern Sie Ihre Leistungsfähigkeit durch Denksport. Für die Konzentration: Stellen Sie Ihr Buch oder Ihre Zeitung auf den Kopf und lesen Sie so lange weiter, wie es geht. Schauen Sie auf die Zeit. Halten Sie morgen länger durch. Für das Gedächtnis: Lesen Sie einen kleinen Absatz in Ihrem Buch, legen Sie es weg und versuchen Sie sich daran zu erinnern. Morgen geht es ein Stück besser. Für den Scharfsinn: Nennen Sie möglichst schnell zu jedem Buchstaben des Alphabets ein Wort mit demselben Anfangsbuchstaben. Allmählich auf zwei, drei oder mehr Wörter erhöhen.

**Fördern Sie Ihren Verstand** bei jeder Gelegenheit, z. B. kaufen Sie für die Reise statt des Liebesschmökers einen anspruchsvollen Roman.

**Machen Sie etwas anderes:** Wenn Sie in Gewohnheiten erstarren, müssen Sie möglichst viel ändern, z. B. Sie stehen immer nach dem gleichen Muster auf. Ändern Sie das. Sie lesen die Zeitung immer nach dem gleichen System? Ändern Sie die Reihenfolge. Sie kaufen immer im gleichen Supermarkt in der gleichen Reihenfolge ein? Gehen Sie in einen anderen Supermarkt. Wenn Ihr Gehirn stets mit den gleichen Außenreizen konfrontiert wird, verlieren Sie Ihre Wachsamkeit und Beobachtungsgabe.

**Zusätze?** Ginkgo-Biloba und L-Carnitin sind zwei Mittel, denen eine verbesserte Energie- und Gedächtnisleistung nachgesagt wird. Nach Anweisung eingenommen, dürften keine Begleiterscheinungen auftreten. Probieren Sie es einmal aus.

*Wann haben Sie das letzte Mal so richtig entspannt? Einer der größten Energiefresser ist der Zustand einer ständigen Belastung, und dennoch verbringen viele Frauen ihr Leben auf diese Art und Weise. Diese Lektion soll Ihnen Entspannungstechniken vermitteln, um Körper und Geist wieder neu aufzutanken.*

# LEKTION 15 ENTSPANNEN LERNEN

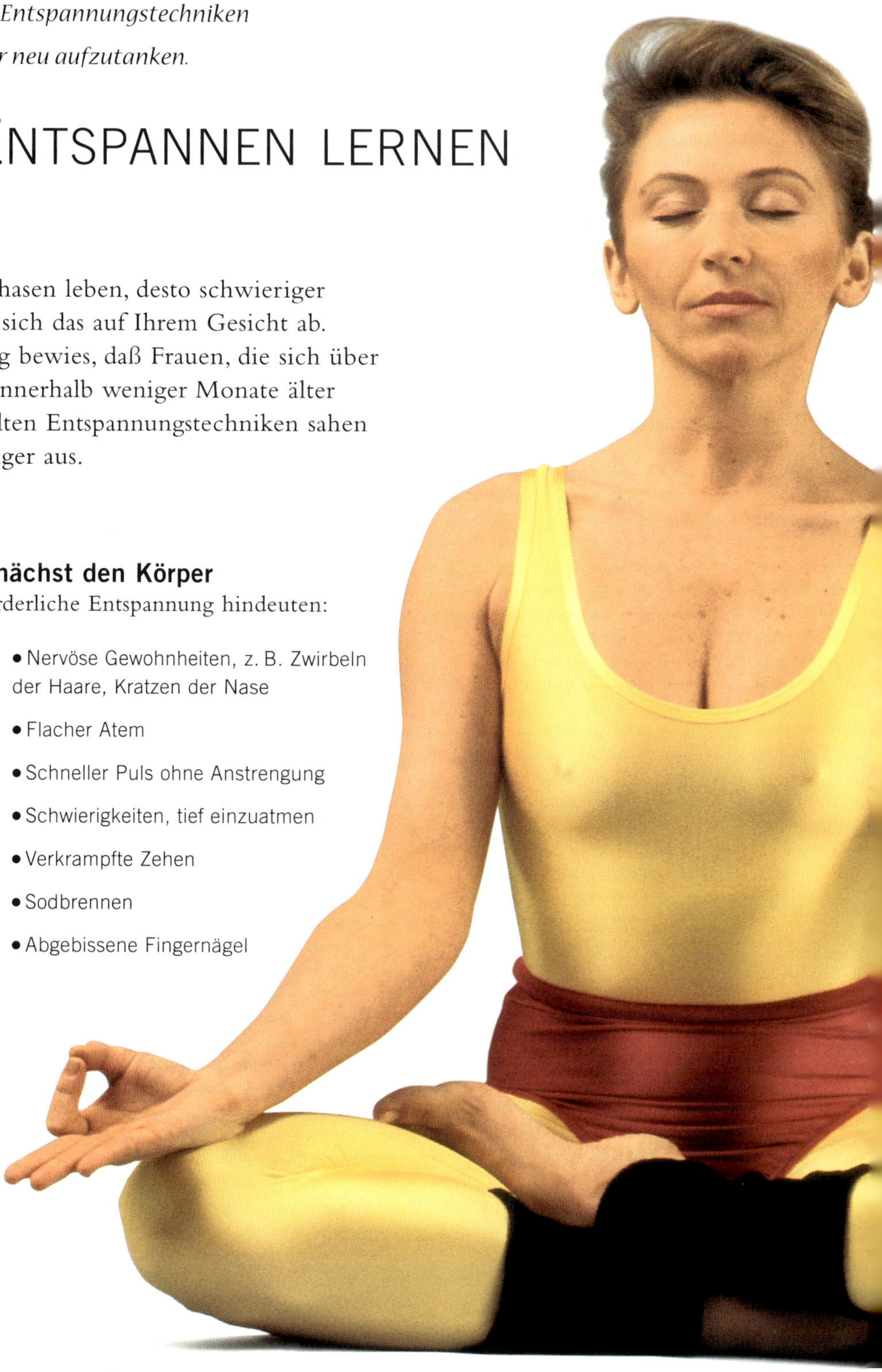

Je länger Sie ohne Entspannungsphasen leben, desto schwieriger wird es und desto mehr zeichnet sich das auf Ihrem Gesicht ab. Eine aktuelle britische Untersuchung bewies, daß Frauen, die sich über längere Zeit viele Sorgen machten, innerhalb weniger Monate älter aussahen. Bei entsprechend vermittelten Entspannungstechniken sahen sie binnen kürzester Zeit wieder jünger aus.

## Entspannen Sie zunächst den Körper

Symptome, die auf dringend erforderliche Entspannung hindeuten:

- Stirnrunzeln
- Angespannte Kopfhaut
- Haaransatz am Nacken reagiert empfindlich bei leichter Druckausübung
- Schultern nach oben gezogen, leicht ertastbare Muskelverhärtungen seitlich des Nackens
- Verkrampfter Kiefer und zusammengebissene Zähne
- Hohe oder heisere Stimme
- Fingernägel, die in Handflächen gedrückt werden
- Nervöse Gewohnheiten, z. B. Zwirbeln der Haare, Kratzen der Nase
- Flacher Atem
- Schneller Puls ohne Anstrengung
- Schwierigkeiten, tief einzuatmen
- Verkrampfte Zehen
- Sodbrennen
- Abgebissene Fingernägel

Wie viele dieser Symptome können Sie an sich feststellen? Je mehr, desto weniger entspannt sind Sie. Diese körperlichen Symptome sind lediglich ein Hinweis darauf, wie angespannt Sie derzeit sind. Wie schwierig Ihre Situation im Moment auch sein mag, Sie müssen zunächst einmal lernen, Ihren Körper zu entspannen, erst dann können Sie die Probleme angehen, die diese Anspannung verursachen.

## Entspannung durch Gymnastik

Körperliche Aktivität ist, wie auf den Seiten 105 bis 107 besprochen, eine große Energiequelle und kann einen lethargischen Körper und langsamen Geist in pure Vitalität verwandeln. Fast ebenso wichtig ist aber, daß Sport wie ein wunderbares natürliches Entspannungsmittel wirkt. Wenn nur alle, die Beruhigungsmittel, Schlaftabletten, Alkohol oder Drogen zur Entspannung nehmen, es erst einmal mit Sport versuchen würden!

Sport entspannt in vielerlei Hinsicht. Körperliche Aktivität setzt Endorphine frei, die einen Einfluß auf die Stimmung haben. Ihr Körper wird warm – ein ähnlicher Effekt wie ein heißes Bad. Die größere Adrenalinmenge, die sich bei Anspannung im Körper ansammelt, wird abgebaut. Streß verursacht die Ausschüttung von Adrenalin, da der Körper sich auf „Kampf" einstellt, aber in der heutigen Zeit sind unsere Kämpfe mehr verbaler als physischer Natur, und niemand rennt mehr weg. Das Adrenalin wird daher nicht abgebaut. Da Sport einen „Kampf" vortäuscht, ist er ein perfektes Beruhigungsmittel. Training, wie z. B. Gehen, bringt Sie in eine andere Umgebung, somit weg von streßauslösenden Situationen und hin zu Beruhigung und Entspannung. Bei Anspannung ziehen sich die Muskeln zusammen und es bildet sich Milchsäure, was zu Verhärtungen und Schmerzen führt, die ohne fremde Hilfe nur schwer abgebaut werden können. Der richtige Sport, wie z. B. Dehnübungen, kann diese Muskeln lockern.

Das 10-Wochen-Programm beinhaltet für jede Frau regelmäßig dreimal wöchentlich Aerobic- und Dehn-Übungen, die den Muskelaufbau ergänzen. Die Ganzkörperdehnung (siehe Seite 51) eignet sich hervorragend, um Spannungen abzubauen, doch bei stark verspannter Muskulatur entsteht vielleicht der Wunsch nach mehr Entspannungsübungen während des Tages. Hier einige Anregungen:

- Machen Sie Ihre Aerobic-Übungen dann, wenn Sie sich besonders angespannt fühlen, z. B. wenn Sie morgens mit einem unguten Gefühl für den bevorstehenden Tag aufwachen, dann gehen Sie in der Früh. Wenn Sie einen schlechten Tag hatten und angespannt nach Hause kommen, dann legen Sie Ihre Übungen auf den Abend. Das 10-Wochen-Programm schlägt dreimal wöchentlich Gymnastik vor, aber Sie können das auf sechsmal wöchentlich erhöhen (wenn Sie gut trainiert sind).
- An den Ruhetagen zwischen den Muskelaufbauübungen machen Sie zweimal täglich die Dehnübungen aus dem Aufwärm- und Abkühlprogramm. Das beansprucht jeweils acht Minuten. Wenn Sie darin Übung haben, können Sie auch verlängern.
- Überlegen Sie, ob nicht Yoga etwas für Sie wäre. Yoga entspannt gleichzeitig Körper und Geist und schafft Energie.

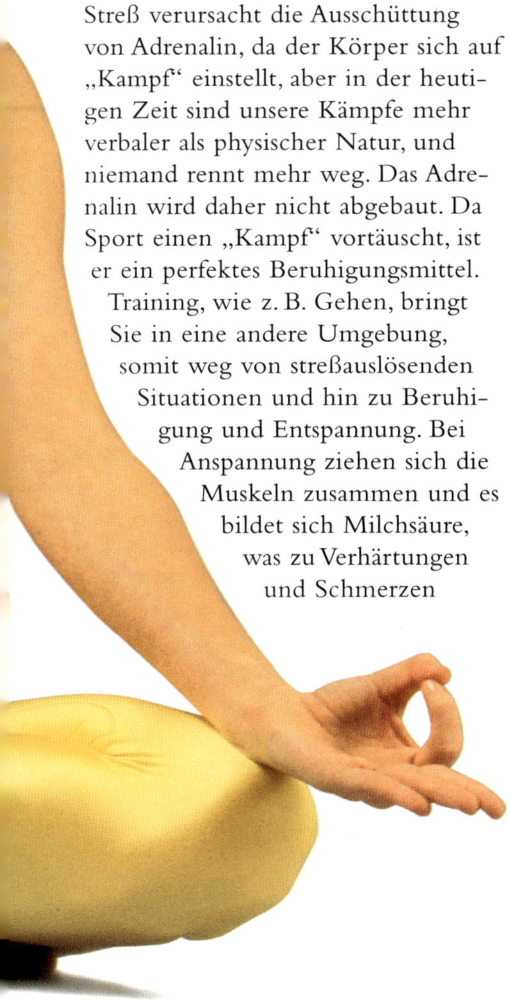

### SECHS WEGE ZUR SOFORTIGEN ENTSPANNUNG

❶ **Kiefer zusammenpressen** – und Zähne aufeinanderbeißen. Dann den Mund so weit es geht aufmachen und „Aaah" sagen!

❷ **Gähnen** – so laut und tief wie möglich und die frische Luft tief einatmen.

❸ **Lächeln** – noch besser ist lachen. Lachen entspannt Körper und Geist.

❹ **Kopfrollen** – aufrecht sitzen, Schultern so gut wie möglich entspannen. Kopf langsam zur rechten Schulter rollen, bis es nicht mehr geht. Den Kopf langsam zur Mitte zurück und dann zur linken Seite rollen. Fünfmal wiederholen.

❺ **Schulter anziehen** – Arme seitlich, Schultern so weit wie möglich in Richtung Ohren anziehen und dann nach unten fallen lassen. Fünfmal wiederholen.

❻ **Gesichtsmassage** – an der Nasenwurzel beginnend mit Daumen und Zeigefinger kleine kreisende Bewegungen machen (mit den rechten Fingern im Uhrzeigersinn, mit den linken entgegengesetzt), und dabei langsam über die Stirn zu den Schläfen, etwas sanfter an den Augen entlang, nach unten zu den Wangenknochen und Nase vorwärts bewegen. Spüren Sie, wie die Anspannung um die Augen nachläßt.

## Entspannen durch Massage

Eine gute Körpermassage gilt seit Jahrtausenden als entspannend. Durch Massage werden zunächst die Nervenrezeptoren der Haut beruhigt, Blutdruck und Puls sinken, die Milchsäure in den Muskeln bildet sich zurück, der Atem wird gleichmäßiger und ein Wohlgefühl stellt sich ein. Selbst wenn eine Frau ansonsten weder Zeit noch Geld für Luxus oder Vergnügen hat, sollte sie sich zumindest meiner Meinung nach wenigstens regelmäßige Massagen leisten.

Wenn Sie deshalb ein schlechtes Gewissen haben, dann lesen Sie die Seiten 118 bis 137 dieses Buches und speziell Seiten 136 und 137, vielleicht ändern Sie dann Ihre Meinung. Selbst wenn Sie jetzt keine Massagetermine ausmachen, können Sie mit einer kurzen Selbstmassage (siehe unten) einiges bewirken.

Noch besser ist es, wenn Sie und Ihr Partner sich gegenseitig massieren. Machen Sie sich mit der Fußreflexzonenmassage vertraut, eine Form der Massage, die relativ einfach ohne fachliche Unterstützung durchgeführt werden kann.

### Selbstmassage

Arbeiten Sie an den Knotenpunkten – durch Streß verursachte, schmerzende Verhärtungen und gering durchblutete Stellen, wo sich Milchsäure ansammelt. Durch Fingerdruck kann der Milchsäurestau gelöst werden, das Blut zirkuliert wieder und der Muskel entspannt sich. Drücken Sie mit den Fingern so fest wie möglich. Soweit nicht anders angegeben, jeweils zehn Sekunden pressen. Benutzen Sie kein Massageöl.

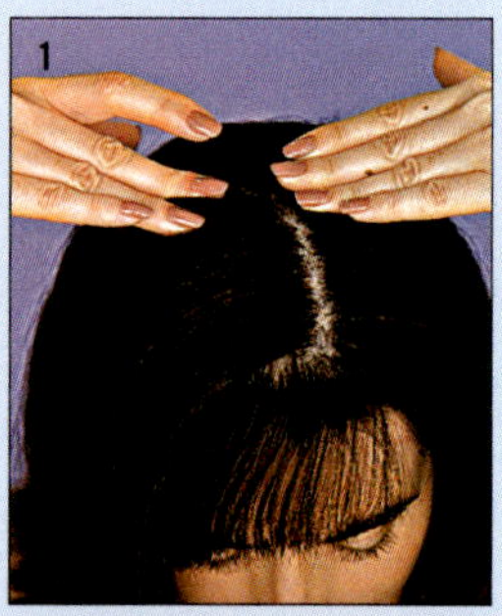


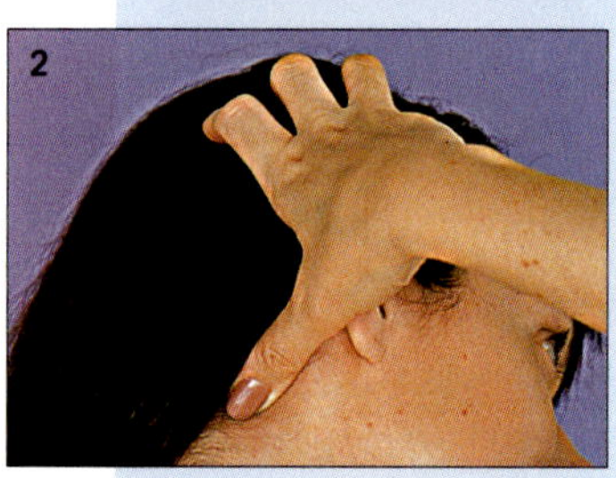


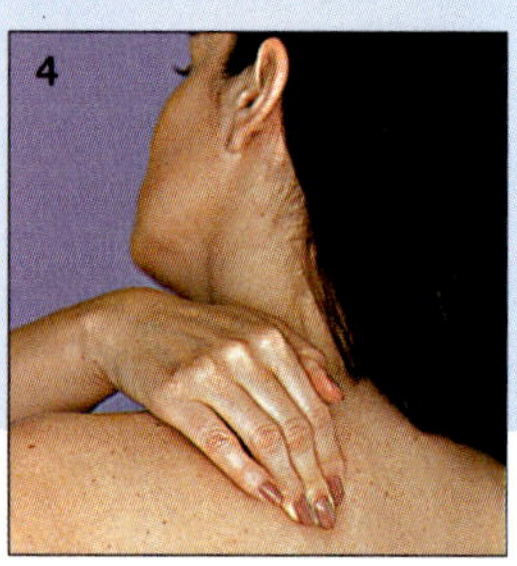


**1.** Mit Mittel- und Ringfinger beider Hände an der oberen Kopfmitte drücken.

**2.** Seitlich entlang des unteren Haaransatzes mit den Daumen im Abstand von je 2 cm pressen; erst nach rechts, dann nach links.

**3.** Mit den Fingern der linken Hand die rechte und mit den Fingern der rechten Hand die linke Nackenseite entlangstreichen.

**4.** Mit den Fingern der rechten Hand die Muskeln der linken Schulter zwischen Nackenwirbel und Schulterblatt drücken (siehe Bild). Sie spüren die verhärteten Stellen sofort. Auf der anderen Seite wiederholen.

**5.** Finger unter Druck weiter nach innen zur Wirbelsäule bewegen. Auf der anderen Seite wiederholen.

### Fußreflexzonenmassage

Bei der Fußreflexzonenmassage wird mit Fingern oder Daumen an den Reflexpunkten der Füße, die mit unterschiedlichen Körperteilen korrespondieren, Druck ausgeübt. Die Zehen stehen in Verbindung mit Kopf und Nacken, und je weiter hin zu den Fersen, desto näher kommt man zur unteren Körperhälfte.

Bei angespannter Nackenmuskulatur reagieren Innenseite und Wurzel der großen Zehen empfindlich auf Druck; bei angespannten Schultern reagiert der Fußballen unter den kleinen Zehen entsprechend. Für den Rücken an der Innenkante jedes Fußes vom großen Zeh bis zur Ferse entlangpressen. Eine Fünf-Minuten-Vollmassage, bei der mit den Fingern oder dem Daumen im Abstand von je 1 cm entlang der Sohle gedrückt wird, steigert das allgemeine Wohlbefinden. Wir schenken unseren Füßen zu wenig Aufmerksamkeit, um so entspannender ist eine Fußmassage.

Wenn Sie die Reflexzonenmassage allein ausführen, setzen Sie sich am besten mit überkreuzten Beinen auf den Boden oder auf das Bett. Benutzen Sie die rechte Hand für den linken Fuß und umgekehrt. Mit der jeweils freien Hand den Fuß halten: Ferse halten, wenn Sie die Zehen bearbeiten, und umgekehrt. Besonders empfindliche Punkte länger behandeln.

### Atemtechnik

Wenn Sie angespannt sind, atmen Sie wahrscheinlich zu flach und zu schnell, so daß Ihr Körper nicht genügend Sauerstoff erhält. Ironischerweise sind Beklemmungszustände eine Folge davon. Die Lungen stoßen Abfallstoffe, wie Gase und Kohlendioxid, unzureichend aus – der Körper reagiert mit Müdigkeit. Dieser Teufelskreis muß für ein besseres Befinden durchbrochen werden. Tiefes Atmen kann innerhalb weniger Minuten beruhigen und neue Kraft verleihen.

Wenn möglich, legen Sie sich mit weiter Kleidung alleine hin. So lange wie möglich ausatmen. Durch den Mund Luft holen und bis zehn zählen, dabei fühlen, wie sich das Zwerchfell unter dem Brustkorb und der Bauch weiten. Versuchen Sie bis in die Lungenspitzen hinein einzuatmen. Langsam ausatmen, dabei bis 20 zählen und wirklich alle Luft ausatmen. Wiederholen Sie das zwei bis drei Minuten lang.

Denken Sie im Alltag immer daran, wie wichtig es ist, Sauerstoff zu tanken und das Kohlendioxid loszuwerden!

ATMEN SIE TIEF DURCH!

## Entspannen Sie Ihren Geist

***Symptome, die darauf hinweisen, daß Sie geistig angespannt sind:***

- Sie beginnen eine Sache nach der anderen, ohne etwas zu beenden.
- Sie haben Schwierigkeiten, sich beim Lesen zu konzentrieren.
- Sie können nach einem Arbeitstag nicht abschalten.
- Sie machen sich Gedanken über Kleinigkeiten, die andere nicht belasten.
- Sie fahren schnell aus der Haut.
- Sie können sich Dinge nicht merken, können nicht zuhören.

Ihnen geht viel durch den Kopf, aber das ist nicht unbedingt gut! Wenn mehr als ein Punkt für Sie zutrifft, dann ist es Zeit zum Abschalten, den Kopf von all den Sorgen zu befreien und zu entspannen. Langfristig gesehen müssen Sie Ihr Leben unter die Lupe nehmen und neu organisieren, so daß Sie nicht ständig überlastet sind (siehe Seiten 96 bis 99 und 115 bis 137); aber auch kurzfristig können Sie eine Menge tun.

Mindestens einmal täglich brauchen Sie Zeit für sich selbst, um etwas für Ihre Entspannung zu tun.

### Negative Einflüsse von außen reduzieren

*Außenreize, die Ihre geistige Anspannung zusätzlich verstärken können:*

- Laute, lärmende Musik, die Ihnen auf die Nerven geht.
- Menschen, die zu laut schreien oder reden. Vor allem über Dinge, die Sie nicht interessieren.
- Fernseher zu laut.
- Verkehrslärm.
- Grelles, vor allem flackerndes Licht.
- Permanenter Lärm, z. B. Hämmern, Klopfen, Preßlufthammer.
- Mehrere Personen, die gleichzeitig auf Sie einreden.
- Überfüllte Räume, z. B. Zug, Feste.
- Ständiges Telefonklingeln.

Viele Menschen sind diesen Negativreizen Tag für Tag ausgesetzt, ohne sich über deren starken Einfluß bewußt zu sein. Manches können Sie vielleicht ändern, anderes nicht. Aber zumindest einmal täglich müssen Sie sich Ihre eigene, ruhige Atmosphäre schaffen, in der Sie entspannen können.

### Positive Außeneinflüsse erhöhen

Schaffen Sie sich Ihre eigene Atmosphäre mit Hilfe der folgenden Vorschläge:

- Schwarze Augenbinde und Ohropax, um negativen optischen und akustischen Reizen entgegenzuwirken.
- Hören Sie entspannende Musik über Kopfhörer. Jede Art von Musik, die Sie mögen, ist geeignet.
- Gehen Sie in einer schönen und ruhigen Umgebung spazieren. In jeder Stadt gibt es Parks und Gärten zum Erholen.
- Schaffen Sie sich Ihren eigenen Platz, an dem nur Sie entspannen und genießen. Wenn schon kein eigenes Zimmer, dann wenigstens eine Ecke in einem Raum, in einer Hütte im Garten, oder wenn es gar nicht anders geht, das Badezimmer als Rückzugsmöglichkeit benutzen. In Ihrer „Festung" werfen Sie alle belastenden Gedanken von sich und lassen Ihren Gedanken freien Lauf. Geben Sie nur positiven Gedanken eine Chance. Atmen Sie tief durch.

**ERHOLUNG**

Warum nicht dieses Jahr eine Woche Urlaub in einem Erholungszentrum oder wenigstens ein Wochenende? Erholungszentren sind darauf ausgerichtet, die Folgen von Streß abzubauen und dem Menschen Entspannung, Ruhe und Heilung zu vermitteln. Sie können dort Sport treiben, Massagen, Beratung usw. erhalten, und in der Regel kostet ein Aufenthalt in einem Erholungszentrum weniger als in einer Schönheitsfarm oder einem Strandhotel. Führer zu Erholungszentren und Kurkliniken sind im Buchhandel erhältlich.

- Versuchen Sie Bachblüten, wie z. B. Roßkastanie und Gelbes Sonnenröschen (White Chesnut, Rock Rose) und Heilkräuter (Johanniskraut wirkt sehr entspannend); oder reiben Sie zur Beruhigung Stirn und Brust mit ätherischen Ölen wie Ylang-Ylang, Baldrian, Kamille oder Lavendel ein. Das homöopathische Mittel Argentum nitricum ist auch einen Versuch wert.
- Benutzen Sie Farben. Meiden Sie Räume und Kleider in Rot, Violett oder Orange. Blau- und Grüntöne besänftigen, ein weiterer Grund, warum Spaziergänge im Grünen wohltuend sind.
- Nutzen Sie die Ernährung – eine an Kalium und Kohlenhydraten reichhaltige Ernährung wirkt beruhigend, z. B. Bananen, Brot, Brunnenkresse und Sellerie.

### Prioritäten setzen

Ein angespannter Kopf ist mit zu vielen Dingen gleichzeitig beschäftigt. Gehen Sie eine Sache nach der anderen an.

- Erstellen Sie eine Liste der zu erledigenden Sachen, und halten Sie sich daran. Am Anfang werden Sie nur die ersten beiden Dinge der Liste, ohne abzuschweifen, erledigen. Mit täglicher Übung wird das besser.
- Meditation: Setzen Sie sich während Ihrer täglichen Ruhephasen (siehe oben), entspannen Sie so weit wie möglich und atmen Sie tief ein und aus. Richten Sie die Augen auf einen Punkt vor Ihnen. Lassen Sie alle Gedanken los. Wenn Ihnen ein Gedanke in den Kopf steigt, versuchen Sie ihn in einen imaginären Luftballon zu verpacken und wegfliegen zu lassen. Denken Sie sich ein entspannendes Wort aus, und wiederholen Sie es immer wieder. Meditieren Sie fünf Minuten oder länger.
- Zählen Sie von hundert an rückwärts. Wie weit kommen Sie, bis der nächste Gedanke auftaucht? Wenn er da ist, probieren Sie den Luftballontrick (siehe oben) aus und beginnen erneut bei hundert.

## Langfristige Entspannung

Auf lange Sicht hin müssen Sie an den Ursachen Ihrer tagtäglichen Anspannung arbeiten. Sie reagieren überlastet, aufbrausend oder nervös, doch Körper und Geist reflektieren nur das, was in Ihrem Leben vor sich geht.

Abschnitt 3 (siehe Seite 118) unterstützt Sie dabei, herauszufinden, was Sie wirklich wollen, und gibt Anregungen zu Veränderungen. Einige Dinge lassen sich natürlich nicht, oder nicht sofort, verändern. In diesem Fall nutzen Sie Ihre täglichen Ruhephasen dazu, eine positive Zukunft zu planen. Aber seien Sie nicht zu streng mit sich selbst und erwarten Sie keine Wunder. Entspannung ist nicht möglich, wenn Sie immer das Gefühl haben, stets einen Schritt hinter Ihren Erwartungen zu sein. Vielleicht ist das HIER und JETZT gar nicht so schlecht? Benutzen Sie Ihre morgige Ruhephase, um DIESEM Gedanken nachzugehen.

*Gut und tief schlafen ... ein einfacher natürlicher Vorgang – das Ende eines anstrengenden Tages – oder etwas, das Sie seit Jahren nicht mehr kennen und dafür alles in der Welt geben würden? In dieser Lektion erfahren Sie, wie Sie gut schlafen können, auch ohne Schlaftabletten.*

*Es gibt zwei Arten von Schlafproblemen: Entweder schläft man nicht ein, oder man wacht nach zwei bis drei Stunden auf und kann nicht mehr weiterschlafen. Wir gehen auf beide Fälle ein. Testen Sie die für Sie relevanten Ratschläge.*

# Lektion 16 Tief schlafen

### SIE SOLLTEN NICHT ...

**Zu Bett gehen, bevor Sie müde sind.** Gehen Sie erst ins Schlafzimmer, wenn Sie wirklich müde sind.

**Morgens schlafen,** um versäumten Schlaf nachzuholen. Das bringt Ihren inneren Rhythmus durcheinander und erschwert den Schlaf in der nächsten Nacht. Es ist besser, einmal den ganzen Tag müde zu sein, etwas Sport draußen in der Natur zu treiben und alle unten aufgeführten Ratschläge anzuwenden, um die darauffolgende Nacht gut zu schlafen. Eine schlechte Nacht kann man verkraften.

**Länger als nötig schlafen.** Im Winter ist die Versuchung groß, sich nochmals umzudrehen und weiterzuschlafen, aber wenn Sie von alleine aufwachen, sind Sie eigentlich ausgeschlafen. Zuviel Schlaf macht lethargisch und wirkt sich auf die nächste Nacht aus.

**Schlafmittel einnehmen** – höchstens in Ausnahmefällen. Sie brauchen natürlichen Schlaf. Bei regelmäßiger Einnahme verlieren Schlaftabletten sowieso ihre Wirkung und lassen Ihnen keine andere Wahl, als die Dosis stetig zu erhöhen. Mit anderen Worten: Schlaftabletten machen süchtig.

Regelmäßiger erholsamer Schlaf ist lebenswichtig für Gesundheit und Vitalität von Körper und Geist. Schlafmangel schwächt das Immunsystem und kann schwere und häufige Erkrankungen auslösen. Schlafstörungen wirken sich auf die Konzentrationsfähigkeit, das Gedächtnis und die Kreativität aus, und Übermüdung ist mit einer ganzen Reihe von Problemen verbunden; man ist reizbarer, reagiert oft überempfindlich und man verursacht häufiger Unfälle, weil man unaufmerksam ist.

Guter Schlaf spiegelt sich auch in Ihrem Aussehen wider, denn über Nacht produziert der Körper bestimmte Hormone, die Gewebe und Hautzellen erneuern. Eine schlaflose Nacht hinterläßt bereits Spuren in Form von dunklen Augenringen, geschwollenen Lidern und blassem Teint – kein Wunder, daß man von Schönheitsschlaf spricht!

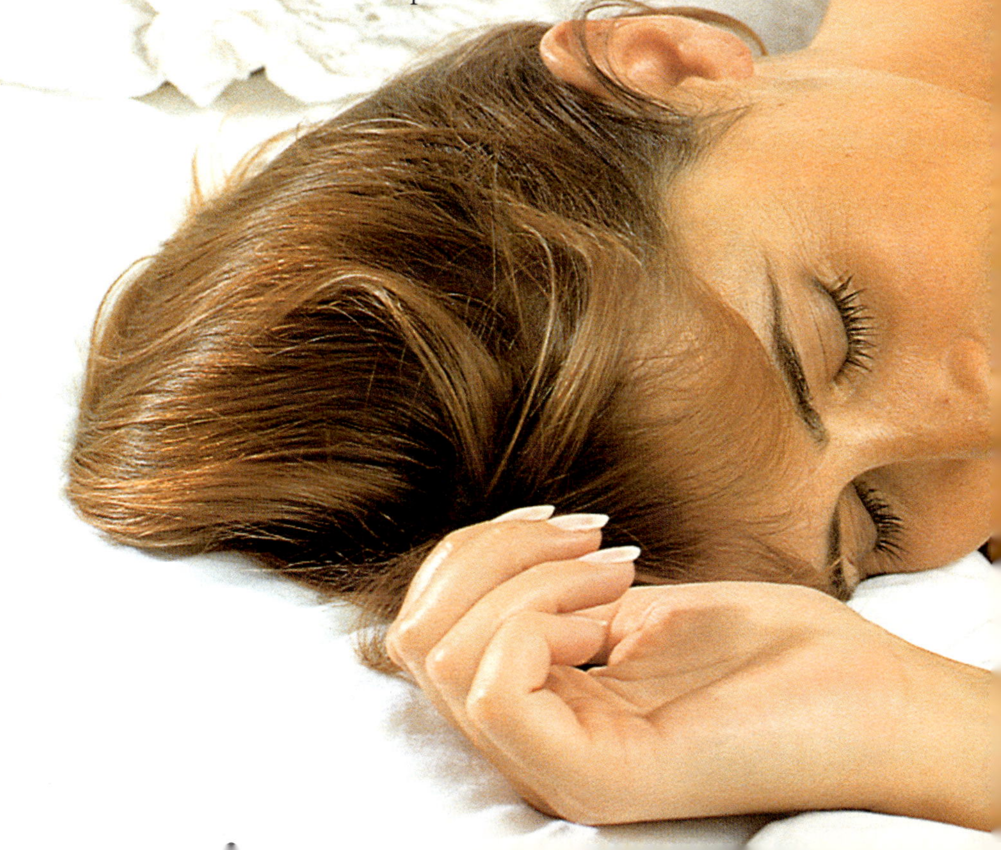

## Schwierigkeiten beim Einschlafen

Halten Sie sich jeden Tag im Freien auf und bewegen Sie sich, die frische Luft und die Gymnastik werden Sie ermüden. Der Geist mag müde sein, aber um durchzuschlafen, muß es auch der Körper sein. Gewöhnen Sie sich abends nach der Arbeit einen bestimmten Ablauf an, der Sie allmählich entspannt und für die Nachtruhe vorbereitet:

- Lassen Sie die Sorgen und Probleme des Tages hinter sich, indem Sie eine Liste der zu erledigenden Dinge für den nächsten Tag erstellen. Richten Sie Ihre Kleidung am Abend zuvor her.
- Essen und trinken Sie, um schläfrig zu werden: Ein kleiner Snack mit Kohlenhydraten, Calcium und Magnesium etwa eine Stunde bevor Sie zu Bett gehen, wird Ihnen helfen, Ihre Gedankenmaschinerie zur Ruhe zu bringen. Eine Tasse heiße Milch und ein kleines Bananenbrot sind ideal. Auch Joghurt mit Bananenstückchen eignet sich gut. Diese Lebensmittel beschleunigen die Seratoninproduktion – ein Neurotransmitter, der wesentlich zu gutem Schlaf beiträgt. Essen Sie keine schwer verdaulichen Dinge wie rotes Fleisch, Käse oder Hülsenfrüchte, bevor Sie zu Bett gehen. Wenn Sie Wein mögen, kann ein Glas Rotwein beruhigend und einschläfernd wirken, aber trinken Sie nur wenig Alkohol, sonst wachen Sie nachts wieder auf. Vermeiden Sie anregende, koffeinhaltige Getränke wie Kaffee, Tee oder Coca-Cola.
- Entspannen Sie sich vor dem Zubettgehen durch ein heißes Vollbad, Dehnübungen und eine Massage (beruhigende ätherische Öle siehe Seite 56).
- Schauen Sie sich Ihr Schlafzimmer an, was könnte Ihren Schlaf stören oder auch fördern?

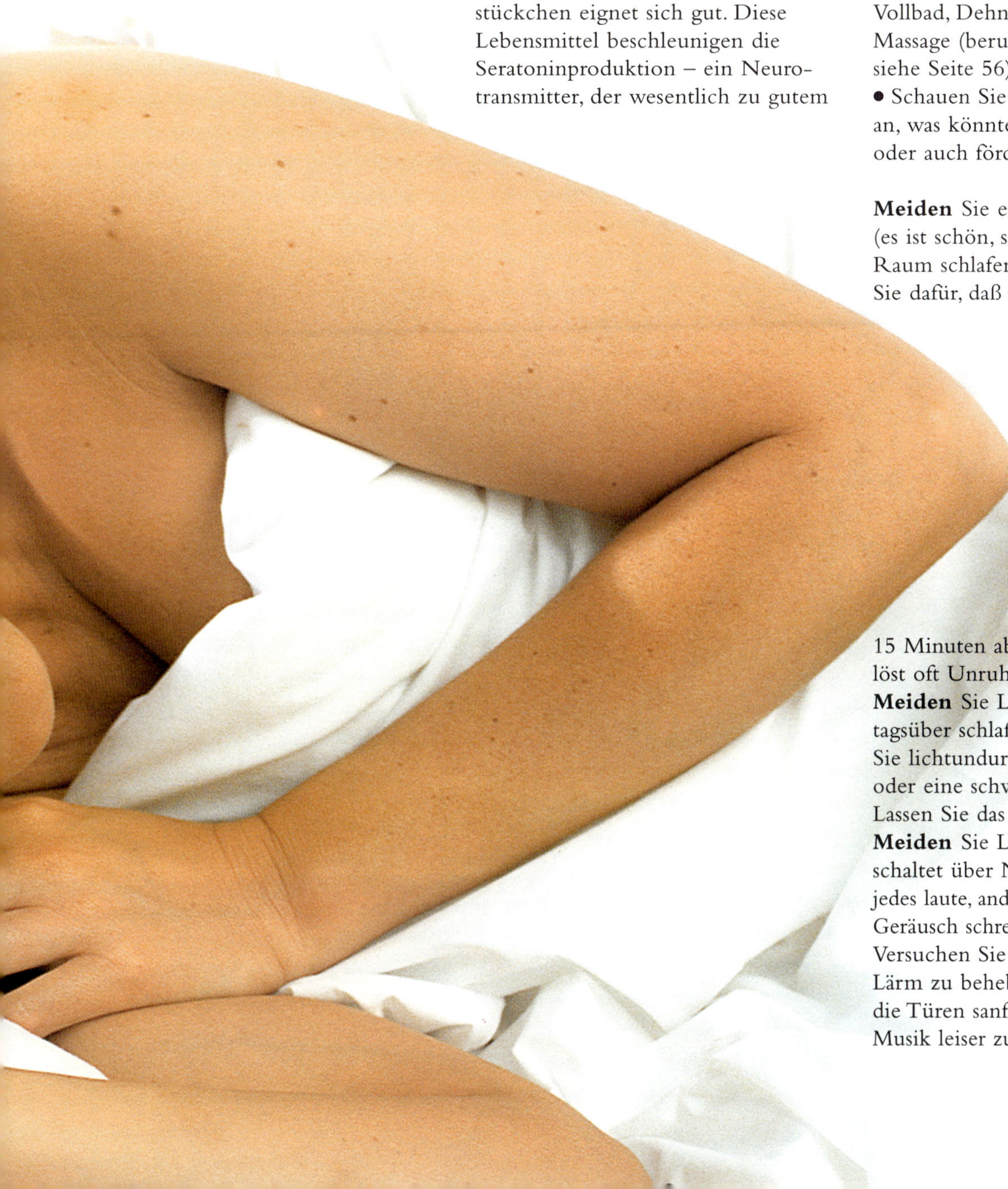

**Meiden** Sie einen überhitzten Raum (es ist schön, sich in einem warmen Raum schlafen zu legen, aber sorgen Sie dafür, daß sich die Heizung nach 15 Minuten abschaltet). Stickige Luft löst oft Unruhe aus.
**Meiden** Sie Licht. Wenn Sie tagsüber schlafen müssen, benutzen Sie lichtundurchlässige Vorhänge oder eine schwarze Augenbinde. Lassen Sie das Licht nicht brennen.
**Meiden** Sie Lärm. Ihr Gehörsinn schaltet über Nacht nicht ab und jedes laute, andauernde oder plötzliche Geräusch schreckt Sie aus dem Schlaf. Versuchen Sie die Ursachen für den Lärm zu beheben. Bitten Sie andere, die Türen sanft zu schließen, die Musik leiser zu stellen, leiser zu spre-

chen usw. Läßt sich der Lärm nicht abstellen, greifen Sie zu Ohropax.
**Meiden** Sie ein unbequemes Bett. Das klingt einfach, aber viele Menschen schlafen auf schlechten Matratzen! Sie verbringen ein Drittel Ihres Lebens im Bett, also legen Sie sich ein bequemes zu. Auch ein weiches, aber stützendes Kopfkissen ist wichtig.
**Lassen** Sie ein Fenster offen. Frische Luft im Schlafzimmer ist sehr wichtig. Wenn sich kein Fenster öffnen läßt, sorgen Sie für eine gute Klimaanlage.

- Trinken Sie Kräutertee vor dem Zubettgehen. Gießen Sie einen oder zwei Teelöffel getrocknete frische Kräuter, z. B. Kamille, mit 150 ml kochend heißem Wasser auf, zehn Minuten ziehen lassen und dann abseihen.
- Eine Woche vor der Periode und während der Menopause schlafen einige Frauen schlecht. Das liegt wahrscheinlich an der hormonellen Umstellung in dieser Zeit. In diesem Fall ein paar Tropfen Muskatellersalbeiöl oder Milchsternöl in das Badewasser geben oder mit Mandelöl zu einem Massageöl mischen. Die anderen Anregungen in dieser Lektion sind ebenso wirksam.
- Guter Sex verhilft zu entspanntem Schlaf, also drehen Sie Ihrem Partner nicht den Rücken zu, auch wenn Sie müde sind.

Der eine oder andere Vorschlag sollte Ihnen helfen. Wenn dies jedoch alles nicht hilft, dann versuchen Sie eines der Planzenheilmittel. Ich persönlich bevorzuge Passionsfrucht, aber es gibt zahlreiche andere Kräuter, die sich in ihrer Wirkung geringfügig unterscheiden. Die bekanntesten beruhigenden Kräuter sind Baldrian, Kamille, Hopfen und Passionsfrucht. Viele Leute schwören auch auf Kava-Kava, einen Wurzelextrakt, der im Reformhaus erhältlich ist.

## Mitten in der Nacht wach

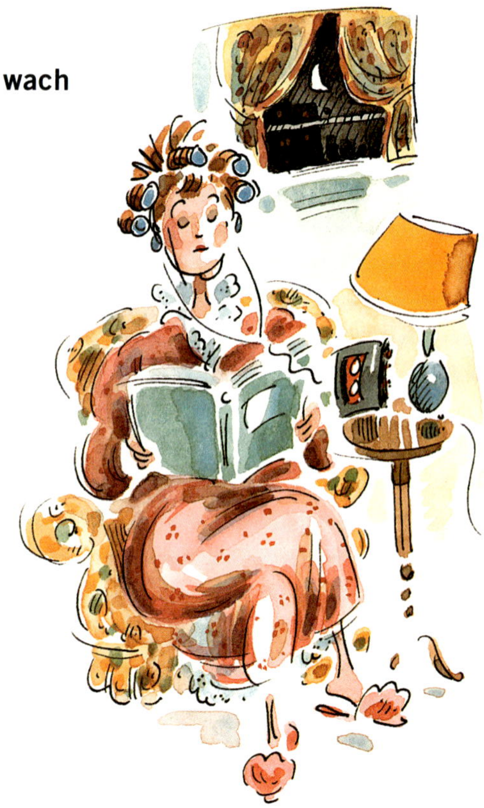

Viele Menschen schlafen sofort ein, wachen aber kurze Zeit später wieder auf und liegen dann Stunden wach, bevor sie wieder einschlafen können. Auch in diesem Fall helfen die vorher erwähnten Maßnahmen, aber ergänzend dazu einige gesonderte Hinweise:

- Starker Alkoholkonsum bewirkt Schlafstörungen, vor allem drei bis vier Stunden nach dem Einschlafen. Sollten Sie trinken, um einzuschlafen, vergessen Sie es! Die Pflanzenheilmittel sind eine wesentlich gesündere Alternative.
- Wenn Sie an mehreren aufeinanderfolgenden Tagen nachts um die gleiche Zeit aufwachen, gewöhnt sich Ihr Körper daran. Gehen Sie früher oder später zu Bett, oder schlafen Sie für ein oder zwei Nächte in einem anderen Raum, dann können Sie diese Gewohnheit sicher durchbrechen.
- In den frühen Morgenstunden wach zu liegen kann ein Anzeichen für Depressionen sein. In diesem Fall sollten Sie Ihren Arzt aufsuchen. Auch bei ungelösten Problemen oder Zukunftsängsten kann es zu Schlafstörungen mit einem Gefühl der Panik und ggf. Herzrasen kommen. Versuchen Sie Ihre Sorgen tagsüber zu analysieren und zu lösen. Ein Gespräch mit einer vertrauten Person kann bereits eine große Hilfe sein. Ängste erscheinen nachts, wenn alles dunkel ist und schläft, immer stärker. Wenn Sie mehr als drei Stunden vor dem Aufstehen aufwachen, sollten Sie vor dem Schlafengehen Pflanzenheilmittel nehmen. Wenn es nur zwei oder drei sind, dann können Sie ruhig aufstehen, in ein anderes Zimmer gehen, lesen, Musik hören oder fernsehen. Im Sommer ist ein Morgenspaziergang die passende Alternative. Wenn Sie geschäftliche Dinge belasten, könnten Sie auch versuchen, das Problem direkt anzugehen. Das positive Gefühl, etwas Konstruktives geleistet zu haben, ist ein erster Schritt, die Schlaflosigkeit zu durchbrechen.
- Schichtarbeit oder das „Jetlag-Syndrom" können den Schlafrhythmus vollkommen durcheinanderbringen. Versuchen Sie in diesem Fall Melissentee oder eines der anderen Kräuterheilmittel. Melatonin, das in Deutschland noch nicht erhältlich ist, sollte man über einen längeren Zeitraum nicht einnehmen.
- Alpträume können im letzten Drittel der Nacht ein Auslöser für vorzeitiges Erwachen sein, denn dann sind die Träume am heftigsten und die Augen zucken am stärksten. Manche Menschen berichten, daß sie weniger träumen, wenn sie abends auf Koffein, Käse, Schokolade oder schwer verdauliche Mahlzeiten verzichtet haben. Sollten Sie wiederkehrende, belastende Alpträume haben, empfiehlt sich eine psychologische Beratung.

*Positive Gedanken verleihen Energie und führen zu Erfolg. Negatives Denken strengt an, belastet und öffnet dem Scheitern Tür und Tor. Es macht alt und unattraktiv. Lernen Sie, den Pessimismus aus Ihrem Leben zu verbannen.*

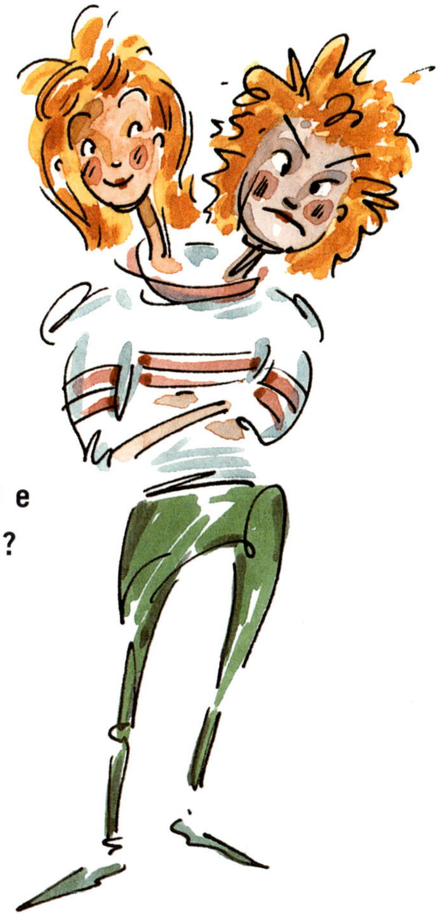

# LEKTION 17 NEGATIVES AUSBLENDEN

## Sind Sie eine negative oder positive Person?

*Finden Sie es anhand der Fragen heraus.*

**1** *Sie beginnen ein neues Diät- und Gymnastikprogramm, um in Form zu bleiben, aber nach einer Woche haben Sie Muskelschmerzen und Hunger. Wie reagieren Sie?*

- ❑ *a.* Sie verwerfen die ganze Idee, haben aber ein schlechtes Gewissen.
- ❑ *b.* Sie akzeptieren, daß es das falsche Programm war und suchen sich ein sanfteres aus.

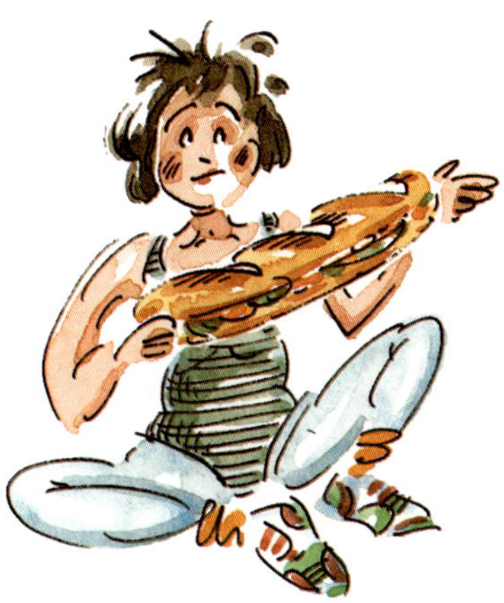

**2** *Sie haben neue Nachbarn, die Ihnen vom ersten Augenblick an unsympathisch sind. Was tun Sie?*

- ❑ *a.* Sie machen einen weiten Bogen um sie.
- ❑ *b.* Sie versuchen möglichst freundlich und zuvorkommend zu sein, da sie ansonsten lästig werden könnten.

**3** *Sie haben in Ihrer Firma eine Stelle aufgrund mangelnder Erfahrung nicht bekommen. Der erfolgreiche Bewerber tritt seine Stelle an. Was tun Sie?*

- ❑ *a.* Sie brodeln innerlich, wann immer Sie eine Anweisung von ihm/ihr erhalten, und geben Ihre Hoffnung auf Beförderung ganz auf.
- ❑ *b.* Sie bleiben freundlich, sind aber doppelt entschlossen, die verdiente Beförderung zu erlangen.

**4** *Ihr Exmann heiratet wieder. Wie reagieren Sie?*

- ❑ *a.* Sie reden bei jeder Gelegenheit schlecht über die Neue und sprechen nicht mit ihr selbst.
- ❑ *b.* Sie versuchen höflich zu erscheinen und sich für die beiden zu freuen.

**5** *In zwei Tagen geht Ihr Urlaub zu Ende. Was sagen Sie?*

- ❑ *a.* Oje, nur noch zwei Tage! Ich sollte mit dem Packen beginnen.
- ❑ *b.* Toll, noch zwei lange Tage! Mal sehen, was wir noch alles unternehmen können.

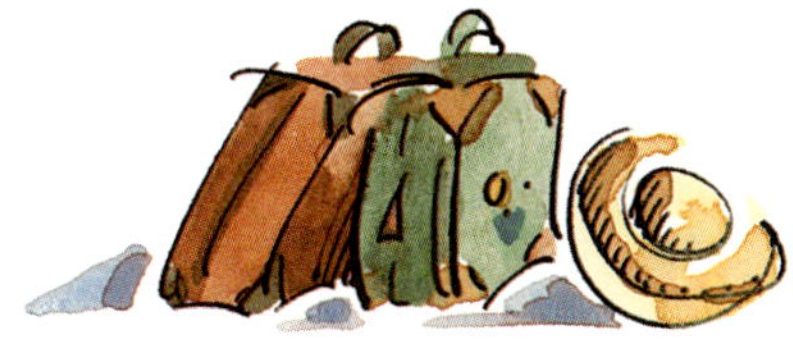

Sie wissen es bereits! Die A-Antworten sind negativ und die B-Antworten positiv. Negative Gedanken, Worte, Gefühle und Handlungen können, wenn Sie nicht achtgeben, den Tag verderben und zur Gewohnheit werden.

**Es gibt zwei Wege, gegen Pessimismus anzugehen:**

**1** Positiv denken und handeln, auch wenn einem nicht danach ist. Die richtigen Gefühle stellen sich oft von allein ein.

**2** Die Gründe für das Negativdenken analysieren und überwinden.

*Aber wie können wir diese Strategien auf unsere pessimistischen Gedanken anwenden?*

## Schuldgefühle – die Last aller Frauen

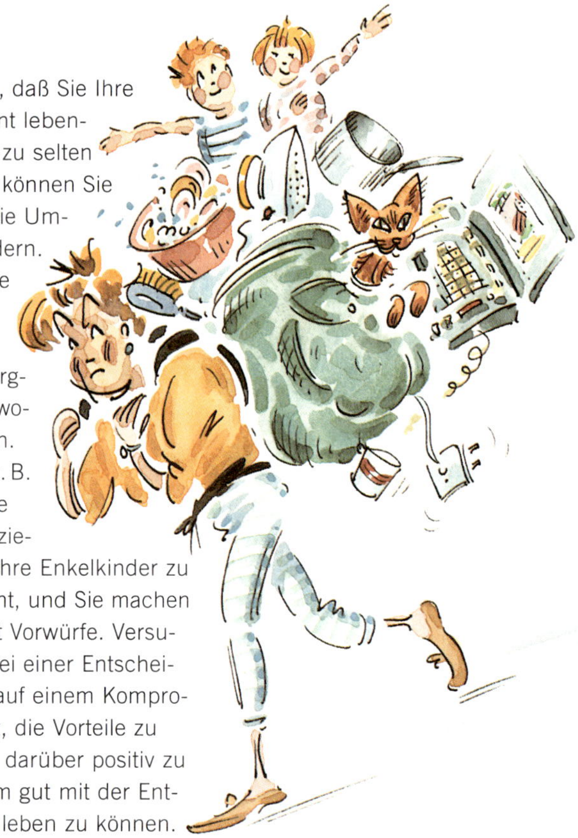

Die meisten Frauen werden zeitweise von Schuldgefühlen geplagt. Wieviel Sie auch arbeiten, wie sehr Sie sich um Familie und Freunde bemühen, was immer Sie kochen und wie viele Kuchen Sie backen – Ihre Bemühungen scheinen nie zu genügen und ein Schuldgefühl bleibt zurück. Ich habe Freundinnen, die ein schlechtes Gewissen haben, weil sie ihrer Katze nicht genügend Aufmerksamkeit widmen oder dem Sohn an zwei Tagen hintereinander Schinken aufs Schulbrot gegeben haben.

Wenn man das konsequent weiterführt, kann man sich buchstäblich für jede noch so kleine Entscheidung schuldig fühlen. Sie haben der Caritas nur 10 DM gespendet – Schuldgefühle! Sie haben zwei Schokoladenstücke gegessen – Schuldgefühle! Sie haben das Telefonat mit Ihrer Mutter kurz gehalten, Sie hätten eine schönere Geburtstagskarte für Ihre Freundin aussuchen können, Sie waren nicht freundlich zum Bankangestellten …

Ist das nicht absolut lächerlich? Also denken Sie positiv. Beginnen Sie damit, jedes negative Schuldgefühl in ein positives Gefühl umzuwandeln. Lassen Sie uns das auf diese Situationen anwenden:

- Ich liebe Katzen und habe eine gesunde, wohlgenährte Katze, die mehr Aufmerksamkeit erhält als die meisten anderen Katzen.
- Ich mache meinem Sohn jeden Tag ein Pausenbrot, anstatt ihm Geld für Süßigkeiten zu geben, wie das andere Mütter tun. Außerdem mag er Schinken besonders gern.
- Ich habe der Caritas heute etwas Geld gespendet. Es war nicht viel, aber ich helfe gern, wenn ich kann.
- Ich habe heute zwei Schokoladenstücke gegessen, die eine Wohltat waren. Ich hätte ja auch mehr essen können!
- Ich rufe meine Mutter fast täglich an und nehme mir selbst dann Zeit für sie, wenn ich viel zu tun habe.
- Ich habe meiner Freundin schriftlich gratuliert – im Gegensatz zu ihr; sie hat meinen Geburtstag ganz vergessen.
- Ich habe zehn Minuten vor dem Schalter angestanden, hätte beinahe meinen Zug verpaßt und habe es trotzdem nicht am Bankangestellten ausgelassen.

Auf diese Weise gelingt es Ihnen, die negativen Gedanken in positive umzuwandeln, die doch WEITAUS richtiger sind als Schuldgefühle, nicht wahr? Betrachten Sie die Dinge objektiv, und Sie werden wenig Anlaß für Schuldgefühle finden. Hätten Sie echte Gründe für ein schlechtes Gewissen, z. B. haben Sie die Kinder geschlagen, Ihre alte Mutter in einen Käfig eingeschlossen, die Katze verhungern lassen oder die Bank einfach ausgeraubt, dann müßten Sie zuerst Ihr Verhalten ändern, um das schlechte Gewissen zu beruhigen. Ironischerweise empfinden wirklich boshafte Menschen meist kein Schuldgefühl.

Sollten Sie nicht grundsätzlich ein schlechtes Gewissen haben, aber sich z. B. Vorwürfe machen, daß Sie Ihre weit entfernt lebenden Eltern zu selten besuchen, können Sie vielleicht die Umstände ändern. Aber solche Entscheidungen müssen sorgfältig abgewogen werden. Wenn Sie z. B. in die Nähe der Eltern ziehen, sind Ihre Enkelkinder zu weit entfernt, und Sie machen sich erneut Vorwürfe. Versuchen Sie bei einer Entscheidung, die auf einem Kompromiß beruht, die Vorteile zu sehen und darüber positiv zu denken, um gut mit der Entscheidung leben zu können.

Warum läßt man dann Schuldgefühle, die Selbstvertrauen und Energie rauben, überhaupt zu? Schuld ohne Ursache ist unbegründet. Blicken Sie zurück und suchen Sie die Ursachen, die in Ihrer Kindheit liegen können. Wie wurden Sie von Ihren Eltern, Ihren Männern behandelt? Bei fehlender Anerkennung haben Sie wahrscheinlich versucht, möglichst perfekt und liebenswert zu sein. Eine psychologische oder psychotherapeutische Beratung kann helfen, solchen Gefühlen auf den Grund zu gehen, aber Sie BRAUCHEN nicht unbedingt einen Psychologen, um diese Gefühle zu heilen.

Ersetzen Sie die Negativgedanken durch positive. Mit der Zeit werden Sie mehr Selbstvertrauen und Stolz auf Ihre Person gewinnen.

### Mit Ärger umgehen

**Ärger** ist nicht unbedingt ein negatives Gefühl – er kann auch ein Auslöser für Aktivität sein (z. B. eine Beschwerde über eine gefährliche Straße an die Stadtbehörde). Bei ständigem Ärger sollten Sie allerdings den Gründen nachgehen. Wut abzulassen ist für die Umwelt keine schöne Erfahrung, unterdrückter Ärger wirkt sich aber auf die eigene Gesundheit und Energie negativ aus. Frauen fällt es meist schwer, ihrem Ärger Luft zu machen – sie unterdrücken ihn eher.

Schreiben Sie einen Brief an sich selbst, in dem Sie erklären, was Ihnen soviel Ärger bereitet. Viele Frauen sind verärgert, weil sie sich ausgenützt und mißbraucht fühlen, oder sie in einer bestimmten Situation hilflos sind. Frauengruppen geben in diesen Fällen Rat, an wen man sich wenden kann. Vielleicht können Ihnen auch die Seiten 118 bis 137 dieses Buches einige Antworten geben.

## Neid kann auffressen

Neid und verwandte Gefühle, wie Verbitterung und Mißgunst, sind die negativsten Gefühle überhaupt. Man begehrt, was der andere besitzt: eine tolle Arbeitsstelle, Wohlstand, ein bestimmtes Haus, ein Gemälde, Talent, einen Mann, eine körperliche Eigenschaft, die Fähigkeit, leicht Freundschaften zu schließen ...

Wenn Sie jemanden um etwas beneiden, erinnern Sie sich an den Zwei-Punkte-Plan.

Erstens: Positiv denken und die von mir als „Markenzeichen-Technik“ benannte Methode anwenden. Anstatt sich auf die fehlenden Dinge zu konzentrieren, denken Sie an etwas, das Sie auf keinen Fall tauschen würden, z. B.: „Ich beneide sie wirklich um ihre langen Beine, aber meine Augen und Haare würde ich niemals dafür hergeben.“ Konzentrieren Sie sich auf die Dinge, um die der/die andere SIE beneiden könnte. Je öfter Sie das machen, desto mehr läßt der Neid nach. Sie können nicht die Kopie eines anderen sein, und selbst wenn es ginge, wären Sie damit nicht glücklich.

Zweitens: Begreifen Sie, daß Neid oftmals ein Zeichen dafür ist, daß Sie der eigenen Lebensplanung zu wenig Zeit und Aufmerksamkeit schenken. Beneiden Sie also nicht die anderen, sondern planen Sie für sich. Entwickeln Sie Strategien gegen Langeweile, für besseres Aussehen, für den Beruf, für die Förderung eines Talentes. Es wird Dinge geben, die zunächst noch nicht im Bereich Ihrer Möglichkeiten liegen, aber vieles wird Ihnen schon gelingen (siehe Seiten 119 bis 137).

Diese Technik läßt sich auch auf das Gefühl der allgemeinen Unzufriedenheit mit dem eigenen Leben, der Umwelt, dem Schicksal übertragen. Das Negativdenken funktioniert auf die gleiche Art und Weise. Denken Sie an die positiven Dinge in Ihrem Leben, und ändern Sie den Rest.

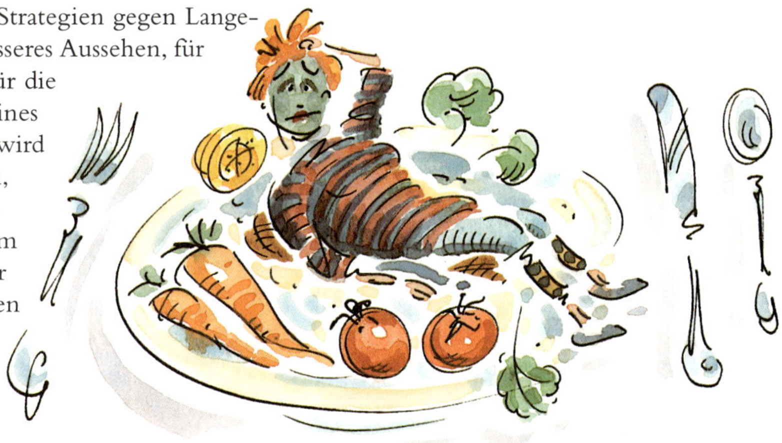

### Stellen Sie sich Ihren Ängsten

**Mit zunehmendem Alter** haben wir mehr zu verlieren, nehme ich an. Darum schätzen wir das Gewohnte und haben vor dem Neuen Angst. Kein Wunder. Ein wenig Zukunftsangst ist eine gute Sache, da man die Gegenwart um so mehr schätzt. Wenn die Angst aber überhandnimmt und den Genuß des Augenblicks trübt oder Veränderungen behindert, muß man dagegen etwas unternehmen. Der folgende Drei-Punkte-Plan hilft:

*Schreiben Sie Ihre Ängste auf und gliedern Sie sie in drei Kategorien:*

**1** Unrealistische Ängste (den Kindern stößt etwas zu, Ihr Mann verläßt Sie).

**2** Ängste, die, zum Teil oder ganz, berechtigt sind (Sie werden älter, Ihr Haustier wird vor Ihnen sterben).

**3** Ängste, die mit mangelndem Selbstvertrauen zusammenhängen (Werden Sie den Aufbaukurs schaffen, die Rede halten können?).

*Nun wandeln Sie diese Ängste in positive Gedanken um, z. B.:*

„Ich tue alles Erdenkliche, um die Kinder vor Unheil zu schützen.“

„Ich werde älter, aber ich kenne eine Menge Leute, die im Alter gesund und zufrieden sind.“

„Ich bin zu diesem Kurs zugelassen worden/wurde eingeladen, diese Rede zu halten, also kann ich das auch.“

*Versuchen Sie jetzt, die Gründe für diese Ängste zu verstehen.* Wenn Sie viele Ängste aus der ersten Kategorie haben, sind Sie zutiefst verunsichert und sollten die Gründe hinterfragen. Vielleicht brauchen Sie psychologische Unterstützung, um die Zukunft positiv und aufregend statt dunkel und beunruhigend zu sehen.

Die Ängste der zweiten Kategorie sind an den natürlichen Lebenslauf gebunden. Genießen Sie den Augenblick, die Menschen und Orte im Hier und Jetzt, kosten Sie es aus. Schenken und empfangen Sie so viel Liebe, Zeit und Aufmerksamkeit wie möglich. Der Genuß des Augenblicks ist bereits eine Aktivität, und jede Aktivität vertreibt die Angst.

Wenn Sie mehr Ängste aus der dritten Kategorie haben, müssen Sie Ihr Selbstwertgefühl stärken. Das kann gelingen, indem Sie genau das tun, wovor Sie am meisten Angst haben. Je öfter Sie sich vor angsteinflößenden Dingen drücken, desto schwieriger wird es das nächste Mal, desto kleiner Ihre Welt und Selbstachtung.

### Ein letztes Wort ...

**Es gibt natürlich** noch viele andere negative Gefühle, die zeit- und energieraubend sind. Beim geringsten Anflug von Pessimismus ist die Zwei-Punkte-Methode ratsam, um wieder auf den „positiven“ Boden der Realität zu gelangen. Optimismus ist eine Energiequelle, und Energie führt zu einem erfüllten Leben. Umgekehrt verleiht ein erfülltes Leben auch Energie. Der nächste Abschnitt, Lebensentscheidungen (Seiten 118 bis 138) – Ihr Inneres, schildert Wege und gibt Tips zu einem erfüllten Leben.

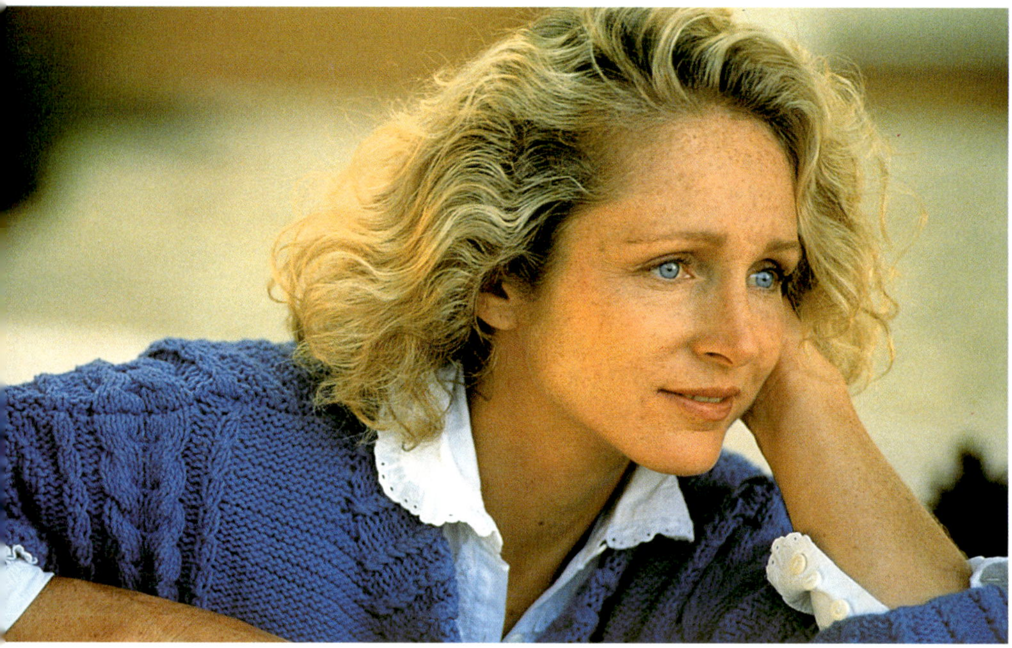

# WICHTIGE ENTSCHEIDUNGEN

## Ihr Inneres

Dieser Abschnitt (Seiten 118 bis 137) konzentriert sich ganz auf die Möglichkeiten in Ihrem Leben: welche Möglichkeiten gibt es, welche interessieren Sie und wie setzt man sie in die Realität um.

Ein wesentlicher Unterschied zwischen Jugend und Alter besteht darin, daß junge Leute träumen, planen und einfach anfangen – wenn sie auf die Nase fallen, gehen sie ohne Bedauern zum nächsten Punkt über. Sie haben es immerhin versucht! Ältere Menschen tun das nicht, zumindest lassen wir uns, je älter wir werden, immer weniger auf Neues ein. Wir neigen dazu, Scheuklappen aufzusetzen und schränken so unser eigenes Leben ein. Die Ansichten sind festgefahren, die Träume geraten in Vergessenheit. Aber das muß nicht so sein.

In den mittleren Jahren können wir uns einen jugendlichen Geist bewahren, indem wir die Flexibilität unseres Denkens erhalten und kein Jahr verstreichen lassen, ohne eine Bestandsaufnahme vorzunehmen und Neues zu planen. Man muß nicht immer gleich alles im Leben umkrempeln: Die Lebensqualität verbessert man bereits dadurch, daß Gewohntes teilweise verändert wird.

In diesem Abschnitt werden Sie all das Nötige unternehmen, um Ihren Enthusiasmus, Ihr Selbstvertrauen und Ihre Lebenslust wiederzugewinnen und Ihre Standpunkte, Wertvorstellungen, Bedürfnisse und Beziehungen neu zu bewerten.

*Langweilt Sie Ihre derzeitige Arbeitsstelle und suchen Sie ein neue Herausforderung, ist es Zeit für eine Beförderung oder möchten Sie den Wiedereinstieg in die Arbeitswelt schaffen, wissen aber nicht, wie – hier lernen Sie, wie Sie Ihr Karrierepotential für das 21. Jahrhundert aufrüsten.*

# LEKTION 18 BERUFSLEBEN

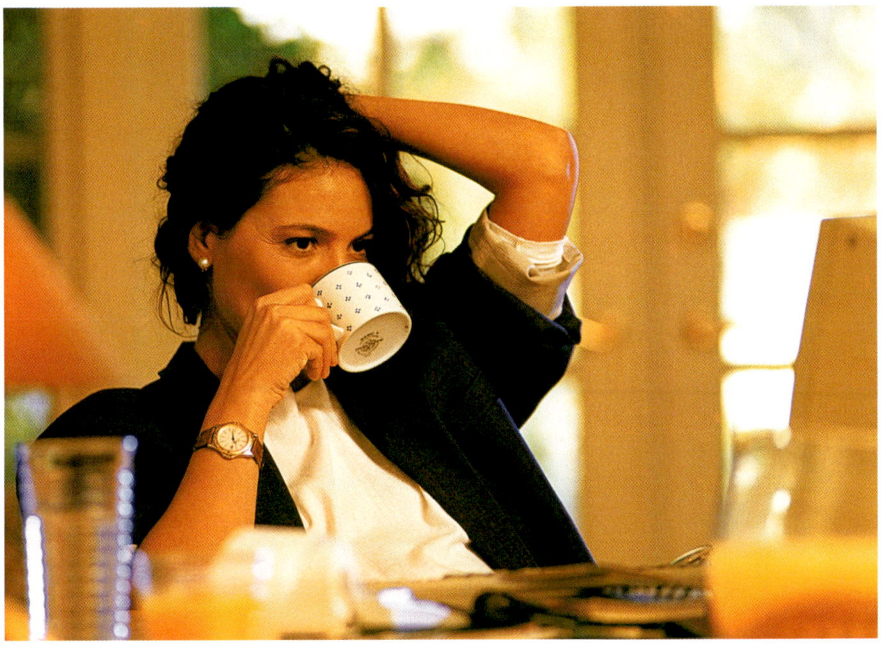

## Wiedereinstieg ins Berufsleben

Wenn Sie jahrelang nicht berufstätig waren, müssen Sie zunächst entscheiden, welche Tätigkeit Sie ausüben möchten, und sich dann überlegen, wie Sie an die gewünschte Stelle kommen. Sie sollten das gesamte 10-Wochen-Programm absolviert haben, denn um sich eine Position auf dem Arbeitsmarkt zu sichern, zählen Ihr äußeres Erscheinungsbild, Ihre Gesundheit, Ihr Selbstvertrauen und alle anderen Themen, die in diesem Buch angesprochen wurden. Sie haben viele Vorteile, wenn Sie mit 25jährigen Frauen um eine Stelle konkurrieren. Verderben Sie sich Ihre Chancen nicht durch Kleinigkeiten wie Stilfragen, die Sie selbst in der Hand haben.

**Sie haben aus irgendeinem Grund das Programm nicht mitgemacht? Dann beginnen Sie jetzt damit!**

**Tätigkeiten, die jung halten ...**

- Arbeit, bei der Sie mit vielen neuen Menschen zusammenkommen und reden.
- Arbeit, die geistig anspruchsvoll ist.
- Arbeit im Kommunikationsbereich.
- Arbeit im Medienbereich.
- Arbeit, bei der Sie sich bewegen müssen.
- Arbeit, die mit Reisen verbunden ist.
- Arbeit mit viel bezahltem Urlaub.
- Gut bezahlte Arbeit.
- Arbeit, die ein einwandfreies – vorbildhaftes – Äußeres voraussetzt.
- Arbeit, die Spaß macht.

**Tätigkeiten, die alt machen ...**

- Ständig allein arbeiten.
- Schlecht bezahlte Arbeit.
- Lange Arbeitstage, ständige Überstunden.
- Schichtarbeit.
- Anspruchslose Arbeiten, die sich laufend wiederholen.
- Arbeit, die Sie selbst an Wochenenden und Feiertagen nicht losläßt.
- Arbeit mit vielen älteren Kollegen.
- Arbeit in einem deprimierenden, dunklen Gebäude.

## Die richtige Tätigkeit finden

Sie haben vielleicht schon eine konkrete Vorstellung über Ihre angestrebte Tätigkeit. Das ist gut so, mit einer Ausnahme: Wenn es sich um Ihren alten Beruf handelt, den Sie vor zehn oder 20 Jahren ausgeübt haben. Dann fragen Sie sich, ob Sie diese Tätigkeit wirklich wieder ausüben wollen. Ist es nur die sichere, bequemere Alternative? Sie sind nicht mehr die gleiche Person wie damals, das Berufsfeld wahrscheinlich auch nicht. Überlegen Sie es sich gut, bevor Sie in den gleichen Beruf und womöglich noch zur alten Firma zurückkehren.

Wenn Sie keine klaren Vorstellungen haben, sollten Sie in einem weiten Rahmen denken und eventuelle Möglichkeiten immer mehr einkreisen, bis Sie auf einige wenige Dinge stoßen, die es näher zu erforschen gilt. Befolgen Sie dabei fünf Punkte:

## FALLGESCHICHTE

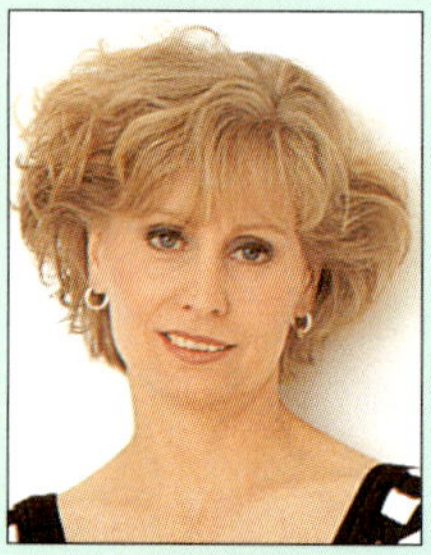

**Hilary,** 43, hat nach der Schule sofort geheiratet und mit 18 ihr erstes Kind bekommen. Vor drei Jahren, als Amanda heranwuchs, erkannte Hilary, daß sie noch viele Jahre vor sich haben würde, wenn die Kinder erst einmal aus dem Haus waren, und wollte sich einen Beruf suchen.

„Ich habe mich für eine Ausbildung zur Kinderkrankenschwester entschieden. Der Gedanke, in meinem Alter – damals 40 – noch einmal die Schulbank zu drücken, war ziemlich erschreckend, aber mir war klar, daß ich ohne Ausbildung keine Chance gehabt hätte. Am ersten Schultag ging ich an meinem Klassenzimmer vorbei und hatte furchtbare Angst davor hineinzugehen. Gott sei Dank bin ich doch hineingegangen, und nach ein paar Wochen habe ich mich richtig gut gefühlt. Ich bewies, daß mein Verstand noch funktionierte. Jetzt habe ich eine Arbeit, die mir Spaß macht, und die Zukunft sieht positiv aus. Wenn man so lange nur Mutter und Hausfrau war, fällt der Wiedereinstieg in die Berufswelt schwer. Aber man kann nicht herumsitzen und Däumchen drehen. Man muß seinem Leben einen neuen Inhalt geben."

## Ideen sammeln

**1** Entscheiden Sie sich für einen Berufszweig. Möchten Sie z. B. im kaufmännischen Bereich arbeiten oder in der Freizeitindustrie? Vielleicht möchten Sie auch eine Tätigkeit im medizinischen oder juristischen Bereich, oder im Vertrieb. Eventuell ziehen Sie eine Arbeit im Freien vor, oder mit Kindern, oder Sie sind sozial engagiert? Vielleicht wollen Sie sich selbständig machen und/oder von zu Hause aus arbeiten (siehe Kasten unten). Wenn Sie sich über den Berufszweig unsicher sind, informieren Sie sich in Büchereien, Buchhandlungen, Internet oder Arbeitsamt. Alternativ dazu können Sie einen Kurs zur Berufsfindung machen, es gibt Halbtags- und Ganztagskurse. Nur weil Sie bislang nicht gearbeitet haben, heißt das noch lange nicht, daß es nichts für Sie zu tun gibt. Je ehrgeiziger Sie aber sind, desto größer die Wahrscheinlichkeit, daß Sie eine Zusatzausbildung oder einen Aufbaukurs benötigen.

**2** Berücksichtigen Sie vorhandene Begabungen und Interessen oder Erfahrungen aus einer früheren Berufstätigkeit und sehen Sie, was Sie davon in Ihrem Berufszweig mit einbringen können bzw. was bei einer Bewerbung hilfreich sein könnte. Wenn sich Ihre Interessen oder Talente nicht mit der Berufssparte decken, haben Sie sich vielleicht für den falschen Beruf entschieden. Sind Sie sich immer noch nicht sicher, dann gehen Sie weiter zu Punkt 3.

**3** Kreisen Sie die Berufssparte enger ein. Wenn Sie z. B. in der Touristikbranche tätig werden möchten, entscheiden Sie sich, ob in einem Hotel, in einem Reisebüro oder als Koordinatorin für Hotels und Urlaubsziele bei einem der großen Reiseveranstalter. Im letzteren Fall wären Erfahrungen durch Reisen, Hotelaufenthalte und Berichterstattung usw. hilfreich.

**4** Finden Sie heraus, ob die gesuchte Tätigkeit in Ihrer Region gefragt ist. Wenn nicht, wären Sie zu einem Umzug bereit?

**5** Finden Sie heraus (durch o. g. Informationsmöglichkeiten), welche Qualifikationen Ihr neuer Beruf erfordert und ob Sie sich diese durch Praxiserfahrung in der Firma erarbeiten können (hier spielt das Alter eine Rolle), oder ob Sie ein Studium bzw. eine Zusatzausbildung benötigen. Schreiben Sie bestimmte Firmen oder Handelskammern in Ihrer Region an und erkundigen Sie sich nach Weiterbildungsmöglichkeiten.

### SELBSTÄNDIGKEIT

*Viele Frauen träumen davon, ihr eigenes Geschäft zu führen oder selbständig von zu Hause aus zu arbeiten. Einige Anregungen, um diesen Traum Wirklichkeit werden zu lassen:*

- Überlegen Sie genau, was Sie tun möchten und in welchem Rahmen. Verfügen Sie über die nötigen Fähigkeiten oder Erfahrungen?
- Gibt es eine Marktlücke für Ihre Idee?
- Bauen Sie Ihr Geschäft langsam auf. Eine Möglichkeit besteht darin, neben einer Festanstellung langsam erste Aufträge an Land zu ziehen. Erst mit zunehmenden Aufträgen machen Sie dann gezielt Werbung und kündigen später Ihre Festanstellung.

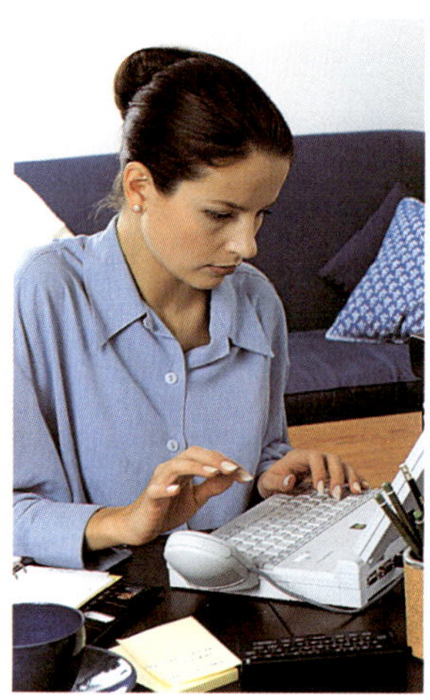

- Wenn Sie einen Kredit brauchen, gehen Sie mit einem detaillierten Finanzplan für die nächsten beiden Jahre zu Ihrer Bank. Wichtig sind ausreichende Argumente, warum der Markt Ihr Produkt oder Ihre Dienstleistung braucht.
- Arbeiten Sie zu Hause, das senkt die Kosten immens.
- Wenn Sie zu Hause arbeiten, ist der Kontakt nach außen – nicht nur zu Kunden und Lieferanten – wichtig, um zufrieden und gesund zu bleiben.

*Nehmen Sie Kontakt zum Verband der Selbständigen auf.*

## Handlungsplan

*Jetzt müssen Sie alles Nötige daransetzen, um die gewünschte Stelle zu bekommen.*

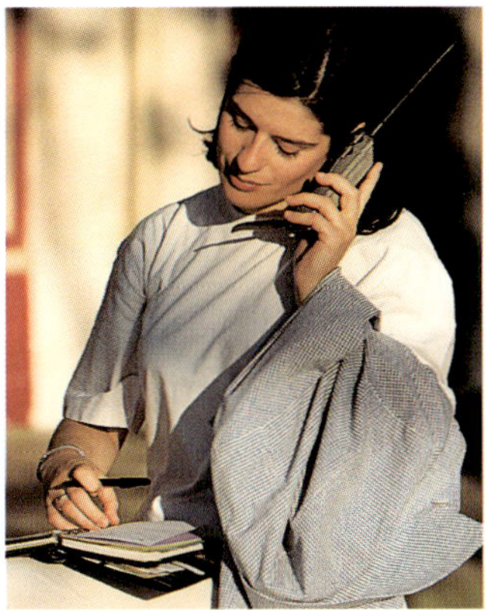

- Können Sie eventuell eine Zusatzausbildung oder Prüfungen absolvieren, um Ihre Chancen für den gewünschten Beruf zu vergrößern? Haben Sie die nötige Zeit dafür? Können Sie die Kosten tragen? Erkundigen Sie sich im Vorfeld möglichst genau, besuchen Sie ggf. die Ausbildungsstätte, sprechen Sie mit den Professoren usw.
- Wenn Geld ein Problem darstellt, erkundigen Sie sich nach öffentlichen finanziellen Unterstützungen.
- Ziehen Sie eine Teilzeitbeschäftigung, Jobsharing oder ein Praktikum (freiwillige Mitarbeit) in Betracht, vor allem, wenn Ihr Interesse einem Bereich gilt, in dem es schwierig ist, sofort eine Ganztagsstelle zu erhalten. Sind Sie erst einmal bekannt und geschätzt, eröffnen sich auch neue Perspektiven.
- Wenn Sie klare Vorstellungen haben und keine Zusatzqualifikation brauchen, aber keine bestimmte Firma im Auge haben, bewerben Sie sich auf die Stellenannoncen in regionalen und überregionalen Tageszeitungen sowie in Fachzeitschriften, die Ihrem Profil entsprechen.
- Bei Bedarf sollten Sie einen Lebenslauf erstellen. Kaufen Sie einen Ratgeber für Bewerbungen, oder lassen Sie sich den Lebenslauf gegen Bezahlung von einer darauf spezialisierten Firma schreiben (Kleinanzeigen). Selbst wenn Sie der Meinung sind, nichts Großartiges innerhalb der letzten Jahre vollbracht zu haben, ein Profi wird es danach aussehen lassen.
- Bei einem Vorstellungsgespräch sollten Sie folgende Dinge beachten:

**Machen Sie Ihre Hausaufgaben!** Informieren Sie sich über das Unternehmen und denken Sie über Ihre Fähigkeiten nach, die Sie für die angebotene Position besonders auszeichnen. Zeigen Sie deutlich, welche Vorteile Ihr Alter hat, z. B.: Reife, Wissen, Erfahrung, Selbstvertrauen und Gelassenheit sowie Anpassungsfähigkeit und Aufgeschlossenheit.

**Halten Sie Ihre Nerven unter Kontrolle** durch Atemtechniken (siehe Seite 110).

**Wählen Sie den richtigen Tag** für das Vorstellungsgespräch (wenn möglich), z. B. nach einem langen Wochenende, wenn Sie frisch und ausgeruht sind. Meiden Sie Tage, an denen es Ihnen nicht so gutgeht, z. B. kurz vor der Periode, falls Sie unter prämenstruellen Beschwerden leiden oder wenn Sie eine Erkältung haben.

**Tragen Sie die passende** Kleidung. In der Regel sind gepflegte, schlicht-elegante Kleidung und Schuhe, in denen Sie sich wohl fühlen, ideal. Unbequeme oder gar aufreizende Kleidung ist unangebracht, solange Sie sich nicht für eine Stelle bewerben, bei der man sexy aussehen muß.

**Bringen Sie Sinn für Humor** mit. Es ist nicht immer leicht, den richtigen Ton anzuschlagen, aber wenn Sie es schaffen, die anderen zum Lächeln zu bringen, wirkt sich das immer positiv aus – solange Ihr Humor nicht auf Kosten der anderen oder der Firma geht!

### Unzufriedenheit mit der derzeitigen Stelle

Viele meiner Bekannten arbeiten aufgrund der anhaltenden Rezession seit Jahren in derselben Position, weil sie froh sind, überhaupt eine Stelle zu haben. Sie würden es nie wagen, sich durch Beförderungswünsche eventuell in die Nesseln zu setzen, zu wechseln oder etwas Neues zu beginnen. Schade. Wenn Sie vernünftig nachdenken und sich an die genannten Ratschläge für die Stellensuche halten, können Sie ohne jedes Risiko aus Ihren eingefahrenen Berufsgleisen aussteigen.

Wenn Sie eine Beförderung oder eine andere Tätigkeit in Ihrer Firma anstreben, sollten Sie positiv, selbstbewußt und bestimmt auftreten und Augen und Ohren für Gelegenheiten offenhalten, um Ihre Wünsche (wenn angebracht) zu äußern bzw. mit anderen Bewerbern in Betracht gezogen zu werden. Scheuen Sie nicht den Kontakt zu einflußreichen Leuten in der Firma. Pflegen Sie ihn durch faire Mittel wie gemeinsames Mittagessen, Einladungen, Unterstützung bei Projekten, Komplimenten usw. (keine falsche Scheu, alle machen das so, und wenn Sie eine Chance bekommen wollen, müssen Sie sich daran halten!).

Wenn Sie bei früheren Beförderungen zugunsten anderer übergangen wurden, können Sie entweder direkt nach den Gründen fragen und, wenn es sich lohnt, Ihre Qualifikationen verbessern, um beim nächsten Mal bessere Chancen zu haben, oder Sie können sich auf andere Stellen bewerben. Verlassen Sie Ihre Firma aber nicht im Streit, denn Sie brauchen wahrscheinlich ein Arbeitszeugnis.

Wenn Sie sich für eine völlig andere Berufsrichtung entscheiden, gehen Sie zum Anfang des Abschnitts zurück, und benutzen Sie die Tips für Wiedereinsteigerinnen.

*Lernen ist nicht nur etwas für Junge – die Forschung hat gezeigt, daß unser Verstand besser funktioniert, wenn er ein Leben lang beansprucht wird. Wenn Sie seit Ihrer Schul- oder Ausbildungszeit nichts Neues gelernt haben, dann sollten Sie nun wieder damit anfangen.*

# LEKTION 19 WEITERBILDUNG

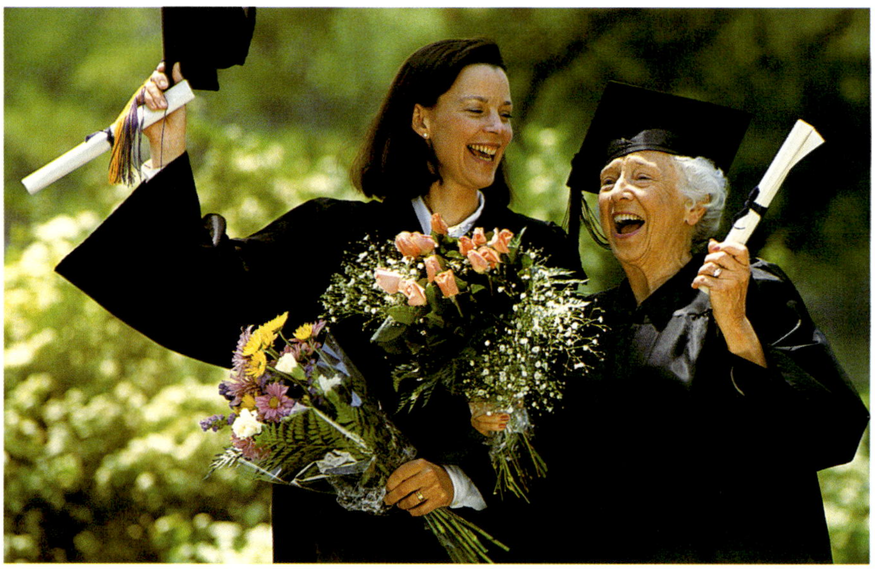

Im hektischen Alter zwischen 20 und 30 haben Sie die Weichen für Ihre Karriere gestellt (und hatten zweifelsohne keine Lust mehr auf Bücher und Seminararbeiten). Die folgenden zehn Jahre waren Sie restlos damit beschäftigt, Haushalt, Kind(er) und/oder Beruf unter einen Hut zu bringen. Doch jetzt ist genau der richtige Zeitpunkt gekommen, um Ihre geistigen Fähigkeiten wiederzuentdecken.

Man sagt, daß die Aufnahmekapazität im Alter nachläßt, z. B. daß man die Grundlagen einer neuen Sprache mit zwölf innerhalb von Stunden lernt, mit 50 aber Wochen dafür braucht. Ich bin sicher, daß das nicht stimmt. Jetzt können Sie nur die Dinge lernen, die Sie wirklich interessieren, anstatt irgendeinem Lehrplan folgen zu müssen. Und Wissensdurst und Interesse sind für Erfolg wichtiger als das Alter. Erfahrung und Selbstdisziplin sind weitere Vorteile beim Lernen, die uns als Kind oder Heranwachsender oft fehlten.

Diese Lektion gibt Anregungen zu bestimmten Themen, mit denen Sie sich beschäftigen könnten, und verschiedene Lernmethoden.

## Was möchten Sie lernen?

- Vielleicht möchten Sie ein Thema wiederaufgreifen, das Sie schon zu Schul- oder Universitätszeiten interessiert hat. Denken Sie nach, was damals Spaß gemacht hat oder wofür Sie eine besondere Begabung hatten, z. B. Religionswissenschaften, Naturwissenschaft, Sprachen, Literatur, Sozialgeschichte, Politik, Ernährungslehre. Wählen Sie einen überschaubaren Bereich. Entscheiden Sie sich bei Literatur z. B. für ein bestimmtes Land oder eine bestimmte Epoche.
- Vielleicht gab es während der Schulzeit ein Thema, das Sie vernachlässigen mußten. Als ich zur Schule ging, hatte ich die Wahl zwischen Geschichte und Kunst. Ich wollte nicht, mußte dann aber Geschichte nehmen. In den letzten Jahren habe ich versucht, die Lücken in meinem Kunstwissen zu schließen, indem ich mich mit den Biographien meiner Lieblingskünstler beschäftigt habe. Andere Fächer gab es vor 20 oder 30 Jahren noch gar nicht, wie z. B. Chinesisch, Literatur des späten 20. Jahrhunderts oder Computerkurse.
- Die meisten wissen genau, welche Themen sie bei Gelegenheit einmal vertiefen möchten. Jetzt haben Sie endlich die nötige Zeit, um diese Liste gedanklich durchzugehen und die interessantesten Punkte aufzugreifen: Astrologie oder Stammbaumlehre; Pflanzenkunde oder Kartographie (praktische Anregungen dazu finden Sie auf den Seiten 124 bis 125). Welchen Bereich und welche Lernmethode Sie auch immer wählen, wichtig ist vor allem, daß Sie das Ergebnis erreichen, das Sie sich vorgestellt haben. Dazu sollten Sie sich folgende Fragen beantworten:

- Will ich in meiner Freizeit alleine und nach meinem Rhythmus lernen?
- Möchte ich an einem Kurs mit anerkannter Prüfung teilnehmen?

- Lerne ich nur zum Vergnügen oder will ich ein Zeugnis?

- Wieviel Zeit – ein bis zwei Stunden, einen Abend, einen oder mehrere Tage pro Woche – kann ich aufbringen, um mein Ziel zu verfolgen?

Ein Kurs mit einem Abschlußzeugnis ist ein Ziel und Motivation, um durchzuhalten, aber nicht jedermanns Geschmack. Die Entscheidung liegt letztendlich bei Ihnen. An welchen zeitlichen Rahmen Sie auch gebunden sein mögen, es gibt immer entsprechende Kurse dafür, es sei denn, es handelt sich um etwas sehr Ungewöhnliches. Nachfolgend einige Vorschläge, wie Sie beginnen könnten:

*Mehr zu praktischen Fähigkeiten und Hobbies auf den Seiten 124 bis 125.*

*Mehr zu beruflichen Qualifikationen auf den Seiten 119 bis 121.*

**Vor Studienbeginn sollten Sie einige Dinge berücksichtigen:**

- Sie brauchen einen ruhigen Ort und ausreichend Zeit ohne Unterbrechungen.
- Sie brauchen einen Plan, nach dem Sie vorgehen, sonst fällt es schwer dranzubleiben, weil Fortschritte wenig sichtbar werden.
- Legen Sie Lernpausen ein. Das Aufnahmevermögen des Gehirns ist auf maximal ein bis zwei Stunden begrenzt, vor allem, wenn Sie aus der Übung sind oder der Stoff schwierig ist. Danach eine Pause einlegen, essen, spazierengehen oder zumindest ein anderes Thema beginnen. Nach einiger Zeit werden Sie bemerken, daß sich Ihre Aufnahmefähigkeit verbessert – Ihr Verstand wird leistungsfähiger –, davon war eingangs die Rede!
- Wenn kein Abschlußzeugnis für eine neue Karriere im Hintergrund steht, taucht wahrscheinlich ab und zu die Frage auf, wozu Sie das alles tun. Die Antwort ist einfach: zu Ihrer eigenen Befriedigung, für eine größere Selbstachtung, als Beweis dafür, daß Sie es schaffen, aus Freude und weil man im Leben nie auslernt – nehmen Sie die Scheuklappen ab.

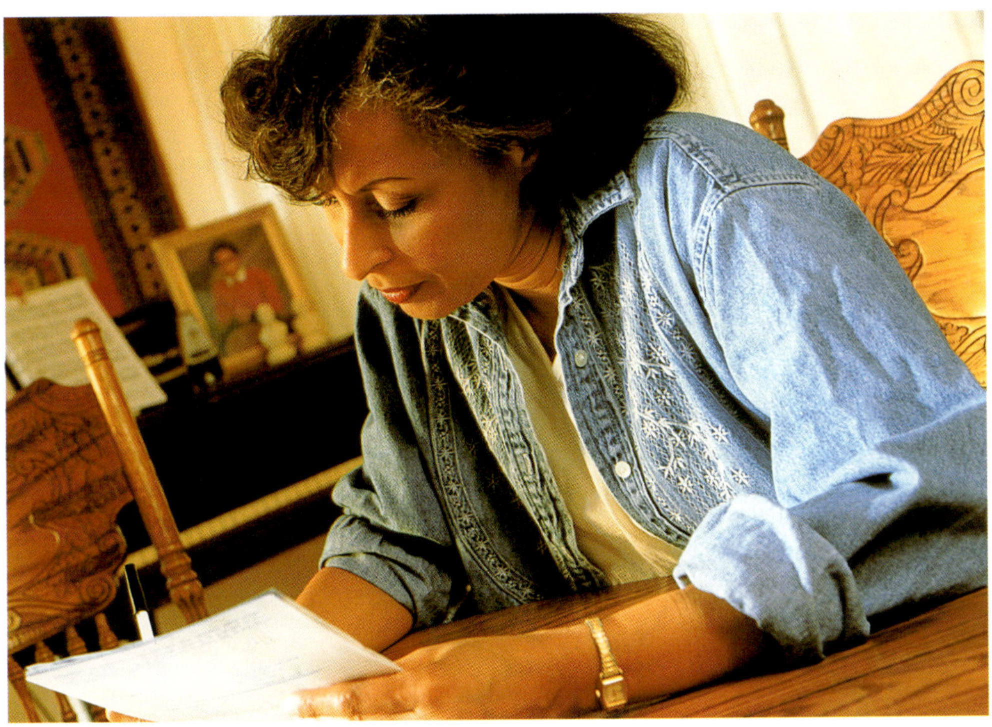

## Aller Anfang ist schwer

Vor allem, wenn Sie sich über das Studienthema unsicher sind, empfiehlt sich stets der Gang zur nächsten Bibliothek, wo Informationen über Studienangebote und Erwachsenenbildung erhältlich sind. Dabei entdecken Sie vielleicht etwas Neues, das Sie bei Ihren Überlegungen nicht miteinbezogen haben.

- Bibliotheken bieten auch nützliche Informationen über Organisationen, Vereine und Gesellschaften, die weiterhelfen, wenn es für Ihr Gebiet vor Ort kein spezielles Angebot gibt.
- Wenn Sie für sich allein nach Ihrem Rhythmus lernen möchten, ist die Bibliothek wiederum ein guter Ausgangspunkt, oder Ihre Buchhandlung gibt Ihnen Auskunft über Lesematerial. CD-ROMs sind anschaulich, auch das Internet ist hilfreich, sofern man damit vertraut ist.
- Wenn Sie an einem Kurs teilnehmen, gehen Sie mit dem festen Vorsatz hin, jede Stunde wahrzunehmen. Bezahlen Sie ggf. den Kurs/das Semester/das Jahr im voraus.
- Privatunterricht ist eine weitere Möglichkeit. Er eignet sich besonders für Sprachen, wenn Sie individuell vorgehen möchten oder örtlich gebunden sind.
- Die Volkshochschule stellt für die meisten einen akzeptablen Kompromiß zwischen einem Lehrgang und dem Alleinstudium dar.

In dieser Lektion möchte ich, daß Sie zur Entdeckerin werden. Reisen ist sicher eine wunderbare Möglichkeit, Neues zu entdecken, vorausgesetzt, Sie halten Augen und Geist offen. Viele Menschen gehen aber auf Reisen und entdecken dabei gar nichts. Dabei muß man für eine Entdekkungstour nicht einmal die vertraute Umgebung verlassen, und darum geht es in dieser Lektion: Entdecken Sie Ihr eigenes Potential und Ihre Möglichkeiten im Leben. Sobald Sie Neugier und Aufgeschlossenheit verlieren und keine Fragen mehr stellen, sind Sie wirklich alt, gleich ob mit 30 oder 100. Zuerst machen Sie aber den folgenden Test.

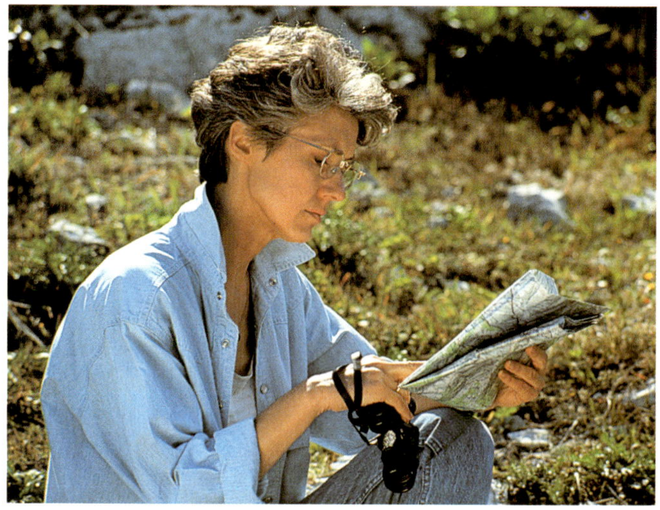

# Lektion 20 Neuland erforschen

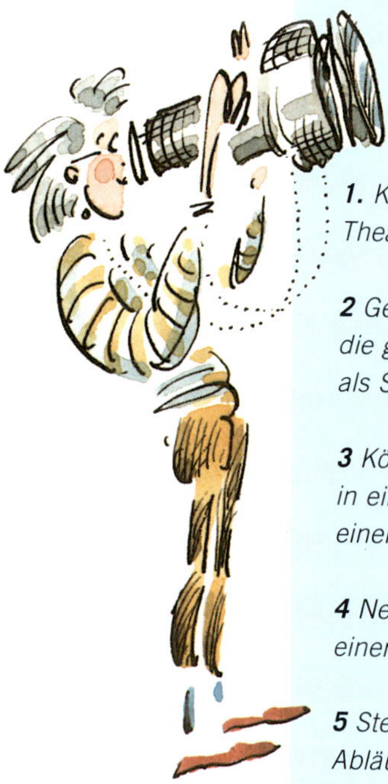

Kreuzen Sie jede Frage an und vergleichen Sie Ihre Punktzahl mit den Ergebnissen rechts.

## Wie aufgeschlossen sind Sie?

| | Oft | Manchmal | Nie |
|---|---|---|---|
| **1.** Könnte man Sie zu einem Konzert oder einem Theaterstück überreden, das Sie nicht interessiert? | ❑ | ❑ | ❑ |
| **2** Genießen Sie die Gesellschaft von Menschen, die gebildeter, erfahrener oder weltgewandter sind als Sie? | ❑ | ❑ | ❑ |
| **3** Können Sie sich vorstellen, in einem Zug/Flugzeug in einer Warteschlange ein intensives Gespräch mit einem Fremden zu führen? | ❑ | ❑ | ❑ |
| **4** Nehmen Sie sich Zeit, um in einer Bibliothek oder einer Buchhandlung zu schmökern? | ❑ | ❑ | ❑ |
| **5** Stellen Sie manchmal gewohnheitsmäßige Abläufe/Dinge in Frage? | ❑ | ❑ | ❑ |
| **6.** Träumen Sie manchmal während der Arbeit? | ❑ | ❑ | ❑ |
| **7** Treffen Sie manchmal instinktiv eine Entscheidung und lassen die Vernunft außen vor? | ❑ | ❑ | ❑ |

### Ergebnis

„Oft" = 4 Punkte
„Manchmal" = 2 Punkte
„Nie" = 0 Punkte
Addieren Sie Ihre Punkte.

*20–28 Punkte*
Sie sind aufgeschlossen und haben ein Gespür für die Möglichkeiten im Leben. Sie brauchen diese Lektion wahrscheinlich nicht, aber ich bin mir sicher, daß Sie trotzdem weiterlesen!

*10–19 Punkte*
Manchmal wünschen Sie sich, etwas mutiger zu sein. Sie lassen Ihrer disziplinierten Seite zuviel Oberhand und verpassen auch einmal eine gute Gelegenheit aus Angst vor zuviel Risiko. Lernen Sie durch diese Lektion mehr Offenheit.

*Unter 10 Punkten*
Sie neigen dazu, alles aus der gleichen Perspektive zu betrachten, und sind in Ihren Gewohnheiten sehr festgefahren. Sie rücken selten von Ihrer Sichtweise ab, verpassen dabei aber viele Möglichkeiten, die Ihr Leben bereichern könnten. Ich glaube, Sie haben etwas Angst vor dem Leben, auch wenn Sie das nicht zugeben. Ja, Konsequenz und Disziplin sind wichtig, aber alles muß sich die Waage halten. Lesen Sie die Seiten 108 bis 111, um zu entspannen und das Leben zu genießen, und finden Sie heraus, was Ihnen fehlen könnte.

## ZEHN VORSCHLÄGE FÜR ENTDECKER

*Lesen Sie die folgenden Vorschläge und notieren Sie diejenigen Ideen, die Sie am meisten ansprechen. Versuchen Sie, möglichst viele davon in den kommenden Wochen umzusetzen.*

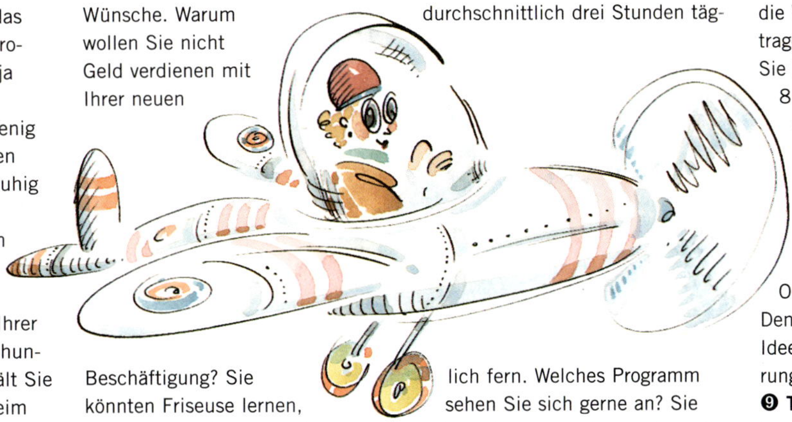

**❶ Unvoreingenommen bleiben**
Falls Sie sich je bei der Aussage ertappen: „DAS wäre überhaupt nicht gut!" oder „Das mache ich NIE!" –, dann denken Sie einen Moment nach. Warum wäre das nicht gut? Warum nicht ausprobieren? Vielleicht haben Sie ja recht, aber lassen Sie neuen Ideen zunächst einmal ein wenig Luft. Dadurch halten Sie Ihren Geist rege. Überdenken Sie ruhig auch hin und wieder Ihre Ansichten zu Politik, Religion oder einfach nur zu Ihren Vorlieben beim Essen. Das (lebenslange) Infragestellen Ihrer Standpunkte und Ihrer Beziehungen zu anderen Menschen hält Sie jung und up to date. Alles beim alten zu belassen ist zu einfach. Sobald Sie sich keine Mühe mehr geben, werden Sie alt!

**❷ Augen offenhalten**
Menschen schauen, sehen aber oft nichts. Beginnen Sie damit, sich täglich neu umzuschauen. Haben Sie je die Gebäude entlang Ihres Weges genau betrachtet? Haben Sie je all die Wiesenblumen auf dem Feld gesehen? Wenn ja, wie lange ist das her? Welche Bäume wachsen in Ihrer Straße? Beobachten Sie die Menschen. In den öffentlichen Verkehrsmitteln werden Sie sich fortan nicht mehr langweilen. Versuchen Sie zu raten, wer ihr Gegenüber ist, was er macht, wohin er fährt.

**❸ Eigene Fähigkeiten entdecken**
In der vorhergehenden Lektion ging es um Bildung, aber was ist mit den anderen Lebensbereichen? In der Jugend testen wir unsere Grenzen aus, mit zunehmendem Alter geben wir dies auf. Dafür gibt es keinen Grund. Sie sollten sich immer wieder sagen, daß Sie machen können, was Sie wollen. Sie müssen nur entscheiden, was. Wenn Sie durch die Gymnastik- und Ausdauerübungen wieder in Form sind, könnten Sie mit einer neuen Sportart oder z. B. dem Tanzen beginnen. Ist es nicht an der Zeit für ein neues Hobby? Sie möchten den Pilotenschein machen oder das Schachspielen lernen ... notieren Sie alle Ihre Wünsche. Warum wollen Sie nicht Geld verdienen mit Ihrer neuen Beschäftigung? Sie könnten Friseuse lernen, Pflanzen züchten oder Bilder malen. Finden Sie heraus, was Ihnen Spaß macht, anstatt gelangweilt zu Hause herumzusitzen. Warum suchen Sie sich nicht eine größere Herausforderung, wenn Sie Ihren Job eintönig finden (siehe Seiten 119 bis 121). Informieren Sie sich.

**❹ Andere Menschen entdecken**
Der Verstand, das Wissen und die Gedanken anderer Menschen sind wertvolle Gaben, die es zu nutzen gilt. Anderen zuhören, Bücher lesen, Fragen stellen und sich informieren sind für jeden Menschen, der kein Inseldasein führen möchte, unabdingbar. An den Erfahrungen und Kenntnissen anderer lernen und wachsen Sie selbst.

**❺ Sich selbst erforschen**
Sie können auch an sich selbst wachsen, indem Sie herausfinden, wer Sie sind und was Ihnen Antrieb verleiht. Dann fällt es Ihnen sicher leichter, an Ihren Fehlern zu arbeiten, Ihre positiven Seiten zu betonen, auf andere einzugehen und zu entdecken, was Sie vom Leben erwarten. Es ist nicht egoistisch, an sich selbst zu denken. Wenn Ihnen das schwerfällt, dann lesen Sie eines der vielen Selbsthilfe-Bücher oder besuchen Sie einen Selbsterfahrungkurs.

**❻ Nicht länger Zuschauer bleiben**
Gewöhnen Sie sich an, mitzumachen statt zuzusehen. Wir sehen durchschnittlich drei Stunden täglich fern. Welches Programm sehen Sie sich gerne an? Sie mögen Theaterstücke – dann sollten Sie sich einer Theatergruppe anschließen. Sie sehen am liebsten die Golf- und Tennisübertragungen? Warum treten Sie nicht in einen Golf- oder Tennisklub ein? Sie gehen mit den Enkelkindern zum Schwimmen und beobachten sie vom Beckenrand aus? Nichts wie hinein ins Wasser!

**❼ Dinge Wirklichkeit werden lassen**
Irgendwer tut es – warum nicht ohne Sie? So viele Menschen sitzen herum und warten, daß andere etwas auf die Beine stellen, den ersten Schritt machen, des anderen Schicksal in die Hand nehmen. Auch Sie können durchaus etwas selbst in die Tat umsetzen und eigenständig Ihr Leben in die Hand nehmen. Rufen Sie die anderen an. Beteiligen Sie sich am Geschehen in Ihrer Gemeinde (ein Lokalanzeiger berichtet über alle Neuigkeiten und gibt Anregungen). Die Umweltverschmutzung stört Sie? Lamentieren Sie nicht, gründen Sie eine Aktionsgruppe! Lernen Sie, zu Ihren Überzeugungen zu stehen. Sie werden nicht alles erreichen, aber sicher mehr als däumchendrehend zu Hause.

**❽ Etwas anderes machen**
Durchbrechen Sie Ihre eigene Routine, indem Sie bewußt langfristig Ihre Verhaltensmuster ändern. Ihr Partner mäht immer die Wiese. Tun Sie es selbst. Sie tragen immer Schwarz – tragen Sie Pink. Sie stehen immer um 8 Uhr früh auf – stehen Sie an einem Junitag um 4 Uhr früh auf und genießen Sie den Sonnenaufgang. Sie planen immer alles im voraus – gehen Sie doch einmal zum Bahnhof und entscheiden Sie vor Ort, wohin Sie fahren wollen. Denken Sie selbst über weitere Ideen nach! Eine kleine Veränderung löst oft eine Lawine aus.

**❾ Tagträume**
Lassen Sie Ihren Gedanken von Zeit zu Zeit freien Lauf. Vielleicht haben Sie einen großartigen Einfall. Zeit für Tagträume gibt es oft: abends vor dem Einschlafen, beim Aufwachen (sofern Sie nicht sofort aufstehen müssen), im Zug oder Flugzeug.

**❿ Den stillen Beobachter spielen**
Wie lange ist es her, daß Sie, auch nur für eine Stunde, alleine irgendwohin gegangen sind, wo Sie noch nie zuvor waren? Sich per Auto, Bus, Zug oder zu Fuß einfach in ein vollkommen unbekanntes Gebiet zu begeben hält uns aufgeschlossen und jung. Entdecken Sie einen unbekannten Park, setzen Sie sich und schauen Sie sich um. Essen Sie mittags in einem Café und beobachten Sie die Leute. Gehen Sie in ein anderes Stadtviertel und fangen Sie die Stimmung dort ein. Wann waren Sie das letzte Mal am Meer? Scheuen Sie sich nicht vor dem Fremdsein. Nur Mut, entscheiden Sie anhand einer Landkarte, wohin es geht. Wenn es Ihnen leichter fällt, dann geben Sie vor, für einen Roman oder ein Theaterstück zu recherchieren. Wer weiß, vielleicht wird ja tatsächlich etwas daraus!

*Arbeit und Alltagsroutine nehmen so viel Raum in unserem Leben ein, daß wir oft die Bedeutung und das Vergnügen geselliger Anlässe vergessen. Ich meine damit nicht, jede Nacht auf einem anderen Fest zu tanzen, sondern einen Freundeskreis zu pflegen, auf den Verlaß ist und mit dem man das Leben teilen kann. Freunde zu haben und selbst Freundin zu sein, macht das Leben erst lebenswert, und Geselligkeit hält jung und aufgeschlossen. Freundschaften beflügeln und verleihen Zuversicht, Energie und Denkanstöße – alles Dinge, die zum eigenen Wohlbefinden beitragen. Als Freundin gebraucht zu werden stärkt auch das eigene Selbstwertgefühl.*

# LEKTION 21 PRIVATLEBEN

## Freundschafts-Quiz

*Nehmen wir Ihr Privatleben unter die Lupe und sehen, was sich verbessern läßt. Als erstes machen Sie dieses Freundschafts-Quiz. Kreuzen Sie die für Sie zutreffenden Antworten an.*

**1** *Wie viele Freunde haben Sie, in deren Gesellschaft Sie sich wirklich wohl fühlen und denen Sie ganz und gar vertrauen?*

- ❑ *a* Keine
- ❑ *b* Ein oder zwei
- ❑ *c* Mehrere

**2** *Wie viele Freunde haben Sie, die nichts mit Ihrer Arbeit zu tun haben?*

- ❑ *a* Keine
- ❑ *b* Ein oder zwei
- ❑ *c* Mehrere

**3** *Wie viele Menschen würden Sie gerne zu einem (privaten) Fest einladen, und wer davon würde wahrscheinlich kommen?*

- ❑ *a* Nicht genug für ein Fest
- ❑ *b* Genug für ein kleines Fest
- ❑ *c* Genug für ein Riesenfest

**4** *Angenommen, Sie sind extrem deprimiert, was würden Sie unternehmen?*

- ❑ *a* Es mit mir allein ausmachen
- ❑ *b* Die Seelsorge anrufen
- ❑ *c* Eine Freundin anrufen

**5** *Wie oft verbringen Sie einen Tag oder Abend in Gesellschaft von Freunden?*

- ❑ *a* Weniger als einmal pro Monat
- ❑ *b* Alle zwei bis drei Wochen
- ❑ *c* Mindestens einmal pro Woche

**6** *Rufen Ihre Freunde gewöhnlich bei Ihnen an?*

- ❑ *a* Selten, meist rufe ich an
- ❑ *b* Immer, ich rufe nie an
- ❑ *c* Es hält sich die Waage

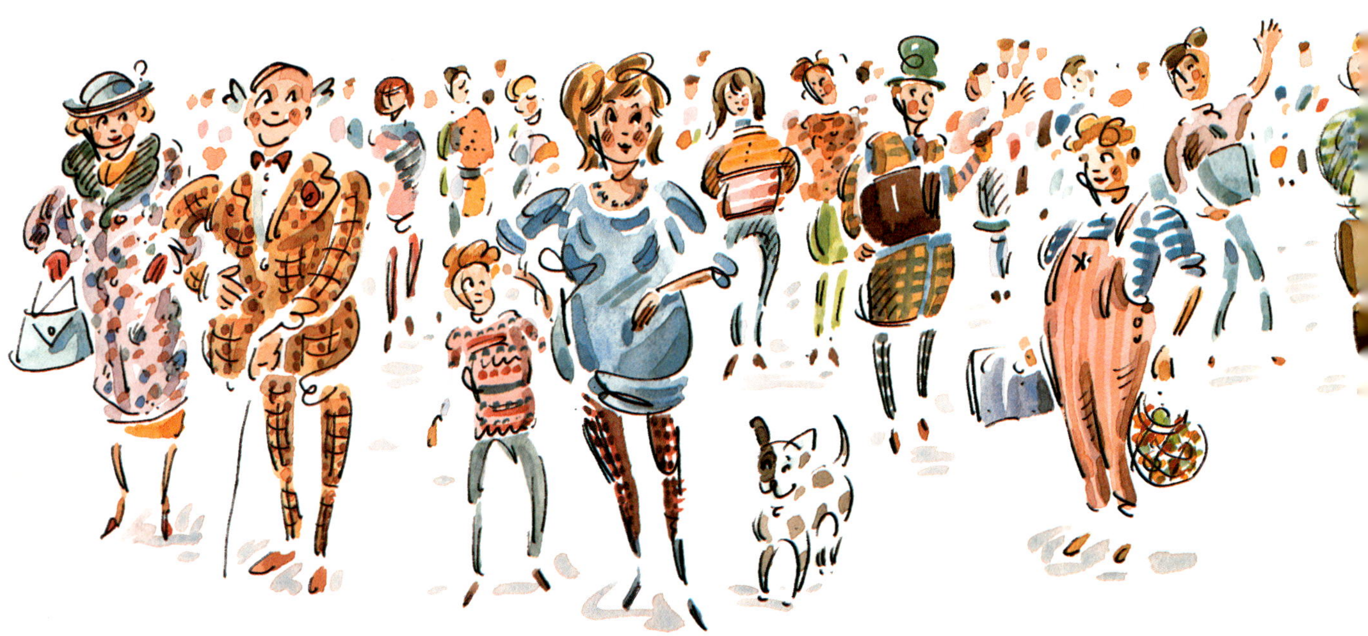

**Quiz-Ergebnisse:**

*a-Antwort = 1 Punkt*
*b-Antwort = 2 Punkte*
*c-Antwort = 3 Punkte*
Addieren Sie die Punkte und lesen Sie die Aufschlüsselung.

Über 35 Punkte

*Sie sind eine exzellente Gesellschafterin und zweifelsohne sehr gefragt. Sie wissen, wie man Freunde findet und erhält, und Sie sind sich über den Stellenwert von Freundschaften in Ihrem Leben bewußt. Sie schließen schnell Freundschaft und finden stets Zeit für Ihre Freunde. Sie brauchen eigentlich den Rest dieser Lektion nicht mehr durchzuarbeiten (außer Seite 129), aber wahrscheinlich machen Sie aus lauter Freude weiter!*

21–35 Punkte

*Sie sind sich über Ihren Freundeskreis unsicher. Manchmal glauben Sie, Sie haben genügend Freunde, auf die Verlaß ist und die mit Ihrem Engagement rechnen können. Ab und zu fühlen Sie sich einsam und isoliert. Vielleicht sind Sie sehr beschäftigt und glauben, den Ansprüchen Ihrer Freunde nicht immer nachkommen zu können. Die Mühe lohnt sich aber, lesen Sie also weiter und erfahren Sie, wie Sie Ihr Privatleben in Form bringen können.*

20 oder weniger Punkte

*Sie wünschen sich ein ausgewogenes gesellschaftliches Leben mit vielen Freunden und erkennen deren Stellenwert, sonst wären Sie in diesem Kapitel nicht so weit vorgedrungen. Aus irgendeinem Grund klappt es aber nicht. Sie führen ein gesellschaftlich zurückgezogenes Leben (auch wenn es oberflächlich nicht danach aussieht) und empfinden streckenweise große Einsamkeit, eventuell sogar Depressionen. Vielleicht denken Sie auch, daß Bescheidenheit eine Tugend ist und daß Vertrauen auf Aufmerksamkeit und Anerkennung der Umwelt viele Risiken mit sich bringen. Wenn Sie sich nicht etwas öffnen und die anderen an Ihrem Leben teilhaben lassen, kann die Zukunft recht öde aussehen. Lesen Sie diese Lektion gründlich durch und gehen Sie die einzelnen Vorschläge Schritt für Schritt an.*

***7** Sind Ihre Freunde eher:*

- ❑ *a* Uralte Bekanntschaften und wenig neue Freunde?
- ❑ *b* Nur neue Bekanntschaften, keine Freunde aus alten Zeiten?
- ❑ *c* Eine Mischung aus alten und neuen Freunden?

***8** Wenn Sie umziehen oder die Stelle wechseln, bleiben Sie mit den alten Freunden in Kontakt?*

- ❑ *a* Selten
- ❑ *b* Gelegentlich
- ❑ *c* Immer

***9** Finden Sie zum Ausgehen leicht eine Begleitung (abgesehen von Ihrer Familie)?*

- ❑ *a* Schwierig
- ❑ *b* Manchmal
- ❑ *c* Leicht

***10** Planen Sie jemals Tage, an denen Sie mit keinem Freund sprechen?*

- ❑ *a* Regelmäßig
- ❑ *b* Gelegentlich
- ❑ *c* Nie

***11** Finden Sie Menschen langweilig?*

- ❑ *a* Ja, viele Menschen
- ❑ *b* Einige
- ❑ *c* Äußerst wenige

***12** Erinnern Sie sich an die Geburtstage Ihrer Freunde?*

- ❑ *a* Selten
- ❑ *b* Manchmal
- ❑ *c* Immer

***13** Haben Sie Freunde, bei denen Sie sich ausweinen könnten?*

- ❑ *a* Nein
- ❑ *b* Vielleicht einen
- ❑ *c* Mehr als einen

***14** Wie viele Freunde schreiben Ihnen zu Weihnachten (ausgenommen Geschäftsfreunde und Verwandte)?*

- ❑ *a* Ganz wenige
- ❑ *b* Einige
- ❑ *c* Dutzende

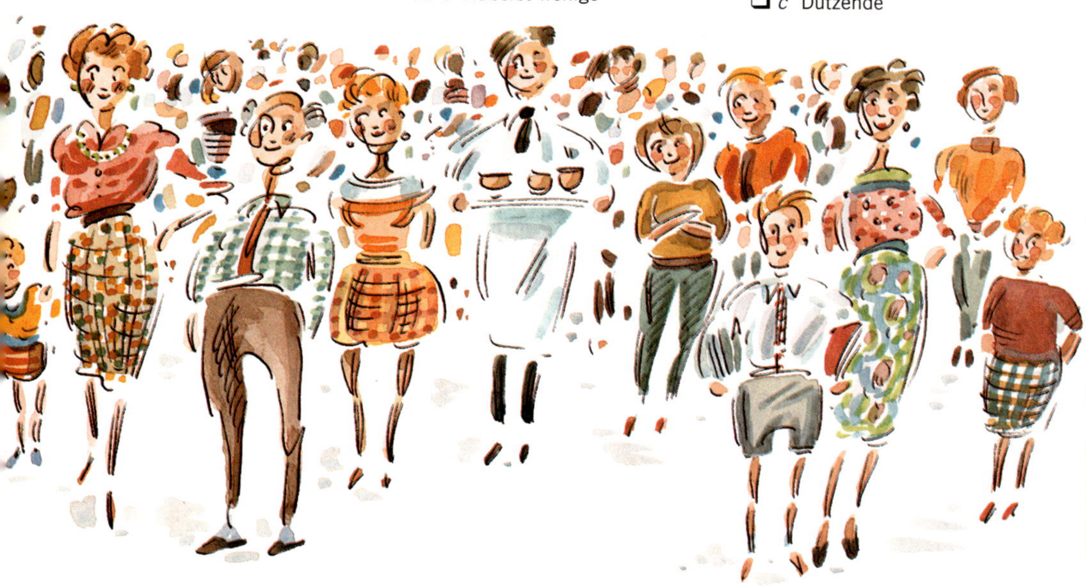

## ZEHN WEGE, UM FREUNDSCHAFTEN ZU SCHLIESSEN

❶ Gehen Sie nicht auf Distanz. Wenn Ihnen eine Person gefällt, reden Sie mit ihr, finden Sie ihre Interessen heraus, und bei Gelegenheit laden Sie sie zu einem Besuch oder einer Unternehmung ein. Warten Sie nicht darauf, daß die anderen den ersten Schritt tun – warum sollten andere mehr Anlaß als Sie selbst dazu haben?

❷ Welche Interessen könnten Sie in einem Verein ausüben? Gesang, Schauspielerei, Hobbygärtnerei, Malen usw.? Es gibt für alles einen Verein. Sie haben keine Interessen? Natürlich haben Sie die (und die Seiten 124 bis 125 und 136 bis 137 werden Ihnen helfen, sie herauszufinden).

❸ Alternativ dazu können Sie einen eigenen Club gründen: einen Hobbyverein, einen Stammtisch, eine Theatergruppe usw.

❹ Schließen Sie sich einem Rätselclub an.

❺ Bitten Sie andere um Hilfe. Die meisten Menschen helfen gern, und helfen bringt einander näher.

❻ Bieten Sie Ihre Hilfe an. Sie können sicher Dinge, die andere lernen möchten. Lassen Sie andere wissen, daß Sie gerne helfen.

❼ Besuchen Sie Kurse an der Universität, Volkshochschule usw.

❽ Wenn Sie meist alleine arbeiten, suchen Sie sich für ein paar Stunden die Woche eine kommunikative Aushilfstätigkeit, z. B. Verkauf, Gastronomie oder Sportclub.

❾ Pflegen Sie ein oder zwei Brieffreundschaften.

❿ Halten Sie inne. Wenn Sie immerzu in Eile sind und nie Zeit für einen kurzen Austausch haben, verpassen Sie viele Gelegenheiten, neue Freunde zu gewinnen.

### WIE MAN SICH FREUNDE ERHÄLT

- Rufen Sie Ihre Freunde regelmäßig an.
- Schnappen Sie nicht gleich ein, wenn Ihre Freunde einmal anderweitig beschäftigt sind.
- Jammern Sie nicht ständig, lachen und fröhlich sein gehört auch dazu.
- Sagen Sie die Wahrheit; auch gelegentliche Notlügen gut überdenken.
- Geben Sie Ihre Schwächen und Fehler offen zu.
- Hören Sie zu.
- Erteilen Sie keine unaufgeforderten Ratschläge und sagen Sie nichts gegen Partner, Familie oder andere Freunde.
- Vergessen Sie die Geburtstage nicht.
- Zahlen Sie selbst und leihen Sie niemals Geld, das Sie nicht zurückzahlen können.
- Jede Situation hat positive und negative Seiten. Ein positiver Kommentar stößt immer auf eine bessere Resonanz.
- Belasten Sie Ihre Freunde nicht zu sehr. Sie können nicht zu jeder Tages- und Nachtzeit für Kleinigkeiten zur Verfügung stehen.
- Setzen Sie nicht bei allen Freunden die gleichen Interessen voraus, dafür hat man mehrere Freunde.
- Geben Sie genauso viel, wie Sie nehmen.

## Freundschaften schließen

Schüchternheit und Zurückhaltung oder einfach die Schwierigkeit, „Small talk" zu betreiben, können auf dem Weg zu Freundschaften ein Hindernis darstellen. Das muß nicht sein. Die meisten funktionierenden Freundschaften ergeben sich durch gemeinsame Interessen, ob das nun der Beruf, die Kinder, die Nachbarschaft oder die gemeinsame Freizeitbeschäftigung ist.

Manchmal fehlt der gesellschaftliche Anschluß einfach, weil das eigene Leben keine Gelegenheiten zum Kennenlernen neuer Menschen bietet. Jemand, der vor kurzem von der Stadt aufs Land gezogen ist und z. B. zu Hause arbeitet, wird Mühe haben, Anschluß zu finden.

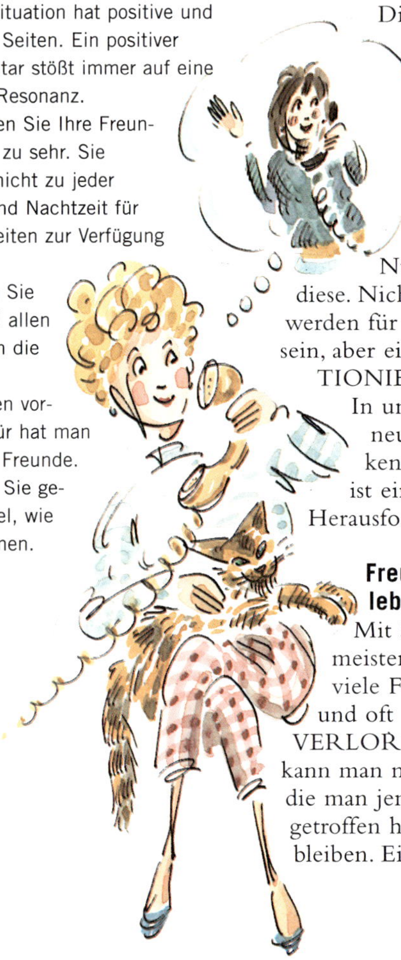

Die Ratschläge auf der vorhergehenden Seite geben zehn Anregungen, wie man Freunde gewinnt. Nutzen Sie diese. Nicht alle Ideen werden für Sie umsetzbar sein, aber einige FUNKTIONIEREN sicher. In unserem Alter neue Freunde kennenzulernen ist eine wunderbare Herausforderung.

### Freundschaften lebendig erhalten

Mit 30 haben die meisten Menschen viele Freunde gehabt und oft auch viele VERLOREN. Natürlich kann man nicht mit allen, die man jemals im Leben getroffen hat, befreundet bleiben. Einige lange, vielleicht lebenslange Freundschaften bereichern jedoch und sind wichtiger als die Fähigkeit, immer schnell neue Freunde zu finden.

**Mögen Sie die Menschen?** Ich kenne jemanden, der „Freunde" wie Unterhosen wechselt. Der Ausschuß ist riesig. Jeder noch so kleine Grund gibt dieser Person Anlaß zur Aufkündigung der Freundschaft, z. B. man verspätet sich beim Treffen, ist nicht einer Meinung oder sagt etwas Kritisches.

Als gute Freundin müssen Sie Ihre Freunde mögen, an ihrem Leben interessiert sein und so viel geben, wie Sie erhalten. Man muß Freunde samt ihrer Unzulänglichkeiten akzeptieren.

Kein(e) Freund(in) ist perfekt. Geben Sie also Freundschaften nicht voreilig auf, ohne sich vorher die eigenen Erwartungen bewußtzumachen. Auf den perfekten Freund können Sie lange warten!

**Mögen die Menschen Sie?** Wie kommt es, daß wir manchmal über eine andere Person sagen: „Ich mag SIE nicht!" oder „Ich könnte nie mit IHR befreundet sein!"?

In der Regel ist Abneigung ein Hinweis darauf, daß uns diese Person ein negatives Gefühl über uns selbst vermittelt. Wir mögen keine Menschen, die uns minderwertig, dumm, unauffällig usw. fühlen lassen.

Wenn Sie aber glauben, Ihre Beliebtheit würde steigen, wenn Sie immer das neueste Auto, das beste Haus, die edelsten Designerklamotten haben und immer das letzte Wort haben müssen – dann täuschen Sie sich gründlich. Sie werden die anderen nur einschüchtern. Vermitteln Sie den anderen ein gutes Gefühl für sich selbst, und Sie werden zu den beliebtesten Menschen gehören.

Schauen Sie sich den Abschnitt „Wie man sich Freunde erhält" (links) an. Halten Sie sich zumindest ab und zu an diese Empfehlungen? Sie helfen, eine bessere Freundin zu werden.

### Seelenverwandtschaft

Ihr Lebenspartner kann ein Seelenverwandter sein, aber es geht nichts über jemanden, der nicht Ihr Geliebter ist und mit dem Sie über alles reden können. Wenn Sie zu den Glückspilzen zählen, die eine solche Person kennen, dann pflegen Sie diese Freundschaft. Solchen Freunden begegnet man nicht alle Tage. Wenn Sie aber alle Tips in dieser Lektion befolgen, sind Sie auf dem richtigen Weg, um so einer Person zu begegnen. In der Regel spürt man sofort, wenn man einen Seelenverwandten trifft. Man redet ohne Ende, alles ist vom ersten Augenblick an ganz selbstverständlich, nichts ist künstlich. Diese Art der Vertrautheit ist etwas ganz Besonderes, was nicht heißt, daß Sie nie streiten oder einander verärgern, aber es ist wahre Freundschaft.

Manchmal ist eine Seelenverwandtschaft schwer zu entdecken – es könnte sich sogar um die Person handeln, mit der Sie nie befreundet sein wollten. Hinter dieser arroganten oder undurchdringlichen Maske kann der einsamste, aber netteste Mensch stecken.

*Manchmal trifft man die besten Freunde auf Umwegen.*

## Familienangelegenheiten

Sie sind so glücklich und haben eine Familie: Eltern, Geschwister, Kinder, Enkel, Cousins, Onkel, Tanten usw.?

Wenn ja, schätzen und genießen Sie sie auch genügend? Die meisten leider nicht. Für einige Menschen ist der Verlust der Familienkontakte das Ergebnis ihrer bisherigen Lebensführung. Frauen zwischen Ende 30 und Anfang 50 gehören zur ersten Generation, die die Kosten für ihre Karriere zu spüren bekommt.

- Wir sind wegen Ausbildung und Arbeitsplatz von zu Hause weggezogen.
- Jede dritte Frau ist geschieden und der Familienkreis verkleinert sich dadurch erneut.
- Wir haben die Kindererziehung aus den Händen gegeben und beklagen jetzt das vielleicht distanzierte Verhältnis zu unseren Kindern.
- Wir waren so beschäftigt mit Karriere und „Nestbau", daß die Kontakte zur Familie zweitrangig waren.
- Wir haben unsere Kinder später als unsere Mütter auf die Welt gebracht und unsere Kinder bringen ihre Kinder wiederum später auf die Welt – d. h., wir müssen alle länger auf Enkel, Neffen, Nichten usw. warten. Das Ergebnis? Wir haben die enge Familienanbindung verloren und, ob es uns behagt oder nicht, das kann zu fehlender Unterstützung, Schuldgefühlen, Einsamkeit und schlimmstenfalls zu Verlust an Lebensfreude und Geborgenheit führen. Das trifft sicher nicht auf alle zu, aber auf eine erstaunlich hohe Anzahl von Frauen.

Die anderen Frauen, die diesen Weg nicht eingeschlagen haben und in der Nähe der Familie leben, nehmen sie oftmals als selbstverständlich hin. Sie beschweren sich sogar über sie.

Ob Ihre Familie weit entfernt, in aller Welt verstreut oder in der Nähe lebt und Sie das nicht allzu sehr schätzen, denken Sie doch einmal an die Millionen anderer, die ohne Familie sind. Man kann Freundschaften schließen, aber keine Familie ersetzen. Warum freuen Sie sich also nicht über Ihre Verwandten und machen sie sich zu Freunden?

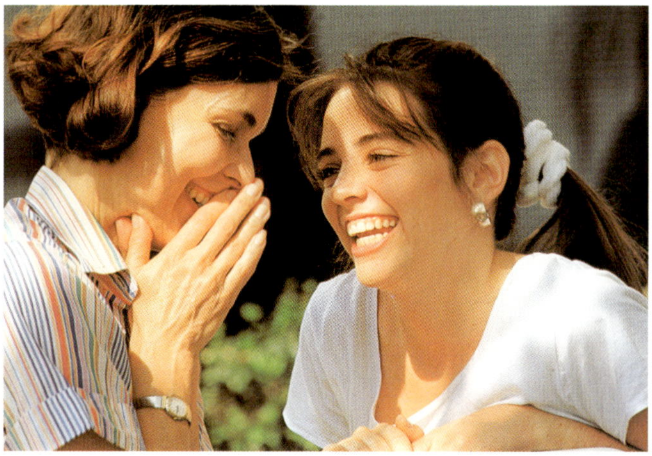

### Familienliste

**Wenn die Familie weit entfernt lebt ...**

- Rufen Sie regelmäßig an.
- Schreiben Sie regelmäßig.
- Tauschen Sie Fotos, Videos, Kassetten aus, um miteinander vertraut zu bleiben.
- Besuchen Sie Ihre Verwandten so oft wie möglich. Stellen Sie sie nicht hintenan. Ist die Arbeit wirklich wichtiger?
- Laden Sie Ihre Verwandten so oft wie möglich ein und binden Sie sie in Ihren Alltag ein.

**Wenn die Familie in der Nähe ist ...**

- Rücken Sie die positiven Eigenschaften in den Vordergrund.
- Denken Sie an die Vorteile.
- Verabreden Sie sich regelmäßig.
- Braucht jemand Ihre Hilfe. Viele sind zu stolz, um zu fragen. Wer, außer Ihnen, soll sonst helfen?
- Vergessen Sie Ihren Stolz, wenn Sie einmal Hilfe brauchen oder zugeben müssen, daß das Leben nicht so gut läuft. Die Familie bietet Rückhalt.
- Versuchen Sie mit der Familie Ihres Exmannes und/oder der Familie Ihres neuen Partners auf gutem Fuß zu stehen.
- Widmen Sie den eigenen Kindern und Enkelkindern soviel Zeit wie möglich. Diese Zeit kommt nie wieder, und das wird von vielen Frauen am meisten bedauert.

**Ob Ihre Familie weit weg oder nahe ist ...**

- Machen Sie Zugeständnisse. Die Tips aus „Wie man sich Freundschaften erhält" zählen auch für Verwandte.
- Klären Sie Streitereien. Ich habe eine Freundin, die seit zehn Jahren nicht mehr mit ihrer Schwester gesprochen hat, weil sie sich über ein geliehenes Kleidungsstück in die Haare geraten sind. Die meisten Familienzwiste drehen sich um Kleinigkeiten.
- Zeigen Sie Anerkennung, wenn nicht mündlich, dann schriftlich.
- Schätzen Sie sich selbst glücklich. Wenn es einer Bestätigung bedarf, dann sprechen Sie mit Einzelkindern, Waisenkindern, kinderlosen Ehepaaren.

### GESELLSCHAFTS-TRAINING

*Diese Übung dient dazu, herauszufinden, wie ausgewogen Ihr Privatleben ist. Teilen Sie Ihre Freunde in folgende Kategorien ein:*

**Freunde aus der Nachbarschaft** *(die Sie nur kennen, weil sie in Ihrer Nähe leben)*

**Arbeitsfreunde** *(die Sie über die Arbeit kennen und mit denen Sie sich über berufsbezogene Themen unterhalten können)*

**Familienfreunde** *(die Sie über Familienmitglieder kennengelernt haben)*

**Kindheitsfreunde** *(aus Schule, Ausbildung, Studium)*

**Seelenverwandte**

**Reisebekanntschaften** *(die Sie überall auf der Welt getroffen haben)*

**Neue Freunde** *(alle, mit denen Sie in den letzten ein bis zwei Jahren vertraut wurden)*

**Freunde des anderen Geschlechts** *(keine Liebesbeziehungen)*

**Junge Freunde** *(die mindestens zehn Jahre jünger als Sie sind)*

**Weit entfernte Freunde** *(die weggezogen sind, mit denen Sie aber noch Kontakt halten)*

**Hobbyfreunde** *(die Sie in einem Verein, Kurs, Interessengemeinschaft kennengelernt haben)*

- Notieren Sie alle Ihre Freunde, gleich welcher Kategorie. Manche fallen in mehrere Kategorien.
- Schauen Sie sich Ihre Liste an. In den Bereichen ohne Eintragung könnten Sie z. B. neue Bekanntschaften schließen.
- Notieren Sie sich Ihre Ideen und wie Sie sie realisieren möchten.
- Fragen Sie sich: „Wen auf der Liste habe ich in der letzten Zeit vernachlässigt?"

**Freundschaften brauchen Pflege.**

*Wenn Sie seit mehr als einem Jahrzehnt mit dem gleichen Mann zusammenleben, hat die Beziehung wahrscheinlich an anfänglicher Leidenschaft, Freude und Spontaneität eingebüßt. Vielleicht läßt sich – zumindest das eine oder andere – daran ändern.*

# LEKTION 22 PARTNERSCHAFT 1 – LANGJÄHRIGE LIEBE

Sie können sich nach Abschluß des 10-Wochen-Programms noch so schlank, trainiert und vital fühlen, es ist einfach schwierig, genauso frisch und verführerisch wie eine 20jährige bei ihrer ersten Verabredung zu wirken, wenn Ihre Beziehung über die Jahre hinweg zur Gewohnheit geworden ist. Nichts macht so alt wie ein Partner, der Sie so anziehend wie alte Pantoffeln findet (oder umgekehrt).

Diese Lektion dreht sich allerdings nicht nur um Sex, sondern auch darum, Ihren Partner und die Gemeinschaft mit ihm wieder zu genießen. Womit ich nicht sagen will, daß Sex keine Rolle spielt – die Forschung zeigt, daß guter Sex jung hält –, beginnen wir also mit diesem Thema.

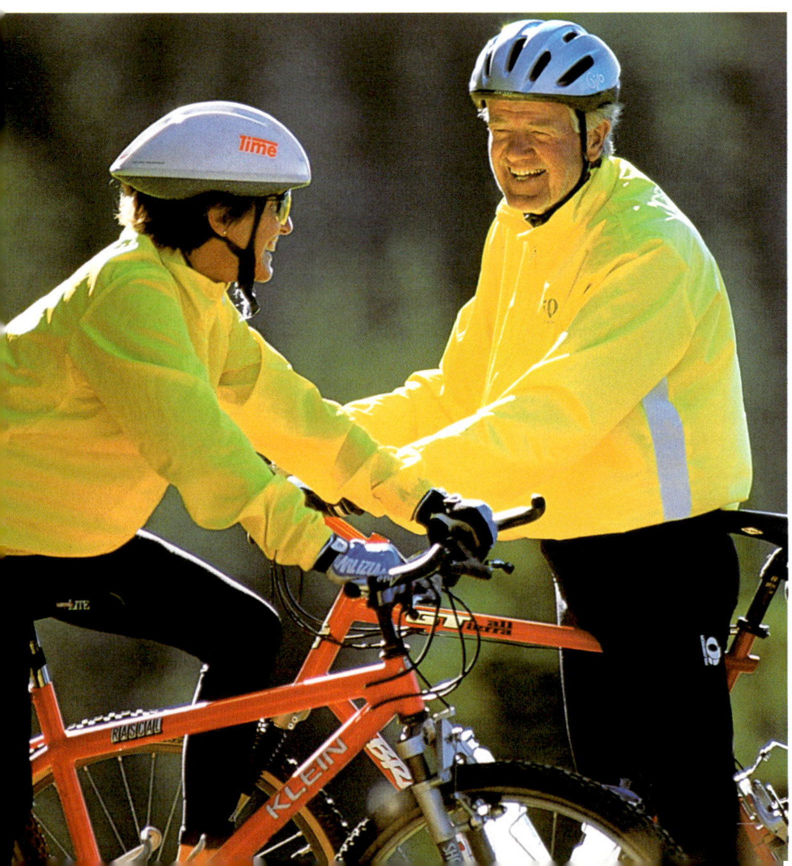

## „Unser Sexualleben ist nicht berauschend."

Ich verabscheue all diese Artikel in Frauenmagazinen, in denen die Wiederbelebung des Sexlebens durch das Tragen von Reizunterwäsche, betörende Düfte und die Zubereitung seines Lieblingsgerichts halbnackt bei Kerzenlicht propagiert wird. Viel zu offensichtlich und meist ohne Erfolg. Ihr Mann ist verunsichert und denkt, Sie seien durchgedreht, und Sie (hoffe ich) fühlen sich lächerlich. Ein erotischer Film wäre vielleicht besser gewesen.

Tatsache ist, daß es in einer langjährigen Beziehung beinahe unmöglich ist, das Prickeln und die spontane Leidenschaft der ersten Monate zu erneuern. Das hält bestenfalls die ersten paar Jahre an. Nach dem zehnten Hochzeitstag oder später erlebt man das Gefühl nur noch, wenn man sich in einen anderen verliebt.

*Deswegen müssen Sie beim Sex aber keine Abstriche machen:*

- Mögen Sie einander? Wenn einer oder beide unterschwellig Vorbehalte oder Widerwillen verspüren, wird das sexuelle Verlangen gering sein. Reden Sie über Ihre Probleme. Wenn das nicht geht, erwägen Sie eine Eheberatung.
- Unternehmen Sie zumindest ab und zu gemeinsam Dinge, die Ihnen Spaß machen.
- Seien Sie nett zu ihm, und wenn er es zu Ihnen ist, dann zeigen Sie ihm, wie sehr Sie es mögen.
- Wenn Sie in den Wechseljahren sind und keine Lust mehr auf Sex haben, suchen Sie Ihren Arzt auf. Sie können eine Menge dagegen unternehmen wie z. B. Hormontherapie, natürliche Heilmittel, Pessare und Zäpfchen. Leiden Sie nicht in einsamer Stille!
- Unternehmen Sie einmal etwas alleine. Viele Paare leben in ständigem Kontakt miteinander und wundern sich, warum sie sich langweilen, wenn Anstöße von außen fehlen.
- Entwickeln Sie sich – beide – weiter, statt im Alltagstrott festzustecken (siehe Vorschläge auf Seiten 124 bis 125). Sie werden ihn vielleicht anziehender finden, wenn Sie ihn in einem neuen Licht sehen. Auch ein Flirt kann hier hilfreich sein. Wenn er Sie im Gespräch mit einem anderen Mann sieht, wird er Sie vielleicht wieder mit ganz anderen Augen betrachten.
- Trainieren Sie, bleiben Sie beide aktiv und planen Sie Ihre Tage (siehe Seiten 96 bis 99) so, daß Sie abends im Bett nicht immer gleich vor Erschöpfung einschlafen.

**FALLGESCHICHTE**

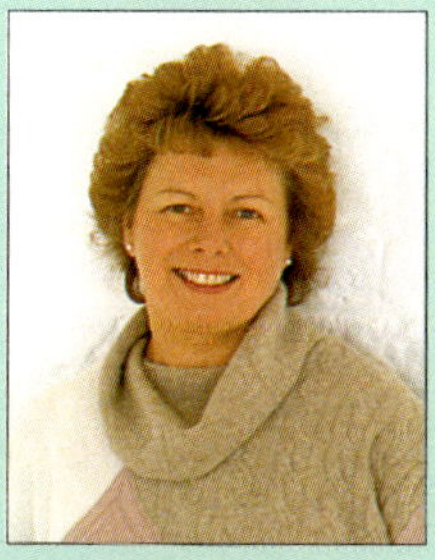

**Pamela** ist seit 30 Jahren verheiratet und führt den Erfolg ihrer Ehe auf mehrere Faktoren zurück:

„Ich habe erst mit 27 Jahren geheiratet, als ich bereits viel gereist war, eine Menge gesehen und getan hatte. Ich war bereit für die Verantwortung, auf der jede Partnerschaft basiert. Nick und ich waren immer schon gut befreundet, auch bevor wir uns ineinander verliebten. Er ist auch heute noch mein bester Freund!

Viele nehmen die Ehe heutzutage zu leicht und trennten sich bei den ersten Anzeichen von Problemen. Wenn zwei Menschen zusammenleben, können sie nicht in allem einer Meinung sein. Konflikte müssen ausdiskutiert werden, ohne dabei gleich aufzugeben. Mit dem nächsten Partner wird es auch Probleme geben. Nur durch die Auseinandersetzung lernt man, die Unterschiede zu akzeptieren.

Damit keine Langeweile aufkommt, darf man nicht alles zusammen machen, sondern muß auch eigene Interessen pflegen. Man muß miteinander reden und darf den Mann nicht zugunsten der Kinder vernachlässigen. Schließlich ist er derjenige, mit dem man letztendlich zurückbleibt!“

## Die Beziehung aufbauen

Ich kenne einige Frauen, die sich von gutaussehenden, hart arbeitenden, großzügigen und gesunden Ehemännern getrennt haben, nur weil Spannung und Leidenschaft nach 20 Jahren verflogen waren. Nach zwei bis drei Jahren zweiter Ehe sind einige erneut an dem Punkt, wo das Kribbeln im Bauch schwindet, und zwar schneller als beim ersten Mann.

Jede Frau hat die Wahl zwischen einer tiefen, sich entwickelnden Partnerschaft, mehreren Ehen (oder Lebenspartnern) oder dem Alleinsein. Für diejenigen, die es schaffen, ist die erste Lösung sicherlich bereichernd und lohnenswert. Es erstaunt mich immer wieder, wie viele Paare sich leichten Herzens voneinander trennen, nachdem sie so viel miteinander erlebt haben.

In einer erfolgreichen Beziehung werden anfängliche Gefühle wie Begierde, Reiz des Unbekannten, Spannung und das Gefühl, im siebten Himmel zu schweben, allmählich durch Zusammenwachsen, Elternfreude, Freundschaft, gegenseitige Achtung, geteilte Interessen und Sinn für die gemeinsame Geschichte ersetzt. Beides kann man nicht haben, aber die Dinge, die im Laufe der Zeit entstehen, wiegen mehr.

Trifft davon irgend etwas auf Sie zu? Wenn Sie sich leicht gelangweilt und unzufrieden fühlen, Ihre Beziehung etwas eingeschlafen ist, dann bedenken Sie die guten Seiten.

- Notieren Sie die guten Seiten Ihrer Beziehung.
- Schreiben Sie die positiven Eigenschaften Ihres Partners auf.
- Zählen Sie alle Pluspunkte in Ihrem Leben auf. Ist Ihre Langeweile durch den Lebensgefährten bedingt, oder ereignet sich in Ihrem Leben zu wenig?
- Haben Sie genügend Freunde (siehe Seiten 126 bis 129)?
- Ist Ihre berufliche Tätigkeit befriedigend, oder haben Sie keine und sollten in die Arbeitswelt zurückkehren (siehe Seiten 119 bis 121)?
- Führen Sie ein erfülltes Leben (siehe Seiten 124 bis 125)?

Wenn man jemanden immer um sich hat, wird man seine Gegenwart als selbstverständlich empfinden und bemüht sich nicht mehr darum. Für eine enge und langjährige Beziehung sollte man sich aber in jedem Fall einsetzen und sie nicht aus Gedankenlosigkeit aufgeben. Hinterfragen Sie Ihre Gefühle also ganz genau, bevor Sie ihm sagen, daß es aus ist.

**„Soll ich ihn verlassen?“**

Wir alle kennen Tage, an denen wir unseren Partnern den Hals umdrehen könnten. Es gibt keine perfekte Beziehung. Beziehung heißt Kompromiß. Eine Partnerschaft, die Sie langfristig unglücklich macht, muß jedoch nicht aufrechterhalten werden. Wenn Sie sich unglücklich fühlen, wird es keine Diät und keinen Sport auf dieser Welt geben, die Sie zehn Jahre jünger aussehen lassen. Und es gibt einen Punkt, an dem es Zeit ist, zu gehen: Bleiben Sie nicht aus Mitleid. Haben Sie Mitleid mit sich selbst, und nehmen Sie Ihr Leben in die eigene Hand.

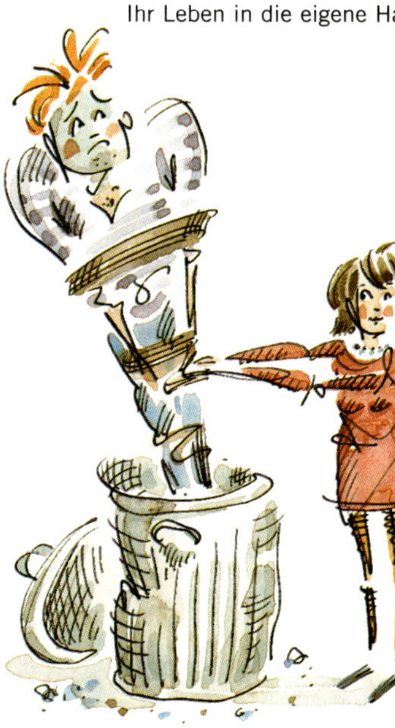

**Ein paar Entscheidungshilfen:**

**1** Macht er Sie unglücklich? Ist Ihr eigenes Verhalten fehlerfrei? Wären Sie beide dazu bereit, Ihr Verhalten zu verändern? Können Sie sich auf größere Kompromisse einlassen? Interessiert Sie das überhaupt noch?

**2** Weiß er, was Sie fühlen? Haben Sie versucht, ihm davon zu erzählen? War dieser Versuch erfolgreich? Würde eine Eheberatung helfen?

**3** Wenn Sie immer noch von einer Trennung überzeugt sind, dann stellen Sie sich das Leben danach vor. Nach einer langjährigen Beziehung kann eine ungewisse Zukunft genauso beunruhigend sein wie die Probleme innerhalb der Partnerschaft, aber falls Sie sich eine positive Zukunft ausmalen können, sollten Sie den Versuch wagen. Vielleicht ist eine vorübergehende Trennung möglich.

*Sie sind verwitwet, geschieden, leben getrennt oder waren immer zu beschäftigt, um sich nach einem Partner umzusehen. Aus welchem Grund auch immer, Sie leben allein und sind aus der Übung. Aber Sie wollen nicht alleine bleiben. Das ist berechtigt. Ein Leben allein mag schön, friedlich und göttlich egoistisch sein, aber guter Sex und Liebe halten jung. Sie müssen ja nicht gleich mit ihm zusammenziehen, um in den Genuß dieser Freuden zu kommen. Sie sind alt genug und finanziell abgesichert. Sie suchen einen Partner zum Genießen.*

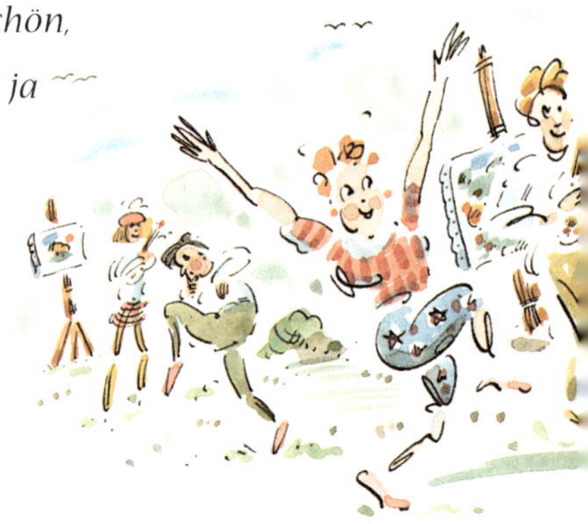

# Lektion 23 Partnerschaft 2

## Neubeginn

### Wo finden Sie IHN?

Es heißt immer, wenn man nach einem Partner Ausschau hält, findet man niemanden, wenn man aber alle Versuche aufgegeben hat, steht er plötzlich vor einem. Das ist teilweise richtig, vor allem verzweifeltes Suchen ist unübersehbar und schreckt dadurch ab. Gegen ein entspanntes Umschauen ist allerdings nichts einzuwenden, denn zu warten und darauf zu hoffen, jemanden durch Zufall kennenzulernen, dauert oft endlos lange.

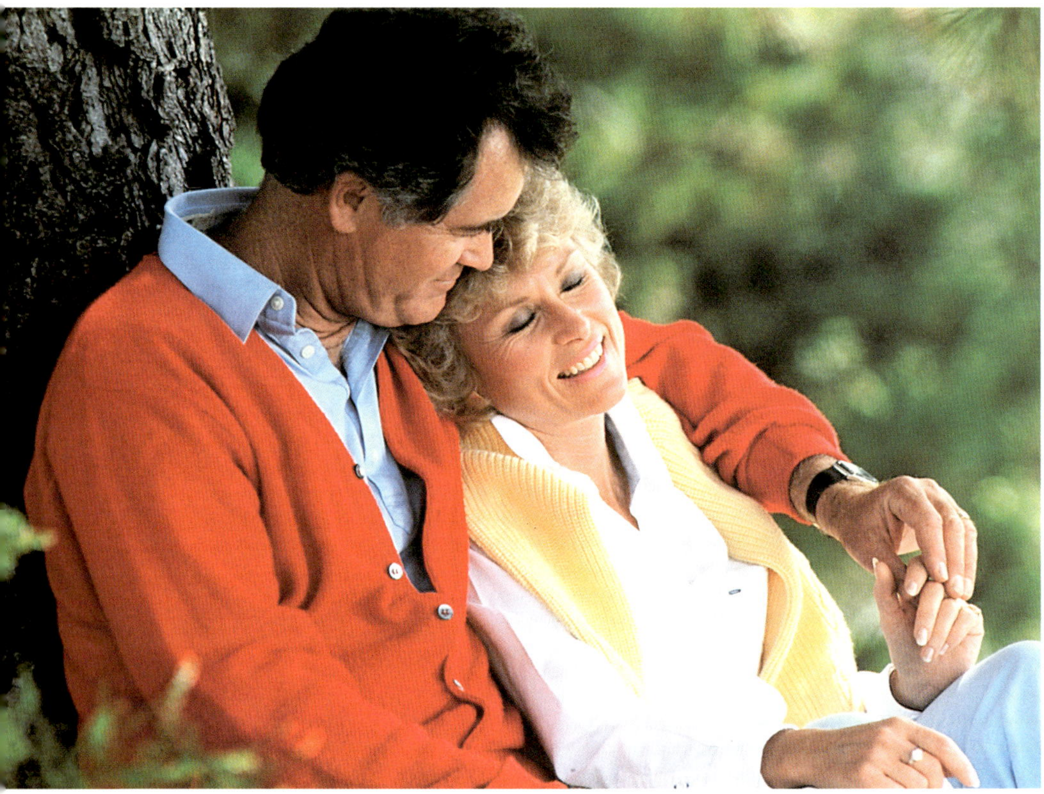

Wo hält man also Ausschau? Zunächst eine Negativ-Liste – mit Treffpunkten, die für alleinstehende Frauen, die aus der Übung und angreifbar sind, ungeeignet sind. Einige dieser Treffpunkte können für manche Frauen in Ordnung sein – es ist eine rein subjektive Liste.

✘ **NEIN** zu Single-Bars. Sie sind zu deprimierend und plump. Jeder über 25 fühlt sich darin alt.

✘ **NEIN** zu Nachtclubs. Einige sind für ältere Frauen in Gesellschaft von Paaren oder Freundinnen in Ordnung, aber in den meisten werden Sie sich schnell fehl am Platz fühlen.

✘ **NEIN** zu Kontaktanzeigen. Ob Sie Ihre eigene Anzeige aufsetzen oder auf eine Zeitungsannonce antworten, es ist in den meisten Fällen eine ernüchternde Erfahrung, und es kann darüber hinaus auch gefährlich sein. Wenn Sie unbedingt einen Versuch machen wollen, dann wählen Sie eine Zeitung für eine gebildete Leserschaft und formulieren Sie Ihre Anzeige eher spöttisch.

✘ **NEIN** zur Arbeitsstelle. Eine Liebesbeziehung in der Firma ist selten angebracht, gleich ob es sich um den Chef, Ihren Assistenten oder den Büroboten handelt. Wenn Sie ihn anmachen und zurückgewiesen werden, oder die Beziehung geht in die Brüche, entstehen daraus unweigerlich Probleme am Arbeitsplatz.

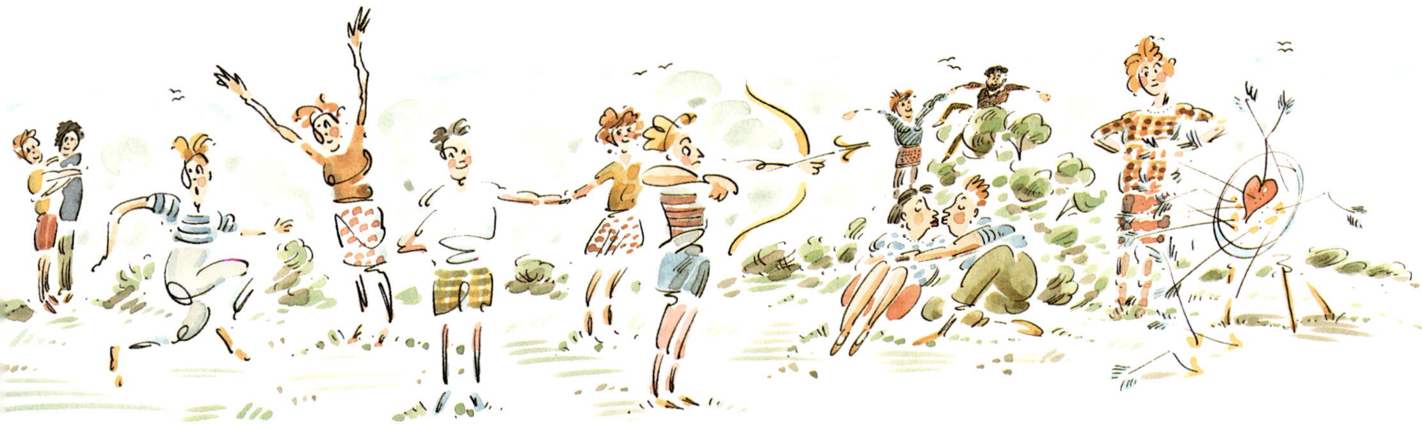

✘ **NEIN** zu Partnerschaftsvermittlungen, bei denen man gegen eine jährliche Gebühr „passende" Partner zugespielt bekommt. Es ist zwar nicht so gefährlich, aber sicher genauso enttäuschend wie die Heiratsanzeigen. Nach sechs Monaten ununterbrochener Angebote von angeblichen „Traummännern", die überhaupt nicht Ihr Typ sind, wird Ihr Vertrauen in sich selbst und den Männern gegenüber gleich Null sein.

✘ **NEIN** zu dem Mann Ihrer besten Freundin. Erstaunlich, wie oft das passiert. Neun von zehn Frauen, die dieser Versuchung erliegen, verlieren die Freundin und den Mann.

Es scheint, als blieben nicht viele Orte übrig – weit gefehlt. Die meisten älteren Paare lernen sich bei Gesellschaften oder in alltäglichen Situationen kennen. Selten ist es Liebe auf den ersten Blick, sondern vielmehr eine sich langsam entwickelnde Liebe. Beziehen Sie das bei der Auswahl Ihrer Treffpunkte mit ein.

✔ **JA** zu Privatfesten, Hochzeiten usw. Sie haben die Möglichkeit, wirklich gut auszusehen und unter Bekannten zu sein, so daß Nervosität nicht aufkommt und sich Gelegenheit zur Unterhaltung bietet. Faustregel: Trinken Sie nicht mehr als zwei alkoholische Getränke.

✔ **JA** zu Verabredungen, die durch Freunde arrangiert wurden (z. B. ein Abendessen). Sie sollten Ihren Freunden bei der Auswahl des „Unbekannten" vertrauen. Wenn Sie sich nicht gleich verlieben, dann könnte vielleicht eine Freundschaft daraus entstehen.

✔ **JA** zu allen Hobby- oder Interessenclubs, die Sie reizen. Falls Sie gerne wandern, Tennis spielen oder fotografieren, treten Sie einem Verein bei. Selbst wenn Sie dort keinen Mann finden, werden Sie Bekanntschaften machen, die wiederum Freunde haben usw. Und wenn man alleine ist, braucht man Freunde.

✔ **JA** zu Freizeitclubs für Alleinstehende. Sie schießen wie Pilze aus dem Boden, seitdem Berufstätige immer größere Schwierigkeiten haben, auf herkömmlichen Wegen Bekanntschaften zu schließen. Man trifft sich einmal in der Woche, geht gemeinsam ins Theater, zum Abendessen, zum Grillen, unternimmt Picknicks usw. mit gleich gelagerten Interessen.

✔ **JA** zum Aktivurlaub. Es gibt Angebote für Alleinstehende und Ältere. Erkundigen Sie sich in Ihrem Reisebüro. Wenn Sie eine Aktivität heraussuchen, die Ihnen Spaß macht, z. B. wandern oder fotografieren, liegen Sie gewiß nicht einsam und allein am Schwimmbecken. Sie begegnen nicht unbedingt dem Mann fürs Leben, aber den treffen Sie auch nicht, wenn Sie sich im Urlaub in Ihrer Wohnung verkriechen. Bei einem Aktivurlaub haben Sie wenigstens Spaß und gewöhnen sich nach jahrelanger Zweisamkeit wieder an die „Außenwelt".

ERINNERN Sie sich, wo immer Sie auch hingehen, daß Sie zunächst Gesellschaft suchen. SEIEN Sie freundlich. Zeigen Sie Interesse am Leben und an den Menschen. Wenn Ihnen jemand sympathisch ist, kann das ein wunderbarer Neubeginn sein. Mit 20 träumt man vielleicht noch vom „harten Mann", der einem sagt, wo es langgeht, als reife Frau werden Sie jedoch mehr Wert auf Güte und gemeinsame Interessen legen. Selbst der aufregendste Mann wird Sie nicht lange glücklich machen, wenn Sie ihn nicht leiden können.

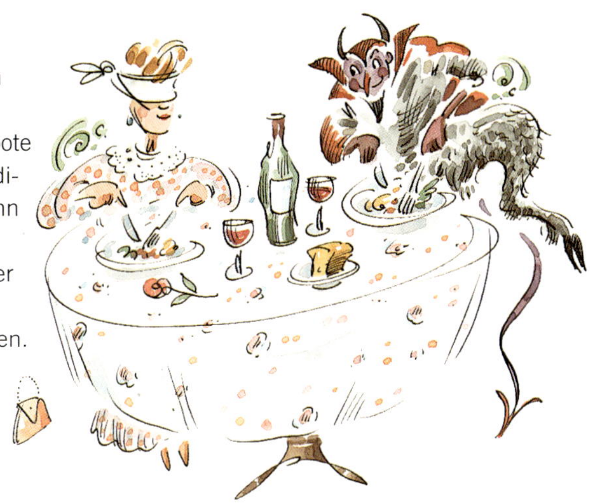

## Sex – Die neue Etikette

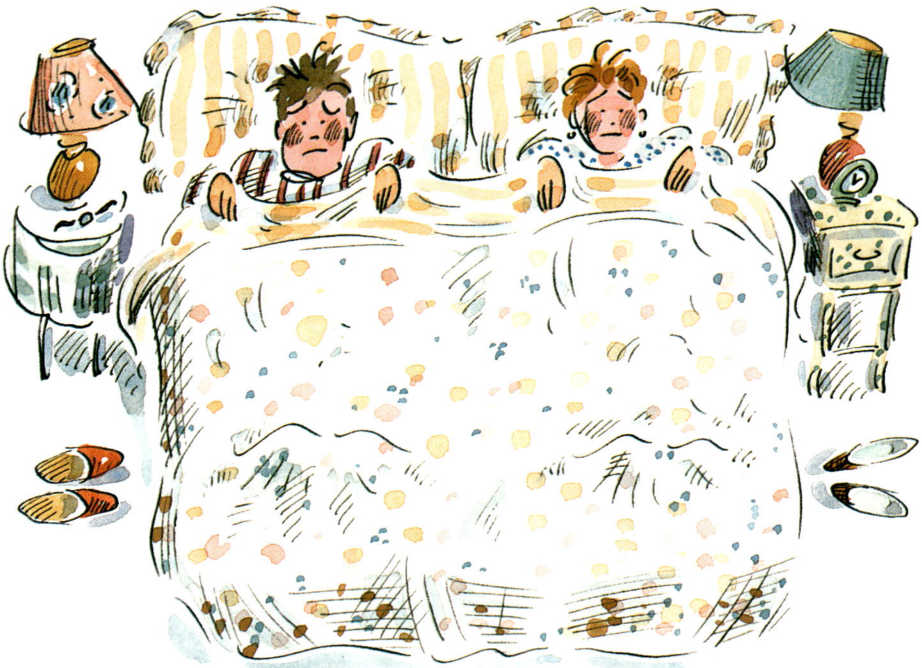

Wenn es schon eine Weile her ist, daß Sie mit einem neuen Partner Sex hatten, sollten Sie ein paar Dinge beachten.

• Sie können jederzeit „Nein" sagen, aber man sollte von Anfang an klar sagen, wie weit man gehen will. Wenn Sie keinen Sex möchten, bringen Sie das unmißverständlich und rechtzeitig zum Ausdruck. Es ist sogar noch besser, ein Gespräch über Ihre momentanen Vorstellungen und Wünsche in bezug auf Sex zu führen, bevor es zu intimeren Kontakten kommt. Wenn Sie ihm bereits gesagt haben, daß Sie jemanden erst sehr gut kennen müssen, um mit ihm zu schlafen, und er beim ersten Treffen gleich drängt, dann ist er unfair und das sollten Sie ihm auch sagen. Im umgekehrten Fall liegt es an Ihnen, geduldig zu warten.

• Sie dürfen ihn bitten, ein Kondom zu benutzen und von ihm erwarten, daß er eines zur Verfügung hat und es ohne Widersprüche überzieht. Sie dürfen aber auch nicht gekränkt sein, wenn er ohne zu fragen eines überzieht.

• Ebensowenig sollten Sie sich angegriffen fühlen, wenn er fragt, ob Sie einen Aids-Test gemacht haben. Sie dürfen ihn auch danach fragen, aber diese Themen sollten vor dem Schlafzimmer abgehakt werden.

• Sie dürfen nicht nur, sondern sollten in jedem Fall sagen, was Ihrem Körper guttut und was Sie gerne mit seinem Körper machen würden, und umgekehrt. Schweigen unter der Bettdecke ist nicht länger angesagt und die Lichter werden auch nicht mehr ausgeschaltet.

• Täuschen Sie keinen Orgasmus vor. Falls Sie das mit Ihrem vorhergehenden Partner jahrelang so gehandhabt haben, dann haben Sie jetzt die große Chance, etwas zu verändern. Spielen Sie nicht, reden Sie! Ein guter Liebhaber zeichnet sich dadurch aus, daß Sie ihm erzählen können, was Sie möchten und wie Sie sich fühlen. Sie dürfen nicht einmal bei einem erfahrenen Mann voraussetzen, daß er weiß, was Sie erregt. Vielleicht hatte er ja jahrelang eine Partnerin, die ihm immer etwas vorgespielt hat – also keine Vorwürfe, wenn er etwas falsch macht. Und wenn Sie nicht reden können, ist es vielleicht noch zu früh für Sex – ein Ratschlag, den jede Mutter ihrer heranwachsenden Tochter mitgibt, der aber unabhängig vom Alter seine Gültigkeit hat.

### Hilfe, ich weiß nicht mehr, wie man flirtet

Ich bin mir nicht sicher, ob dieser Abschnitt wichtig ist. Wenn Sie jemanden treffen, der Ihnen gefällt, flirten Sie wahrscheinlich automatisch, ohne sich darüber Gedanken zu machen. Flirten ist nicht immer gut. Es ist angebracht, wenn der Mann Ihres Herzens schüchtern ist oder Sie selbst von Natur aus zurückhaltend sind und einer von beiden Signale senden muß, damit es zur Sache geht. Mit anderen Worten, ein sanfter Flirt zeigt, daß Sie interessiert sind. Übertreiben sollte man es aber nicht. Nichts Schlimmeres als eine 45jährige Frau, die mädchenhaft kokettiert. Jeder normale Mann ergreift dann die Flucht.

• Alles in allem wirkt es am besten, geheimnisvoll herausfordernd zu erscheinen, wenn es überhaupt nötig ist. Es mag sexistisch klingen, aber die meisten Männer lieben das Gefühl, auf der „Jagd" zu sein. Das bedeutet allerdings nicht, daß Sie „bissig" sein sollten.

• Lächeln und lachen Sie, und schauen Sie ihm in die Augen, wenn Sie zusammen sind, aber agieren Sie nicht, als würde Ihr Leben oder auch nur dieser Abend von ihm abhängen.

• Gehen Sie bei einem Fest umher.

• Unterhalten Sie sich bei einem Abendessen auch mit Ihrem anderen Tischnachbarn.

• Lassen Sie ihn etwas häufiger anrufen.

• Lassen Sie ab und zu den Anrufbeantworter laufen.

• Sie sollten jeden Anflug von Verzweiflung vermeiden; *wenn Sie auch nur das leiseste Gefühl haben, daß Ihr Flirt sinnlos ist, hören Sie auf.*

## Kann ich ihn fragen, ob er mit mir ausgeht?

Aber natürlich dürfen Sie. Sollten Sie jedoch verletzlich sein, niemals zuvor den ersten Schritt unternommen haben oder Angst vor einer Abfuhr haben und das Gefühl, am liebsten in Grund und Boden zu versinken, dann sollten Sie ein paar Vorsichtsmaßnahmen treffen:

- Besorgen Sie Eintrittskarten um ihn zu locken. „Schau, die hab' ich gerade geschenkt bekommen, ich weiß, daß dir Fußball gefällt, hast du Lust mitzukommen?" Ja, das ist blöd, aber wenn er Fußball oder Theater wirklich schätzt, dann wird er wahrscheinlich mitgehen, es sei denn, er kann Sie nicht ausstehen. In diesem Fall haben Sie die Signale mißverstanden. Wenn er Ihnen sagt, daß er schon etwas anderes an diesem Abend vor hat, glauben Sie ihm einfach. Wenn es wahr ist, weiß er jetzt, daß Sie ihn mögen, und kann Sie bei nächster Gelegenheit einladen.
- Sie können ihn auch bitten, Ihnen aus einer Verlegenheit zu helfen. „Ich bin zu einem Fest eingeladen, möchte auch hingehen, aber alleine traue ich mich nicht, denn ich kenne niemanden außer den Gastgebern. Kannst du mich begleiten?"
- Verbinden Sie Ihre Verabredung immer mit einem bestimmten Anlaß. Es ist wahrscheinlich keine glorreiche Idee, ihn aus heiterem Himmel allein zu einem Abendessen einzuladen.
- Wenn Sie sich unsicher sind, ist eine Verabredung tagsüber unverbindlicher. Die Frage „Komm doch mit mir (und den Kindern?) zu einem Picknick, wenn du dieses Wochenende nichts vor hast!" scheint unverfänglich, und wenn er absagt, ist es keine Affäre.

Wenn Sie die Ratschläge für die Auswahl der richtigen Treffpunkte (siehe Seiten 132 bis 133) berücksichtigen, dürfte eine Verabredung eigentlich kein Problem mehr sein. Sobald Sie einmal wissen, daß Sie sich mit jemandem verabreden möchten, ergibt sich der Rest von ganz alleine.

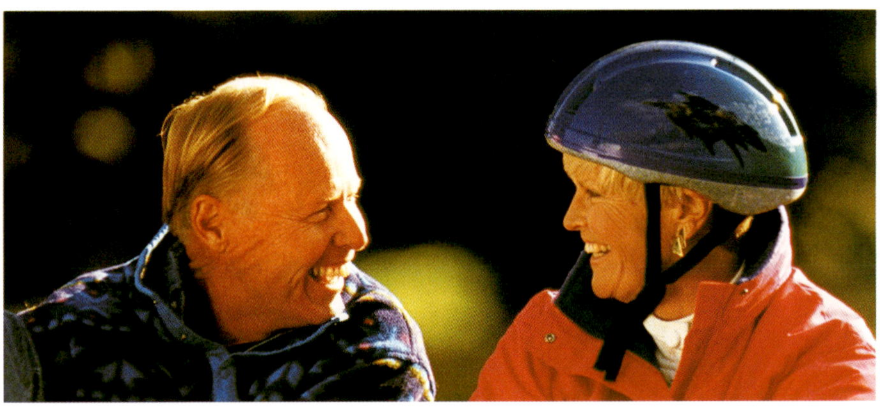

## Die Nerven stärken für die erste Verabredung

Nervös? Keine Angst! Sagen Sie ihm: „Ich bin nervös, weil ich seit langem keine Verabredung mehr mit jemandem hatte." Wahrscheinlich macht das gar nichts, weil er genauso nervös ist. Haben Sie ihn zunächst als Freund kennengelernt, wird diese anfängliche Aufregung gar nicht erst auftauchen, weil Sie nicht mehr wissen, wann Sie sich zum ersten Mal getroffen haben.

Wenn Sie sich in seiner Gegenwart ganz natürlich geben können, werden die Nerven nicht lange verrückt spielen. Andernfalls wird die Beziehung niemals funktionieren, und Sie sollten sich überlegen, worauf Sie sich einlassen.

**FALLGESCHICHTE**

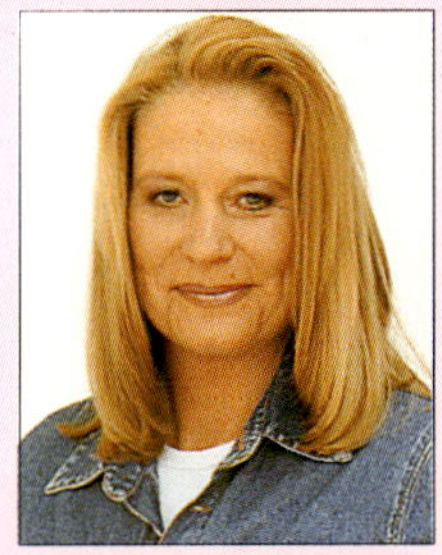

**Kay:** Nachdem sie vor zwei Jahren nach fast 20jähriger Ehe geschieden wurde, hatte Kay keine Lust auf neue Männerbekanntschaften. „Ich habe die zwei Jahre gebraucht, um alleine zurechtzukommen und zu verarbeiten, was geschehen ist", sagt sie. „Ich bin noch immer nicht auf Suche und glaube, das ist auch besser so, aber jetzt kann ich sagen ‚wir werden sehen'."
„Ich denke, was Sie sagen, hat seine Berechtigung. Wenn man aus der Übung ist, ist schon die Vorstellung einer Verabredung beängstigend. Es ist besser, sich einen Freundeskreis aufzubauen, darunter kann auch der eine oder andere Mann sein. Fünf Wochen nach Beginn des 10-Wochen-Programms habe ich einen Fortbildungskurs belegt, der zweimal in der Woche stattfindet. Dadurch habe ich viele neue Bekannte gefunden. Ich werde jetzt zu Festen eingeladen und habe auch einige nette Männer kennengelernt. Und weil ich etwas besser aussehe, wecke ich auch mehr Interesse. Ich genieße meine neue Freiheit allerdings sehr, und es braucht schon einen außergewöhnlichen Mann, um das in nächster Zukunft zu ändern."

*Wann haben Sie zum letzten Mal etwas richtig genossen? Pures, kompromißloses, überschwengliches Vergnügen ohne jede Einschränkung?*

# Lektion 24 Reines Vergnügen

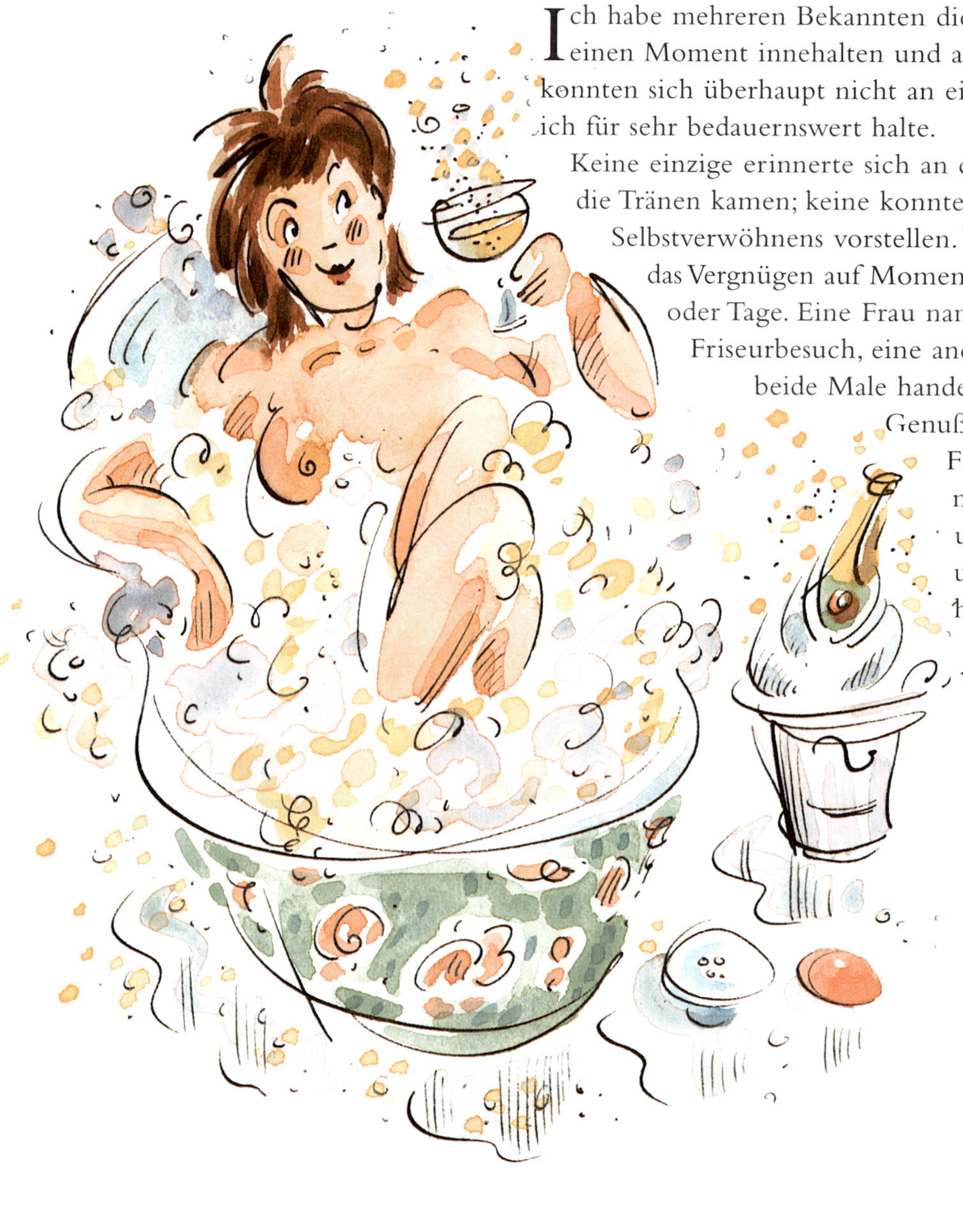

Ich habe mehreren Bekannten diese Frage gestellt, und alle mußten einen Moment innehalten und angestrengt nachdenken. Drei konnten sich überhaupt nicht an eine solche Situation erinnern, was ich für sehr bedauernswert halte.

Keine einzige erinnerte sich an das letzte Mal, daß sie lachte, bis ihr die Tränen kamen; keine konnte sich einen ganzen Abend puren Selbstverwöhnens vorstellen. Wenn überhaupt, beschränkte sich das Vergnügen auf Momente und Minuten anstatt auf Stunden oder Tage. Eine Frau nannte als längeres Vergnügen einen Friseurbesuch, eine andere den Einkaufsbummel. Doch beide Male handelte es sich nicht um unbeschwerten Genuß, weil man sich sorgte, daß der Friseur den Schnitt verpatzt, oder man sich über volle Geschäfte und unfreundliche Verkäufer ärgerte und nichts Passendes fand. Also auch hier kein reines Vergnügen.

Frauen sind anscheinend so programmiert, daß sie immer alles und jede/n andere/n an die erste Stelle setzen. Vergnügen kommt, wenn überhaupt, zuletzt an die Reihe. Ja, Sie sagen, daß eine gelungene Arbeit Ihnen Vergnügen bereitet, das Wohl Ihrer Familie, ein geglücktes Abendessen, eine bestandene Prüfung. Das ist Vergnügen, aber immer in Verbindung mit Pflichtbewußtsein oder einem anderen einschränkenden Gefühl.

Schwer fällt uns der hedonistische Genuß: Genuß an und für sich. Mit anderen Worten: SPASS!

Wie fantastisch, planmäßig, gut organisiert und reibungslos Ihr Leben auch verlaufen mag, wenn Sie dabei keinen Spaß empfinden, wozu dann das Ganze?

Sie müssen regelmäßig lachen, kichern, die Sorgen fallen- und sich gehen lassen, ohne dabei ein schlechtes Gewissen zu haben. Das Leben macht keinen Spaß, wenn man sich – auch beim Vergnügen – ständig mit Schuldgefühlen herumschlägt. Dafür besteht auch kein Anlaß, denn reines Vergnügen ist ironischerweise nicht nur eigennützige Schwelgerei.
Es gibt wissenschaftlich fundierte Gründe, die es rechtfertigen.

- Lachen führt dem Körper mehr Sauerstoff zu und verleiht Energie.
- Lachen kann den Blutdruck senken, aber die Durchblutung und den Stoffwechsel erhöhen.
- Lachen setzt körpereigene Endorphine frei, die natürliche Schmerzlinderung zur Folge haben.
- Lachen stärkt das Immunsystem. Lachen ist also wirklich „die beste Medizin".

Sie müssen jedoch nicht immer lauthals lachen, um Nutzen aus dem Vergnügen zu ziehen. Genießen bedeutet auch:

**Geistige Gelassenheit** – Streß wird abgebaut, und die Pflichten im Leben werden einfacher bewältigt.

**Neue Kraft schöpfen** – eine Phase vollkommenen, entspannten Vergnügens verleiht immer neue Lebenskraft.

**Körperliche Entspannung** – Gesichtsfalten glätten sich, Verdauungsprobleme nehmen ab, und nach einem genußvollen Tag oder Abend schlafen Sie besser – so bedingt eines das andere.

*Funktionieren wir diese Lektion also in eine Lektion im Spaß haben um. Vergraben Sie die Schuldgefühle und lernen Sie, den Genuß pur, ohne Sinn und Zweck, kennen.*

## Zurück in die Vergangenheit ...

Wenn man keine Übung mehr im Genießen hat, muß man sich zunächst in sich selbst hineinversetzen. Eine einfache Methode besteht darin, in die Jugendzeit zurückzublicken. Was haben Sie damals gerne getan, was hat Sie glücklich gemacht und zum Lachen gebracht? Holen Sie es zurück! Versetzen Sie sich für einige Stunden in die Vergangenheit. Graben Sie alte Musikkassetten heraus, Fotoalben, leihen Sie sich die Filme oder Fernsehserien aus, die Sie damals zum Lachen gebracht haben. Alles wird Ihnen nicht mehr gefallen, aber es geht darum, das heitere und unbekümmerte Gefühl von damals wieder zu erleben. Die Vergangenheit sollte man immer einmal wieder genießen, sich die Zeit nehmen, daran zu denken. Das ist Balsam für die Seele.

### HEDONISMUS-ÜBUNG

Erstellen Sie eine eigene Liste kleiner und großer Vergnügen. Wenn Sie aus der Übung sind, müssen Sie wahrscheinlich endlos lange überlegen, aber je länger, desto mehr wird Ihnen einfallen. Geben Sie sich in Zukunft diesen Genüssen hin, aber beachten Sie folgende Regeln:

❶
Es geht nur um Ihr eigenes, wirklich wahres und tiefes Vergnügen.

❷
Lassen Sie sich nicht durch andere Menschen oder sonstige Einflüsse von außen davon abbringen.
*Sie selbst sind genauso wichtig wie die anderen.*

❸
Lassen Sie kein schlechtes Gewissen zu, wenn Sie so richtig genießen! – Wohl aber, wenn Sie es nicht tun!

## In Zukunft ...

Gönnen Sie sich also regelmäßig Zeit für Ihr persönliches Vergnügen.
*Hier einige Anregungen:*

**Wenn Sie einige Tage zur Verfügung haben:**

- Unternehmen Sie die Urlaubsreise, die Sie schon immer vorhatten.
- Verbringen Sie einige Tage im Bett mit Fernseher, Romanen, frischem Obst und Salat oder was Sie am liebsten essen und sich sonst nie gönnen.
- Bleiben Sie einige Tage mit dem Geliebten im Bett.
- Gönnen Sie sich einen Aufenthalt auf einer Schönheitsfarm.

**Wenn Sie einige Stunden Zeit haben:**

- Besuchen Sie eine Oper/Ballett/Film/Theaterstück, die Sie schon immer einmal sehen wollten.
- Schauen Sie sich alte Wiederholungen von „Mr. Bean", „Golden Girls" oder einer anderen lustigen Fernsehserie an.
- Wer ist Ihr Lieblingsschauspieler/-kabarettist? Leihen Sie sich Videobänder von ihm aus oder besuchen Sie eine seiner Aufführungen.
- Lesen Sie ein gutes Buch.
- Ratschen Sie einen ganzen Abend mit Ihrer besten Freundin.
- Lassen Sie an einem schönen Tag alles liegen und stehen, und gehen Sie an einem Ihrer Lieblingsplätze spazieren.

**Wenn Sie eine Stunde oder weniger haben:**

- Genießen Sie ein Vollbad und ein Glas Champagner.
- Gehen Sie durch den Garten, um Blumen zu riechen, Insekten zu beobachten, Vögeln zuzuhören, die Atmosphäre aufzusaugen, zu genießen.
- Setzen Sie sich im Garten in einen bequemen Stuhl, und schließen Sie die Augen.
- Rufen Sie eine/n Freund/in an, der/die Sie immer zum Lachen bringt.
- Gönnen Sie sich eine Vollmassage.

# Unsere Teilnehmerinnen

## NEU GESTYLT

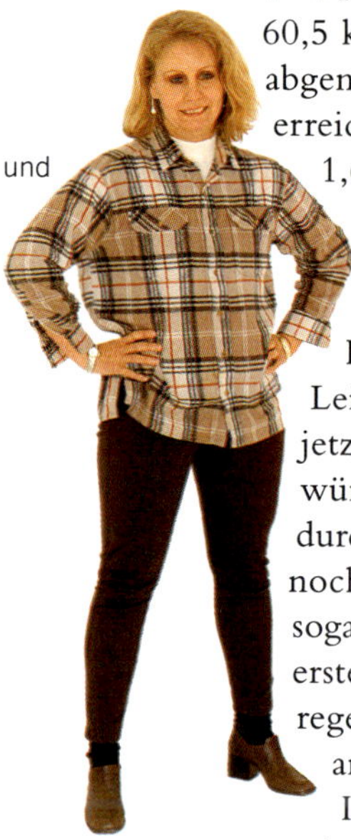

**Hilary vor 10 Wochen**
Sie bevorzugte gedeckte Farben und hatte Frisur und Make-up seit Jahren nicht verändert.

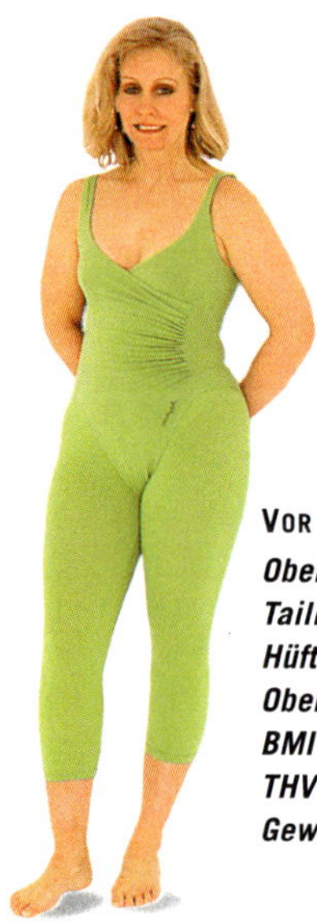

**Vor 10 Wochen**
***Oberweite*** 87,5 cm
***Taille*** 74 cm
***Hüfte*** 94 cm
***Oberschenkel*** 57,5 cm
***BMI*** 25,5
***THV*** 0,79
***Gewicht*** 66 kg

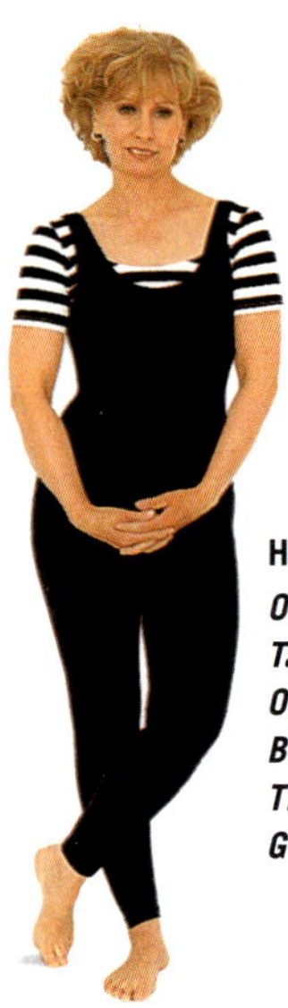

**Hilary jetzt**
***Oberweite*** 89 cm
***Taille*** 63 cm
***Oberschenkel*** 52,5 cm
***BMI*** 22,4
***THV*** 0,70
***Gewicht*** 60.5 kg

Hilary, 43, wog am Ende des 10-Wochen-Programmes 60,5 kg. Sie hatte also mehr als 5 kg abgenommen und ihr Zielgewicht erreicht. Bei einer Größe von 1,60 m beträgt ihr BMI jetzt 22,4 und ihr THV 0,70.

„Das Beste an diesem Programm sind meine neue Figur und meine körperliche Leistungsfähigkeit. Ich schwimme jetzt statt einer 30 Bahnen und würde wahrscheinlich noch länger durchhalten. Meine Beine waren noch nie so schlank, ich mag jetzt sogar meine Knie und trage zum ersten Mal kurze Röcke. Der regelmäßige Sport hat noch viele andere Veränderungen bewirkt.

Ich habe jetzt mehr Energie, bin weniger lethargisch, aber gleichzeitig entspannter und ruhiger. Meine prämenstruellen Beschwerden sind viel besser geworden.

Die Diät hat mir Spaß gemacht und ich vermisse Süßigkeiten eigentlich kaum mehr. Meine Haut ist viel reiner und ich wende jetzt einige Make-up-Tricks von Celia an. Ich bin begeistert von meiner neuen Frisur – alle bestätigen das, und sie ist so einfach zu pflegen.

Das 10-Wochen-Programm war keineswegs immer leicht, vor allem die Gymnastikübungen in den ersten Wochen, aber ich sehe der Zukunft jetzt gelassen entgegen und fühle mich wunderbar."

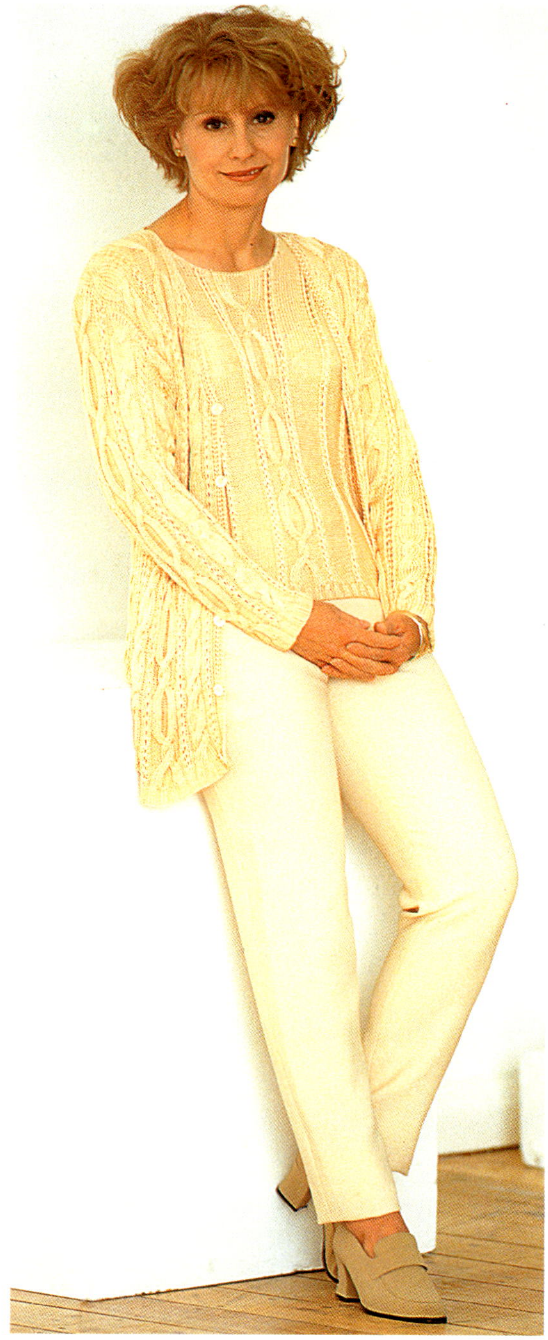

*Nach Hilary dreht man sich jetzt um. Sie fühlt sich entspannter und voller Energie.*

*Sue hat zu ihrer wahren Persönlichkeit gefunden – kraftvoll und strahlend – eine anziehende Erscheinung.*

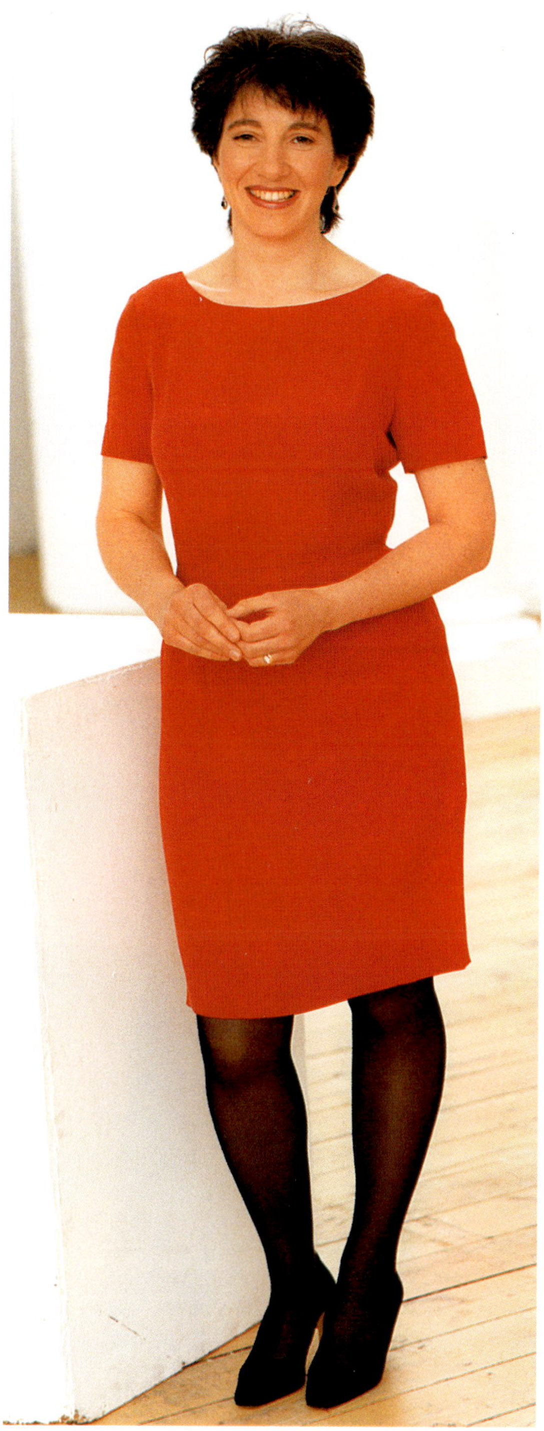

Als wir Sue, 39 Jahre alt und 1,60 m groß, zum ersten Mal begegneten, schien sie für eine Ärztin sehr schüchtern, fast eine graue Maus. Im Laufe der Wochen haben wir jedoch festgestellt, daß sich dahinter mehr verbarg. Ihr unerschütterlicher Wille und ihr starker Charakter begannen sich abzuzeichnen und gleichzeitig damit ihr gut trainierter, leistungsfähiger Körper. Schließlich haben wir ihr zu einem neuen, heiteren Stil verholfen – und eine vollkommen neue Sue kam dabei heraus.

„Mir hat alles Spaß gemacht, aber vor allem habe ich die Motivation zu regelmäßiger Bewegung genossen. Ich kann jetzt sogar mit meinem Mann Steve mithalten, und wir machen seit kurzem gemeinsam längere Fahrradtouren. Meine Patienten kann ich jetzt auch ohne schlechtes Gewissen zu Sport und gesunder Ernährung anhalten!

Tatsächlich hat die Veränderung meiner Eßgewohnheiten viel bewirkt. Ich fühle mich körperlich und geistig in Form. Ich denke, es liegt sowohl an der Ernährung als auch an der Gymnastik, daß ich tagsüber mehr Energie habe. Ich litt häufig unter Kopfschmerzen, aber selbst die treten jetzt seltener auf. Weniger Kalorien waren in Ordnung, ich habe mich nie richtig hungrig oder schwach gefühlt, wie man das oft über andere Diäten hört. Ich wiege 6 kg weniger als zuvor und liege damit etwas unter dem angestrebten Gewicht. Mehr werde ich nicht mehr abnehmen, weil ich nicht zu dünn werden möchte.“

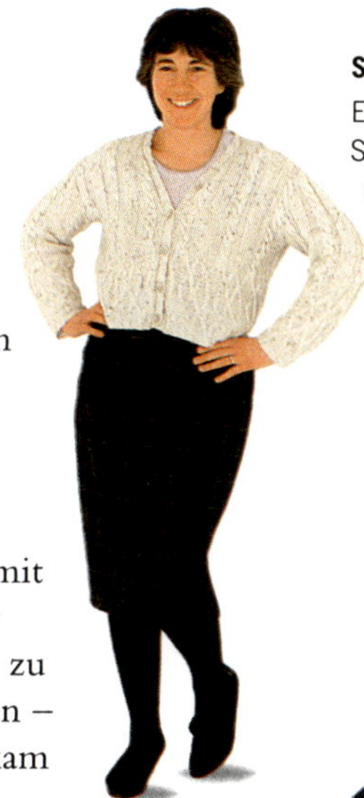

**Sue vor 10 Wochen**

Eine Ärztin ohne Schick, die Angst vor einem eigenen Stil hatte.

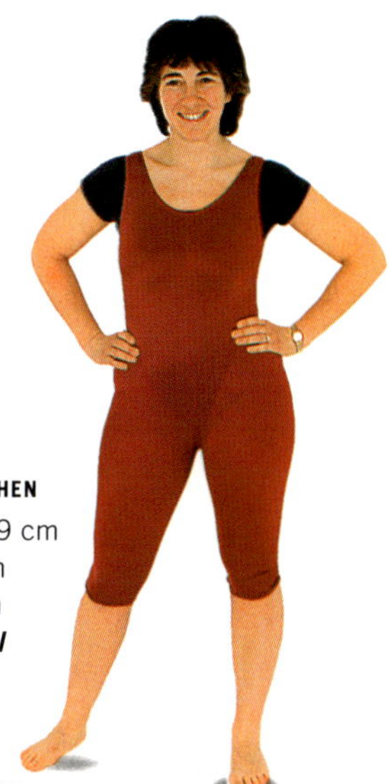

**Vor 10 Wochen**

***Oberweite*** 89 cm
***Taille*** 74 cm
***Hüfte*** 99 cm
***Oberschenkel*** 56 cm
***BMI*** 24,7
***THV*** 0,75
***Gewicht*** 63 kg

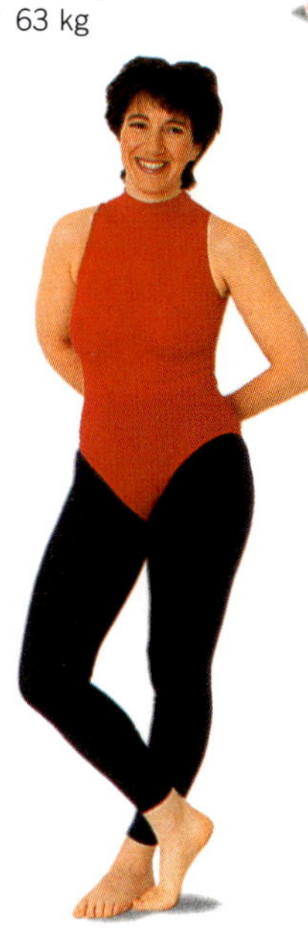

**Sue jetzt**

***Oberweite*** 80 cm
***Taille*** 64 cm
***Hüfte*** 89 cm
***Oberschenkel*** 54 cm
***BMI*** 22,1
***THV*** 0,72
***Gewicht*** 56,5 kg

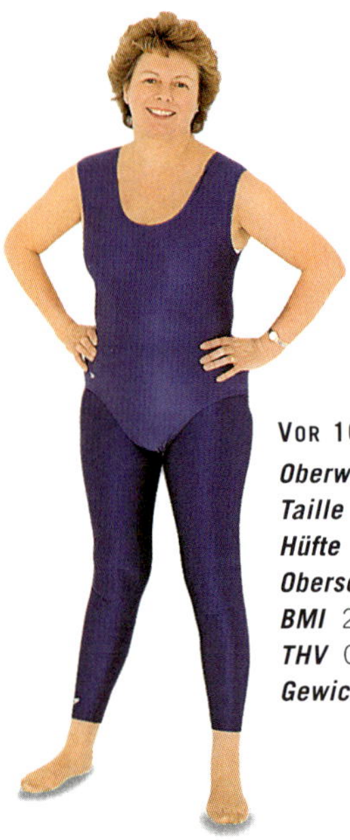

**Vor 10 Wochen**
***Oberweite*** 96 cm
***Taille*** 86 cm
***Hüfte*** 100 cm
***Oberschenkel*** 54 cm
***BMI*** 25,3
***THV*** 0,86
***Gewicht*** 66,3 kg

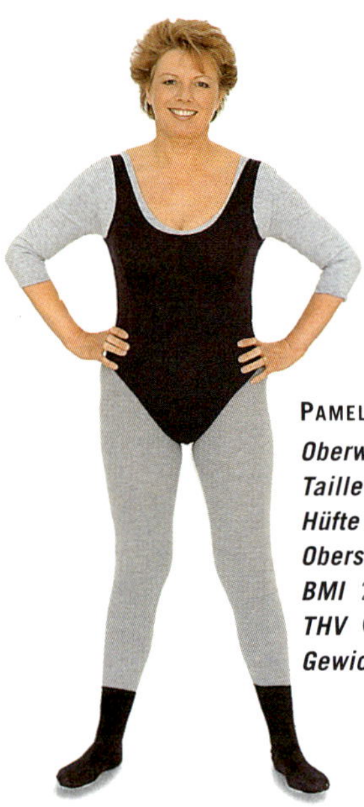

**Pamela jetzt**
***Oberweite*** 93 cm
***Taille*** 75 cm
***Hüfte*** 94 cm
***Oberschenkel*** 48 cm
***BMI*** 22,9
***THV*** 0,80
***Gewicht*** 60,5 kg

Pamela hat stets sehr viel Wert auf ihr Äußeres gelegt. Sie kaufte hochwertige Kleidung, ging regelmäßig zum Friseur und genoß gutes Essen. Als sie vor zehn Wochen mit dem Programm begann, war sie untrainiert und übergewichtig und hatte die für 50jährige und ältere Frauen typische dauergewellte Frisur. Ihr Kleidungsstil war sehr konservativ, und das Make-up wurde ihr nicht gerecht. Sie brauchte nur Hilfe.

Jetzt wiegt sie 6 kg weniger und ihr BMI und THV liegen im Idealbereich! Noch wichtiger ist vielleicht, daß Pam nach Jahren fehlender körperlicher Aktivität, untrainierter Muskeln und unzureichender Ausdauer und Beweglichkeit jetzt, mit 57, leistungsfähiger als jemals zuvor ist. Dies beweist, daß es nie zu spät ist, und man trotz einer Hormontherapie abnehmen kann.

Pam meint dazu: „Ich freue mich über das Ergebnis. So viele Menschen haben mich darauf angesprochen. Selbst mein Mann mag mein neues Äußeres, obwohl er sonst Veränderungen an mir nicht ausstehen kann! Meine Haut ist besser, ich habe mehr Energie, und natürlich habe ich jetzt, wo meine Taille schmaler ist, eine größere Auswahl bei der Kleidung. Ich konnte kaum glauben, wie sehr der Sport meinen Körper verändert hat. Anfangs hielt ich nur wenige Minuten ohne Pause durch, jetzt kann ich eine gute Stunde trainieren!

Ich werde die Gymnastik und die gesündere Ernährung beibehalten, denn dann kann ich trotzdem zum Essen ausgehen und Gäste einladen, wann immer ich will, ohne Angst zu haben, daß ich wieder zunehme."

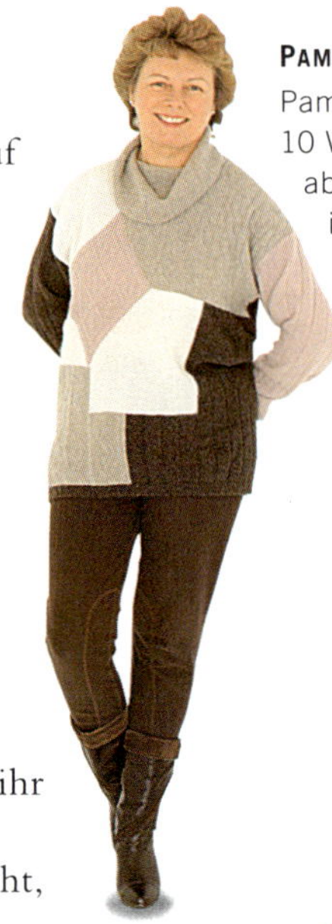

**Pam vor 10 Wochen**
Pam sah auch vor 10 Wochen gut aus, aber ihre Frisur und ihre Kleidung machten sie älter, als sie ist.

*Keiner glaubt mehr, daß Pam 57 ist – sie sieht eher wie 37 aus!*

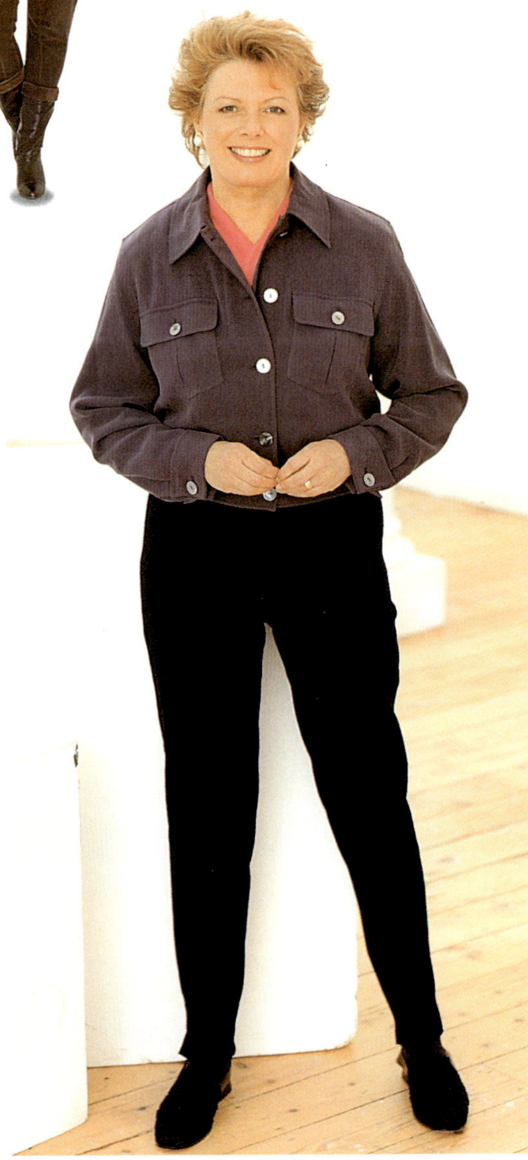

*Ein ähnlicher Stil – aber ein Unterschied wie Tag und Nacht!*

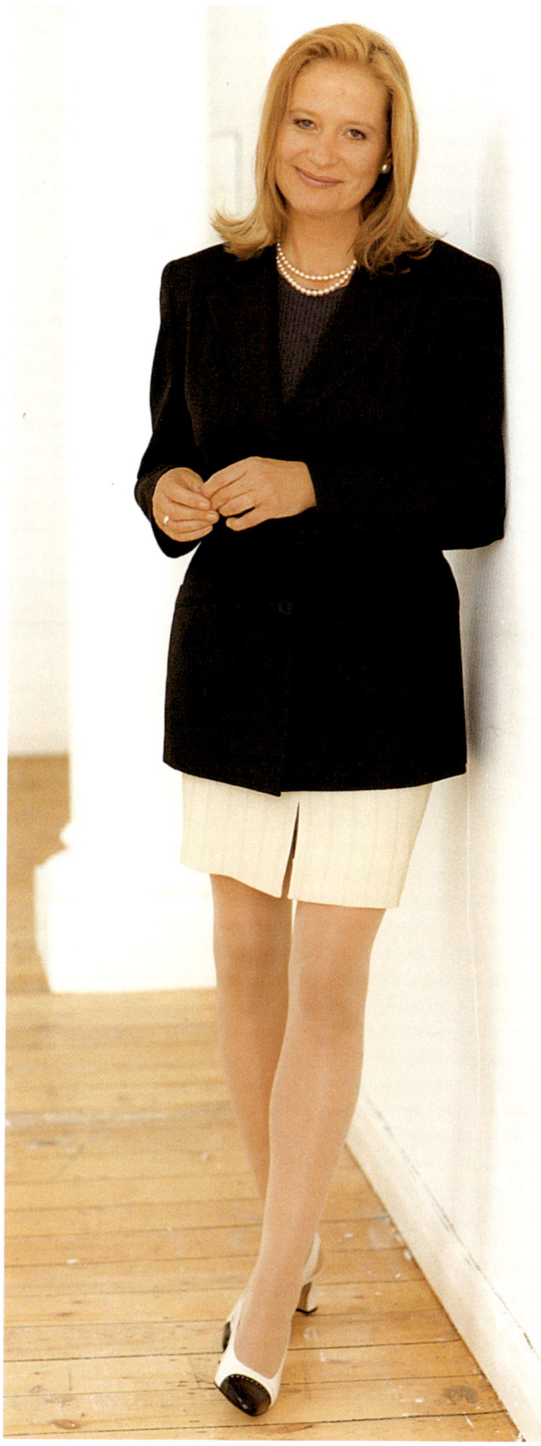

Als Kay mit dem Programm begann, war ich, ehrlich gesagt, nicht sicher, ob sie es schaffen würde. Sie hatte beim Training große Koordinationsprobleme und schien sich auch nicht sonderlich darum zu bemühen. In den ersten Wochen nahm sie sogar zu, weil sie, sicher zu ihrem Besten, aufhörte zu rauchen. Dann kam ein Wendepunkt.

Ich beobachtete, wie sie sich mehr und mehr bemühte, und auch Louise bemerkte, wie sich ihre Figur bei den Messungen veränderte, obwohl sie kaum an Gewicht verlor.

Kay, 49 und 1,68 m groß, sagt dazu: „Ich habe mehr Selbstvertrauen gewonnen. Je mehr sich meine Figur veränderte, desto entschlossener wurde ich. Durch die schlankere Figur sah ich besser aus und mein Selbstwertgefühl stieg erneut. Es ist unglaublich, welche Rolle der Körper spielt – früher schlich ich immer die Straßen entlang, jetzt laufe ich energisch und fühle mich beweglicher und lebendiger. Mit steigendem Selbstvertrauen erschienen die Veränderungen durch Scheidung und Arbeitslosigkeit weniger bedrohlich. Ich erkannte für mich neue Perspektiven und begriff, daß ich Dinge verändern konnte. Ich habe mich für einen Schwimmkurs angemeldet und lasse mich jetzt zur Masseuse ausbilden. Ich verändere mein Leben zum Besseren und fühle mich dabei hervorragend!“

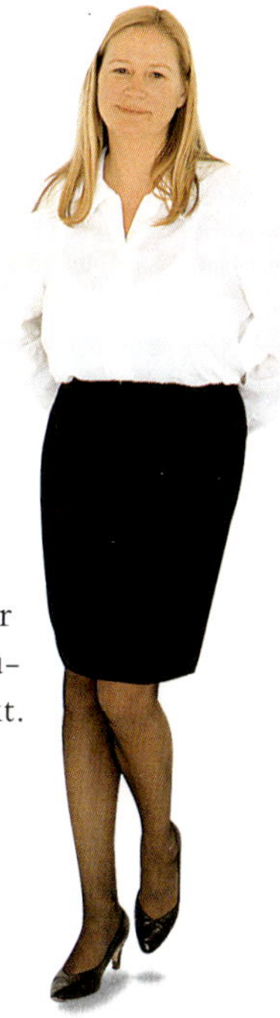

**Kay vor 10 Wochen**

Kay hatte selbst keine zündenden Ideen für Frisur und Make-up, und sie brauchte dringend Rat zu einer figurgerechten, schicken Garderobe.

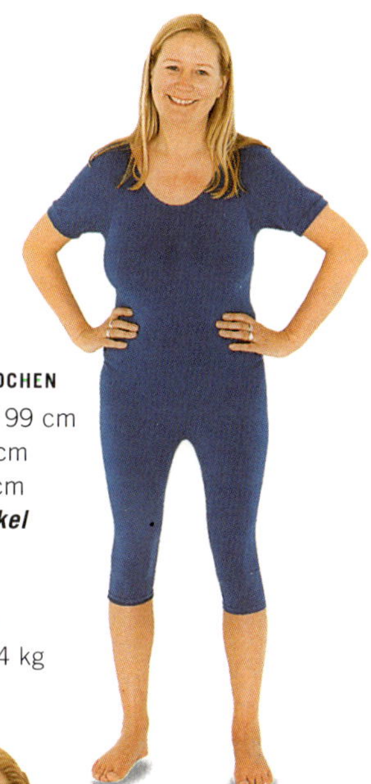

**Vor 10 Wochen**

***Oberweite*** 99 cm
***Taille*** 80 cm
***Hüfte*** 96 cm
***Oberschenkel*** 43 cm
***BMI*** 22,7
***THV*** 0,83
***Gewicht*** 64 kg

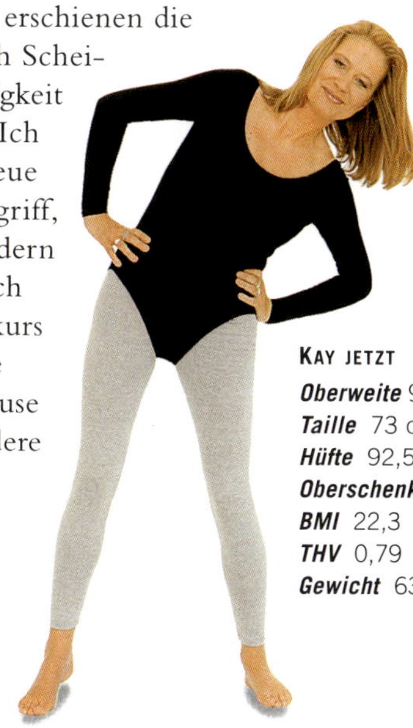

**Kay jetzt**

***Oberweite*** 98 cm
***Taille*** 73 cm
***Hüfte*** 92,5 cm
***Oberschenkel*** 45,5 cm
***BMI*** 22,3
***THV*** 0,79
***Gewicht*** 63 kg

# Register


**A**

Abdeckstifte und -cremes 60
Abendessen 27, 30, 103
Abendkleidung 81
Abkühlen
– Dehnungen 42, 43
Accessoires 81
Adrenalin 109
Aerobic 105 – 107, 109
AHA-Cremes 54
Alexandertechnik 49
Alkohol 101, 114
Allergien 102
Altersflecken 56
Alzheimer-Krankheit 100
Anämie 94
Ängste 117
Antibiotika 102
Antioxidanzien 53, 100, 102
Apfelform 21, 88
Arbeit:
– Berufsleben 119 – 121
– Zeitplanung 97
Ärger 116
Arme:
– Bizepsanspannung 38
– Trizepsliegestütze 47
– Trizepsanspannung 38
– Trizepsdehnung 43
Armstrecken im Liegen 50
Arthritis 51
Ascorbinsäure 101
Ätherische Öle 56, 111
Atmung 110
Aufbau-Ernährung 103
Aufgeschlossenheit 124, 125
Aufwärmen,
– Dehnungen 37
Augen 54
– Augen-Make-up 59
– Augencreme 53
– Augenringe 54
– Lidschatten, Eyeliner 60, 65
– müde Augen 65
– Tränensäcke 53
Augenbrauen hochziehen 55
Augenbrauenstift 60
Augenlider, Oberlider stärken 55
Ausdauer 105–107
Ausdauertest 106, 107
Ausfallschritt mit Butterfly 39
Avocado-Limonen-Creme 31

**B**

Bachblüten 75, 111
Bauch:
– diagonale Klappmesser 44
– rhythmische Sit-ups 44
– Sit-up für den Bauch 39–40
– Übungen zur Körperhaltung 50
Beckenneigung 48
Beine:
– Beine im Knien strecken 46
– Beine im Stehen seitlich anheben 45
– Beine seitlich anheben 40
– Dehnung Innenseite Oberschenkel und Seite 37
– Dehnung vorderer Oberschenkel 42
– figurgerecht kleiden 87
– Grätsche 38
– Knie 37, 42
– Kniebeugen 38
– Oberschenkelpressen 45
– Waden- und Brustdehnung 37
– Wadendehnung 42
Belastung siehe Streß
Berufsleben 119–121
Betakarotin 101
Biologisch angebaute Nahrungsmittel 102
Birnenform 87
Bizepsanspannung 38
Blässe, Haut 54
Blutzuckerwerte 101
Body-Mass-Index (BMI) 20, 21
Bohnen:
– Eintopf aus Wintergemüse und Bohnen 33
– Nudel-Bohnen-Salat 33
Brillen 64
Brunnenkresse-Erbsensuppe 32
Brust:
– Brustdehnungen 37, 43, 51
– Butterfly im Liegen 47
– Übungen zur Körperhaltung 50
Bücher lesen 98, 107
Bürsten, Haare 69
Büstenhalter 89

**C**

Campbell, Ceril 76
Cellulitis 57
Chemische Zusätze im Essen 102

**D**

Dauerwellen 69
Dehnübungen 37–43
– zum Abkühlen 42, 43
– zum Aufwärmen 37
Delegieren 99
Denkspiele 107
Depressionen 114
Diabetes 94
Durchblutung 105

**E**

Edmonds, Paul 66
Ehe 130, 131
Eier 30
Eintopf aus Wintergemüse und Bohnen 33
Eisen 100, 101
Eiweiß 100
Endorphine 105, 109, 137
Energie 93 – 104
– Energiefresser 101
– Energietrunk 103
– und Ernährung 100 – 104
– Zeitplanung 97 – 99
Entspannung 53, 108 – 111, 137
Erforschen 124, 125
Erholungszentren 111
Ernährung:
– Aufbau-Ernährung 103
– Diät 22, 53, 102
– persönlicher Speiseplan 24 – 35
– Planung 97
– Superaufbau-Ernährung 103
– und Energie 100 – 104
– und Haarpflege 75
Eyeliner 60, 65

**F**

Falten 52–53
Falten am Unterkiefer 65
Familie 129
Farben:
– Haare 70 – 74
– Jahreszeiten 77
– Kleidung 78, 79, 81
– Make-up 59
– Typ 78–79
Fast food 101
Fernsehen 97, 98
Festes Haar 75
Fett:
– Cellulitis 57
– in der Ernährung 100
Fettige Haut 54
Fettiges Haar 75
Feuchtigkeitspflege 52–54
Fingernägel 56
Fisch 30
– Geräucherte Makrelen-Terrine 31
– Katalanische Fischpfanne 34
– Lachsküchlein, pikante 34
Fleisch 30
Flirten 134
Formtest, Körperform 22
Freie Radikale 54, 100, 102
Freizeitkleidung 81
Freunde 126–128
Frisuren 69
Fruchtsäuren 54
Frühlingsfarben 77
Frühstück 27, 28, 102, 103
Füße 56
– Fußreflexzonenmassage 110

**G**

Ganzkörperdehnung 51
Gazpacho-Suppe 32
Geflügel 30
Gehen 106, 107
Geist, Entspannung 111
Geistige Spannkraft 107
Gelée royale 104
Gelenkbeschwerden 51, 107
Gemüse 100, 102, 104
– Eintopf aus Wintergemüse und Bohnen 33
– Frühlingsnudeln 35
– Kantonesische Gemüsepfanne 33
– vegetarische Ernährung 30
Gesäßmuskulatur:
– Gesäßmuskeln anspannen 46
– Gesäßmuskeldehnung 43
– Übungen zur Körperhaltung 50
Gesicht:
– Entspannung 53
– Masken 54
– Massage 109
– Übungen 55
Gesundheitscheck 94, 95
Getreide 104
Gewicht 20 – 23
Gewichtsverlust 24 – 30, 53
Ginseng 104
Graue Haare 70, 74
Guarana 104

**H**

Haare 66 – 75
– Bürsten 69
– festes Haar 75
– fettiges Haar 75
– graue Haare 70, 74
– krauses Haar 75
– Spliß 75
– Strähnchen 72
– stumpfes Haar 72
– trocknen, Haare 75
Handpflege 56
Hausarbeit 99
Hautpflege 52 – 57
– fettige Haut 54
– Körperhaut 56
– trockene Haut 54
Heimtrainer 107
Herbstfarben 77
Herzkrankheiten 21, 100
Herz-Lungen-Funktion 105 – 106
Hitze, Auswirkungen auf die Haare 75
Hormone:
– und Gewichtszunahme 25
– und Schlaflosigkeit 114
Hormontherapie 20
Hosen 80

Hosenanzüge 88
Hüften:
– figurgerecht kleiden 87
– Übungen 45
Huhn:
– Paprika-Huhn 34
– Zitronen-Mango-Hühnchen-Spieß 35
Hülsenfrüchte 104
Hunger 102
Hunter, Celia 58

**I**
Iyengar-Yoga 49

**J**
Jahreszeitenfarben 77–79
Jetlag 114
Joggen 107

**K**
Kantonesische Gemüsepfanne 33
Keime 104
Kinder 129
Kinn und Unterkiefer formen 55
Kleidung:
– altersgemäß kleiden 81–83
– den persönlichen Stil finden 76–85
– Farben 78, 79, 81
– figurgerecht kleiden 86–92
– Garderobe auffrischen 85
Kniebeugen 38
Koffein 101–102, 113
Kohlenhydrate 100, 102
Kondome 134
Kontaktlinsen 64
Konturenstifte 60
Kopf rollen 109
Körperhaltung 48–51
Körperhautpflege 56
Krauses Haar 75
Kräutertees 114
Krebs 100
kurze Taille 92

**L**
Lachen 137
Lange Haare 66, 67, 69
Lebensmittel, 1a– 100
Lebensmittelallergien 102
Leggings 80
Lesen 107
Lichtdiffundierende Grundierungen 60
Liegestütze 41
Linsen, Gemüsesuppe mit 32
Lippen 56, 65
Lippenpinsel 60
Lippenstift 59, 60, 65

**M**
Magnesium 100, 101, 102
Make-up 58–65
Make-up-Grundierung 59, 60
Maniküre 56
Masken 54
Massage 109, 110
Meditation 111
Milchsäure 109, 110
Mitesser 54
Mittagessen 27, 29, 103
Mittagessen für unterwegs 27, 29
Modediktat 80
Müdigkeit 94
Muskelaufbauprogramm 36–47
Muskelfaserschwäche 94
Muskulatur:
– Dehnübungen 37, 42, 43
– Gesicht 55

**N**
Nachtcreme 52–54
Nachtkerzenöl 75, 104
Nahrungsergänzende Zusätze 104
Negative Gedanken 115–117
Neid 117
Niacin 101
Nudeln 30
– Frühlingsnudeln 35
– Nudel-Bohnen-Salat 33
– Nudeln mit Tomaten-Pesto-Sauce 35
Nüsse 104
– Reissalat mit Nüssen 33

**O**
Oberschenkel siehe Beine
Oberweite, figurgerecht kleiden 89
Obst 26,100, 102–104
Öle, ätherische 56, 111
Osteoporose 20

**P**
Paprika
– Paprika-Huhn 34
– Rote-Paprika-Sauce 31
Partnerschaft 130–135
Pestizide 102
Pflanzliche Färbemittel, Haarfarben 72
Pflegespülung und Haarkur 75
Planen 97
Poren, offene 54
Positive Gedanken 116
Prämenstruelle Beschwerden 105
Privatleben 126–129
Proteine 100
Puder, seidenmatter 102
Pyridoxin 101

**R**
Rauchen 53, 102
Reflexzonenmassage 110
Reissalat mit Nüssen 33
Retinol 54
Rezepte 31–35
Rheuma 94
Riboflavin 101
Röcke 81
Rouge 59
Rücken:
– Lendenwirbeldehnung 42
– Oberrückendehnung 43
– Rückendehnung 37, 41
– Übungen zur Körperhaltung 50

**S**
Salate 33
Sauerstoff 105, 110
Scheidung 131
Schilddrüsenprobleme 94
Schlaf 98, 112–114
Schlaflosigkeit 112–114
Schlaftabletten 112
Schuldgefühle 116, 136, 137
Schultern anziehen 109
Schultern, hängend 49
Schwarze Kleidung 78
Schwimmen, Auswirkungen auf Haare 75
Seelenverwandtschaft 128
Seilspringen 107
Seitendehnung 43
Selen 53, 100–102
Sex 114, 130, 131, 134
Shampoos 75
Snacks 29, 103
Sommerfarben 77
Sonnenbaden 53
Speiseplan erstellen 97
Speiseplan, figurbetonter 24, 25, 27–30
Spiegeltest, Körperhaltung 50
Spliß, Haare 75
Stoffwechsel 22, 25
Strähnchen 72
Streß 96, 102, 109
Stumpfes Haar 72
Superaufbau-Diät 103
Suppen 32

**T**
Taille-Hüft-Verhältnis (THV) 21
Taillenübungen 44
Taylor, Louise 36
Terrine, Geräucherte-Makrelen- 31
Thiamin 101
Thunfischsalat 33
Tokopherol 101
Tönung, Haare 70
Training 25
– Ausdauer verbessern 105–107
– Herz-Kreislauf-Funktion 105, 106
– Muskelaufbauprogramm 36–47
– und Ernährung 102
– und Entspannung 109
Trampolin 107
Träume 114
Treppen 107
Trizepsanspannung 38
Trizepsdehnung 43
Trockene Haut 54
Trockenes Haar 75
Trockenobst 104

**U**
Umweltverschmutzung 100, 102
UV (ultraviolette) Strahlung 53

**V**
Verabredungen 135
Vergnügen 136, 137
Verhärtungen 110
Videos, Aerobic 107
Vitalität 93
Vitamin A 53, 100
Vitamin-B-Gruppe 100, 101
Vitamin C 53, 100, 101
Vitamin E 53, 54, 100, 101, 104
Vitaminzusätze 104

**W**
Wadendehnung 37, 42
Wangen: untere Wangen formen 55
Wasser 53
Wechseljahre 20, 75, 105, 114, 131
Weiterbildung 122, 123
Wetter, Hautpflege 53
Wiederholungen, Gymnastik 38
Winterfarben 77

**Y**
Yoga 49, 109

**Z**
Zähne 56
Zahnfleisch 56
Zeitplanung 96–99
Zink 100, 101
Zu- und Abnehmen 22, 53
Zucker 101

# Danksagungen

*Die Autorin bedankt sich bei folgenden Personen für die Mitarbeit an diesem Buch:*

Allen Beschäftigten des Originalverlages, vor allem Anne und Alison, für ihren Enthusiasmus; Lewis Esson für seine Nachsicht bei meiner Wortwahl und seine beruhigende Professionalität; und Mary Staples dafür, daß sie eine solche Aufgabe übernommen und sie scheinbar mühelos, ohne Chaos und Beschwerden, organisiert hat!

Dem Expertenteam für ihre Unterstützung: Sporttrainerin Louise Taylor für die Auswahl der Gymnastikübungen, die die Teilnehmerinnen binnen zehn Wochen physisch in Form brachten; Ceril Campbell, Stilberaterin, vielen Dank sowohl für all den Spaß als auch für die Vorbereitung der Lektionen 8 und 9 (Seiten 70 bis 85); Friseur Paul Edmonds, der ein wahres Genie ist und sogar aus meinem Haar etwas gezaubert hat; und Kosmetikerin Celia Hunter, deren Hilfe bei Lektion 6 (Seiten 58 bis 65) von unschätzbarem Wert war.

Dank auch an Forza Fitneß, die uns die Fitneß-Geräte für die Teilnehmerinnen zur Verfügung gestellt haben, vor allem den fantastischen Gesundheitstrainer; Ian Hooten und seinem Team; Jane Turnbull für die Realisierung des Ganzen; und meinem Mann Tony, ohne den ich während der Entstehung dieses Buches verhungert wäre.

Mein besonderer Dank gilt den wundervollen Teilnehmerinnen, die sich abmühten, während ich beobachtend im Hintergrund saß, und ohne deren Unterstützung dieses Buch sicher nur halb so schön geworden wäre.

*Die Fotografien in diesem Buch wurden von Ian Hooton aufgenommen, mit Ausnahme der folgenden:*

Seite 86: Frank Spooner Pictures/Gamma/ Y. Demeerdt; S. 93: Camera Press; S. 96: The Image Bank/Eliane Sulle; S. 105: Tony Stone Images/David Madison; S. 108 – 109: DIAF/H. Gyssels; S. 118: The Image Bank/Bokelberg; S. 119: Tony Stone Images/Dan Bosler; S. 120 (rechts): DIAF/A. Feyrier; S. 121: DIAF/A. Feyrier; S. 125: Tony Stone Images/Howard Grey; S. 126: The Image Bank/Yellow Dog Productions; S. 127: Tony Stone Images/Jon Riley; S. 128: The Image Bank/ Eliane Sulle; S. 130: Robert Harding Picture Library/International Stock; S. 132: The Image Bank/ L. D. Gordon; S. 135: Tony Stone Images/Lori Adamski Peek.

*Die Autorin, der Verlag und Ceril Campbell danken folgenden Firmen für die freundliche Bereitstellung von Kleidung und Accessoires:*

Azagury, BHS, Carvela, Cox & Power, Dans-Ez International, Debenhams, Dickins & Jones, Dolland & Aitchinson, Episode, Jaeger, Kurt Geiger, Levi's, Roland Cartier, Sign of the Times, Simpson (Piccadilly), Wolford London, Ronit Zilkha.